临床急危重症救治手册系列

U0293511

急危重症护理救治手册

JI WEI ZHONGZHENG HULI JIUZHI SHOUCE

主　编　史铁英

副主编　勇　前　宋春利

编　者　（以姓氏笔画为序）

于　涛	王志娟	王梓芳	田茂芸
付那仁图雅		白雅君	刘　宇
刘　瑶	刘冰寒	刘艳君	齐丽娜
许鹏珠	孙石春	李芳琳	吴　晗
余一彤	宋春利	张　楠	张黎黎
张鸿儒	赵艳红	姜桐桐	姚　兰
勇　前	郭　娜	曹文卓	董　慧

河南科学技术出版社

·郑州·

内容提要

遵循"生命第一,时效为先"的急救理念,本书介绍了急危重症护理的基本理论、基本知识,主要内容包括急危重症护理概述、院前急救、院内急救、重症监护、休克、严重创伤、环境及理化因素损伤、急性中毒、脏器功能衰竭,以及内科、外科、妇产科、儿科等常见急危重症护理、临床常见各种危象护理、常用救护技术等。本书将各专科急危重症护理中的重点和实际工作经验进行了总结、归纳,突出与之相应的护理措施,使读者可直接借鉴运用于自己的工作中。本书适合临床各急危重症科护师及医学生阅读参考。

图书在版编目（CIP）数据

急危重症护理救治手册/史铁英主编．－郑州：河南科学技术出版社，2019.8

ISBN 978-7-5349-9581-1

Ⅰ.①急… Ⅱ.①史… Ⅲ.①急性病－护理－手册 ②险症－护理－手册 ③急性病－诊疗－手册 ④险症－诊疗－手册 Ⅳ.①R472.2-62 ②R459.7-62

中国版本图书馆 CIP 数据核字（2019）第 124099 号

出版发行：河南科学技术出版社
北京名医世纪文化传媒有限公司
地址：北京市丰台区万丰路 316 号万开基地 B 座 1-114　邮编：100161
电话：010-63863186　　010-63863168
策划编辑：焦万田
文字编辑：杨永岐
责任审读：周晓洲
责任校对：龚利霞
封面设计：中通世奥
版式设计：王新红
责任印制：陈震财
印　　刷：郑州环发印务有限公司
经　　销：全国新华书店、医学书店、网店
开　　本：850 mm×1168 mm　1/32　印张：15.25　字数：380 千字
版　　次：2019 年 8 月第 1 版　　　2019 年 8 月第 1 次印刷
定　　价：58.00 元

如发现印、装质量问题,影响阅读,请与出版社联系并调换

前　言

　　急危重症护理学是护理学的重要组成部分,是以现代医学科学、护理学专业理论为基础,研究急危重症患者病情特点、发展规律以及在抢救监测过程中护理的理论、技能、行为和科学管理的一门综合性应用学科,以挽救患者生命,提高抢救成功率,促进患者康复,降低伤残率,提高生命质量为目的。随着社会的进步、生活节奏的加快,各种意外伤害、危重病发生率越来越高,人们对医护人员的急救能力、危重患者的抢救能力要求也越来越高。护士在面对急危重症患者时,能否及时无误地做出判断和救护,直接关系到患者的安危和抢救的成败。因此,对各种意外伤害的急救处理、对危重患者的抢救和监护能力已成为临床护理人员的核心能力。急危重症患者的护理也成了护理工作的重点和难点,要求护士能够熟练掌握急救知识和技能,能在紧急情况下对患者实施及时、准确的救治和护理,以提高救治的成功率。为适应急诊医学的不断发展,满足急诊急救护理的需求,从更大的学科范围即急危重症护理学的角度对内容进行了更新、充实和修改,以临床实际需要为内容进行取舍,力求将现代护理理论与临床实践更好地结合,我们编写了此书。

　　本书介绍了急危重症护理的基本理论、基本知识。主要内容包括急危重症护理概述、院前急救、院内急救、重症监护、休克、严重创伤、环境及理化因素损伤、急性中毒、脏器功能衰竭,以及内科、外科、妇产科、儿科常见急危重症护理，临床常见各种危象护理，常用救护技术等。本书将各专科急危重症护理中的重点和实际工作经验进行了总结、归纳，突出与之相应的护理措施，并结合国内外最新资料和编者丰富的临床经验，从临床和教学实际出发，使读者可直接借鉴运用于自己的工作中。

本书内容丰富，实用性强，适合临床各急危重症护理人员使用，也是急诊室、ICU等护士的案头必备参考书，同时也可供护理进修人员、护理专业学生学习提高和阅读参考。

由于时间仓促和编者水平有限，书中若存在疏漏或不当之处，希望护理同仁提出宝贵意见，以便及时修正和完善。

在此，也对医院领导及出版社在此书的编辑和出版中给予的大力支持和帮助表示衷心的感谢。

编　者

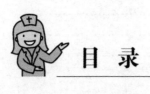

目　录

第1章　急危重症护理概述 …………………………………（1）

一、急危重症护理的范畴 ……………………………………（1）

二、急危重症护理原则 ………………………………………（2）

三、急救医疗服务体系 ………………………………………（3）

四、急危重症护理人员应具备的基本素质 …………………（5）

第2章　院前急救 ………………………………………………（7）

第一节　概述 …………………………………………………（7）

一、院前急救的任务 …………………………………………（7）

二、院前急救的特点 …………………………………………（8）

三、院前急救的原则 …………………………………………（9）

第二节　院前现场评估 ……………………………………（10）

一、现场评估要求 …………………………………………（10）

二、现场评估内容 …………………………………………（11）

第三节　现场紧急抢救技术 ………………………………（14）

一、心肺复苏术 ……………………………………………（14）

二、现场止血 ………………………………………………（17）

三、现场包扎 ………………………………………………（18）

四、固定 ……………………………………………………（19）

五、搬运、转送 ……………………………………………（21）

第3章　院内急救 ……………………………………………（23）

第一节　急诊科的特点与任务 ……………………………（23）

一、急诊科的任务 ……………………………………… (23)

二、急诊科绿色通道 …………………………………… (24)

第二节 急诊科的设置与布局 ………………………… (26)

一、设置与布局原则 …………………………………… (26)

二、设置与布局 ………………………………………… (26)

第三节 急诊护理工作流程 …………………………… (28)

一、急诊接诊 …………………………………………… (29)

二、急诊分诊 …………………………………………… (29)

三、急诊护理评估 ……………………………………… (31)

第四节 急诊科主要制度 ……………………………… (33)

一、首诊负责制度 ……………………………………… (33)

二、急诊预检分诊工作制度 …………………………… (34)

三、抢救制度 …………………………………………… (34)

四、急诊观察室制度 …………………………………… (36)

五、急诊医嘱处理程序 ………………………………… (37)

第4章 重症监护 ……………………………………… (38)

第一节 ICU 的设置与管理 …………………………… (38)

一、ICU 的设置 ………………………………………… (38)

二、ICU 的人员组成 …………………………………… (41)

三、ICU 的收治范围 …………………………………… (41)

四、ICU 感染的控制 …………………………………… (42)

第二节 ICU 规章制度 ………………………………… (43)

一、ICU 护理人员工作制度 …………………………… (43)

二、ICU 交接班管理制度 ……………………………… (44)

三、查对制度 …………………………………………… (45)

四、抢救管理制度 ……………………………………… (47)

五、仪器设备管理制度 ………………………………… (48)

六、护理记录书写规范 ………………………………… (48)

七、探视管理制度 ……………………………………… (50)

第三节　监护内容与监护分级 ……………………… (50)

第5章　休克 …………………………………………… (53)

第一节　概述 ………………………………………… (53)

一、病因 …………………………………………… (53)

二、病理生理 ……………………………………… (54)

三、临床表现 ……………………………………… (55)

四、辅助检查 ……………………………………… (56)

第二节　休克的急救与护理 ………………………… (59)

一、休克的急救 …………………………………… (59)

二、休克的护理 …………………………………… (62)

第6章　严重创伤 …………………………………… (64)

第一节　概述 ………………………………………… (64)

一、创伤分类 ……………………………………… (64)

二、创伤的病理生理 ……………………………… (67)

三、临床表现 ……………………………………… (68)

四、创伤处理原则 ………………………………… (69)

五、创伤评分系统 ………………………………… (69)

第二节　多发伤、复合伤 …………………………… (73)

一、多发伤 ………………………………………… (73)

二、复合伤 ………………………………………… (79)

第三节　颅脑损伤 …………………………………… (82)

一、脑损伤 ………………………………………… (82)

二、颅骨骨折的护理 ……………………………… (86)

第四节　胸部损伤 …………………………………… (88)

一、胸部损伤 ……………………………………… (88)

二、闭合性气胸的护理 …………………………… (90)

三、开放性气胸的护理 …………………………… (93)

四、张力性气胸的护理 …………………………… (96)

五、肺爆震伤的护理 ……………………………… (98)

六、气管、支气管损伤的护理 …………………… (100)

第五节 腹部损伤 ………………………………… (102)

一、腹部损伤 …………………………………… (102)

二、胃、十二指肠溃疡急性穿孔 ……………… (107)

三、急性肠梗阻 ………………………………… (111)

四、重型急性胆管炎 …………………………… (116)

五、肾损伤 ……………………………………… (119)

第7章 环境及理化因素损伤 ………………… (124)

第一节 中暑 ……………………………………… (124)

第二节 淹溺 ……………………………………… (129)

第三节 电击伤 …………………………………… (134)

第四节 重症烧伤 ………………………………… (138)

第8章 急性中毒 ………………………………… (144)

第一节 概述 ……………………………………… (144)

第二节 急性一氧化碳中毒的救护 …………… (152)

第三节 有机磷杀虫药中毒的救护 …………… (156)

第四节 急性酒精中毒的救护 ………………… (161)

第五节 急性镇静催眠药物中毒的救护 ……… (163)

第9章 脏器功能衰竭 ………………………… (170)

第一节 急性心力衰竭 ………………………… (170)

第二节 急性呼吸衰竭 ………………………… (174)

第三节 急性肾衰竭 …………………………… (179)

第四节 急性肝衰竭 …………………………… (184)

第五节 多器官功能障碍综合征 ……………… (188)

第10章 常见急危重症护理 ………………… (195)

第一节 呼吸系统急危重症 …………………… (195)

一、急性呼吸窘迫综合征 ……………………… (195)

二、大咯血 ……………………………………… (199)

三、重症支气管哮喘 …………………………… (203)

第二节　循环系统急危重症 …………………………（208）

一、急进型恶性高血压 …………………………（208）

二、急性胸痛 ……………………………………（212）

三、急性心肌梗死 ………………………………（215）

第三节　神经系统急危重症 …………………………（222）

一、脑卒中 ………………………………………（222）

二、脑出血 ………………………………………（227）

三、蛛网膜下腔出血 ……………………………（232）

四、急性脊髓炎 …………………………………（239）

五、癫痫持续状态 ………………………………（244）

第四节　消化系统急危重症 …………………………（249）

一、急性胰腺炎 …………………………………（249）

二、急性胃扩张 …………………………………（255）

三、急性出血性坏死性肠炎 ……………………（259）

四、上消化道出血 ………………………………（263）

五、下消化道出血 ………………………………（269）

第五节　血液系统急危重症 …………………………（273）

一、输血反应 ……………………………………（273）

二、急性白血病 …………………………………（277）

三、特发性血小板减少性紫癜 …………………（284）

第六节　妇产科急危重症护理 ………………………（288）

一、妊娠期合并心脏病 …………………………（288）

二、妊娠期合并糖尿病 …………………………（296）

三、妊娠期合并甲状腺功能亢进症 ……………（301）

四、异位妊娠 ……………………………………（307）

五、胎盘早剥 ……………………………………（313）

六、胎儿窘迫 ……………………………………（319）

七、妊娠子痫 ……………………………………（323）

八、子宫破裂 ……………………………………（330）

九、羊水栓塞 ……………………………………… (335)

十、产后出血 ……………………………………… (340)

第七节 儿科急危重症护理 ……………………… (346)

一、新生儿窒息与复苏 …………………………… (346)

二、小儿心力衰竭 ………………………………… (351)

三、新生儿颅内出血 ……………………………… (356)

四、新生儿肺出血 ………………………………… (361)

五、呼吸衰竭 ……………………………………… (364)

六、急性肠套叠 …………………………………… (368)

七、惊厥 …………………………………………… (372)

八、新生儿缺氧缺血性脑病 ……………………… (376)

九、新生儿溶血病 ………………………………… (381)

十、新生儿败血症 ………………………………… (385)

第11章 临床常见各种危象护理 ………………… (389)

第一节 高血糖危象 ……………………………… (389)

一、糖尿病酮症酸中毒 …………………………… (389)

二、糖尿病乳酸酸中毒 …………………………… (394)

三、糖尿病高渗性非酮症昏迷 …………………… (398)

第二节 低血糖危象 ……………………………… (402)

第三节 超高热危象 ……………………………… (406)

第四节 高血压危象 ……………………………… (410)

第五节 甲状腺功能危象 ………………………… (415)

一、甲状腺功能亢进危象 ………………………… (415)

二、甲状腺功能减退危象 ………………………… (421)

第六节 肾上腺皮质功能减退危象 ……………… (425)

第12章 常用救护技术 …………………………… (430)

第一节 气道异物清除术 ………………………… (430)

第二节 创伤止血、包扎、固定、搬运 …………… (433)

一、止血 …………………………………………… (433)

二、包扎 ……………………………………………………… (437)

三、固定 ……………………………………………………… (442)

四、搬运 ……………………………………………………… (445)

第三节　人工气道技术 …………………………………… (451)

一、气管插管术 …………………………………………… (451)

二、气管切开术 …………………………………………… (455)

三、环甲膜穿刺术 ………………………………………… (460)

四、环甲膜切开术 ………………………………………… (462)

第四节　动、静脉穿刺置管术 …………………………… (464)

一、动脉穿刺置管术 ……………………………………… (464)

二、深静脉穿刺置管术 …………………………………… (467)

参考文献 ………………………………………………… (471)

第1章

急危重症护理概述

一、急危重症护理的范畴

急危重症护理是一门综合性的跨学科的护理学科,其任务、功能和职责方面具有独立性、综合性与协作性,主要为急症或处于生命危险期的患者提供生命支持和救治的护理。它的研究范畴比较广泛,主要包括院前急救、院内急诊、重症监护、灾难急救、急危重症护理科研及人才培训等。

1. 院前急救 院前急救(prehospital emergency)是指急、危、重症患者进入医院前开展的现场或转运途中的医疗救护,包括呼救、现场救护、运送和途中监护等环节。其目的是为院内急救赢得时间和条件,减少急危重症患者的病死率和致残率,它是急救医学的首要环节和重要基础,又称现场急救、院外急救。

现代急救医学理念突出院前急救的重要性,充分调动社会力量在事发的第一时间、第一现场对患者实施初步救治,因此要加强公众急救知识的普及,提高第一目击者对受伤者现场急救的成功率。

2. 院内急诊 急诊科(emergency department,ED)是院内急诊科(室)或急诊医学中心的医护人员接收各种急诊患者的重要科室,也是社会医疗服务体系的重要组成部分。其具有重症患者集中、病种多、兼顾抢救和管理双重任务的特点,是所有急诊患者入院治疗的必经之路。

急诊科救护是院前救护的延续,医护人员对就诊患者进行抢救治疗和护理,根据病情变化,决定是否留院观察、立即手术、收住专科病房或收住重症监护室等。由于急诊患者就诊时间、数量、病种及危重程度的随机性大,且具有病情复杂、疑难及危重的特点,常常需要多个科室和医护人员之间的高度协作。

3. 重症监护　重症监护室(intensive care unit,ICU)是指对危重患者进行监护和护理的地点,一般包括复苏室、抢救室、急诊监护室等。ICU的医护人员应能够运用各种先进的医疗技术、现代化的监护和抢救设备,对其实施治疗和护理,并提供生命及器官功能支持,使伤病员度过危险期。

4. 灾难急救　灾难主要分为自然灾难、人为灾难和复合灾难三大类,在灾难发生过程中可能会造成设施破坏、经济损失、人员伤亡、人的健康状况和社会卫生服务条件恶化等。一旦灾害发生,相应部门会启动应急预案,组织急救人员到达现场,迅速开展寻找并救护患者、检伤分类、现场救护、转移和疏散患者等工作,力求减少患者二次受伤,防止残疾,抢救生命。

5. 急危重症护理科研及人才培训　急救中心和ICU是体现一个医院综合水平的窗口,急危重症护理工作的质量更是医院综合质量的重要衡量指标,因此要求护士具备较高的专业素质,能对患者病情的轻重缓急做出准确的判断,并能对复杂多变的病情给予及时有效的处理。因此,我国大力推进专科护士的发展,规范化培训急救专业人员,加强急危重症护理的教学工作,开展急危重症护理科学研究及情报、信息交流工作,以提高其整体素质和急救水平。同时鼓励和支持急危重症护理方面的科研,努力提升急危重症护理学术水平。

二、急危重症护理原则

1. 救人治病原则　急危重症患者救治要将抢救生命作为首要目标。抢救具有很强的时限性,要尽可能减少院前和(或)院内的延误时间,赢得宝贵时机,挽救生命。强调整体观念,保护重要脏器。

2. 先抢后救原则 在发生灾难等突发事件时,要首先使伤员脱离危险环境,然后进行必要的现场救护和进一步生命支持。

三、急救医疗服务体系

(一)急救医疗服务体系的组成

急救医疗服务体系(emergency medical service system, EMSS)是指由院前急救、院内急诊和危重病监护组成的三位一体的模式,并非一个特定的机构。其特点是为危急重症患者提供及时、连续的急救医疗服务。既分工明确,又密切联系;既适合平时的急诊工作,又适合于大型灾害或意外事故的急救。完整的EMSS包括完善的通讯指挥系统、现场急救组织、有监测和急救装置的运输工具、高水平的医院内急诊服务机构、ICU等。EMSS流程为120报警-救护车出动-现场救护-运送至医院并监护-生命绿色通道-就医。

我国城市救护网由急救中心(站)、医院急诊科(室)、街道卫生院、红十字会等组成。在城市各级卫生行政部门和所在单位直接统一领导下,承担现场急救、途中护送及院内急诊抢救工作。各自的主要任务如下。

1. 急救中心(站):①中心-指挥分站-抢救(一定范围内);②急、危、重症患(伤)者的现场及转送途中的抢救治疗;③宣传普及急救知识,承担一定的科研教学任务;④执行临时救护任务。

2. 医院急诊科(室):①承担急救站转送的和来诊的急、危、重症患者的诊治、抢救和留院观察工作;②有些城市的医院急诊室同时承担急救站的任务。

3. 街道卫生院、红十字会:①学习和掌握现场救护基本知识及技术操作;②普及和宣传常见急症、意外伤害、防火、防毒等救护知识;③一旦出现急、危、重症患者或意外灾害事故时,组织群众现场自救互救。

(二)急救医疗服务体系的管理

1980年,国家卫生部颁发了《关于加强城市急救工作的意见》,提出建立健全急救组织,加强急救工作。现大中小城市已建立了省、地、县三级急救中心或急救站,为民众提供了及时、便捷、全面、高效的院前急救服务。

1. 建立健全急危重症救护的组织体系

(1)院前急救主要任务:①对急症、创伤患者进行现场生命支持和急救处理;②对突发公共卫生事件或灾难事故实施紧急医疗救援;③承担急救通讯指挥和调度工作;④承担伤病员在转运途中的监护等工作。

(2)院内急救主要任务:①保持通畅的通信设备,24h随时接收急危重症患者;②合理处置和分流患者,做好随时承担成批伤员的紧急诊疗服务工作;③提供入院后的专科诊疗服务,协调各科室参加急诊会诊、救治等工作。

2. 定期培训急救医疗服务体系的参与人员

(1)普及公众急救知识,培养更多的能够应对院前医疗紧急救护情况的公众急救人员和第一目击者,要求能发挥其优势,参与现场正确呼救和初步急救。

(2)一般每辆救护车应配备1或2名急救人员,参与现场救护和安全转运的任务。医院急诊科的医务人员配备比例合理,人员相对固定,随时做好急危重症患者的救护工作。

(3)定期对急救人员进行理论知识与专业技能的培训,卫生行政管理机构可对急救人员开展有针对性的心理健康教育、心理训练等,以维护和促进急救人员的身心健康。

3. 不断完善急救医疗服务体系的通信网络

(1)通信联系是急诊医疗体系的灵魂,救护人员要注意维护通信网络的畅通。

(2)救护车、救护站、急诊科均应配备无线通信设备。

(3)有条件的城市应建立救护车派遣中心和急救呼叫专线

电话。

（4）建立国家、省、市三级医疗急救信息平台，信息涵盖辖区内所有医疗资源，实现 EMSS 各级之间的信息共享。

4. 改善优化救护站的条件

（1）救护中心下设多个分站，力求尽快到达事发地。

（2）配备足够的救护车辆，装备齐全，车况优良。

（3）急诊中心设置布局合理，设施齐备。

5. 注重急救物品的管理，建议规范合理制度

（1）统一规范院前急救物品的摆放与使用原则。

（2）加大财政力度，完善院前急救的硬件设施，保障急救车及急救物品的定时更新、保养与维护。

（3）加强院前急救物品的简单化、合理化、规范化管理。

四、急危重症护理人员应具备的基本素质

1. 高度的责任心和同情心　急危重症护理人员的工作职责是治病救人、维护生命和促进健康。在救治护理工作中，面对每一位患者时，必须具备高度的责任心；树立正确的职业思想、服务意识；培养良好的职业道德和行为习惯，严谨求实，规范操作。

2. 专业的医学知识和精湛的救护技能　急危重症护理工作涉及内、外、妇、儿等临床各科，且病情多变、快变，这就要求急危重症护理人员必须具有扎实的医学基础理论和专业理论知识，牢记与急危重症护理相关的知识；具有敏锐的观察力和准确的判断力；具有较强的分析能力和解决问题的能力；具有丰富的临床经验与精湛娴熟的急救技能操作，能熟练地对伤病员进行救护，从而保证抢救工作的顺利进行。

（1）能独立处理各种急病症（休克、晕厥、重症支气管哮喘、急性冠脉综合征、急性上消化道出血等）。

（2）掌握心肺脑复苏术。

（3）掌握现场急救技术。

（4）熟练使用输液泵、呼吸器、心电监护仪、血糖仪等设备,会分析血气报告。

（5）能开展气道开放技术、电除颤、深静脉置管、动脉穿刺、洗胃术等。

（6）了解急危重症伤病员心理护理要点及沟通技巧。

（7）掌握突发事件的急救及应急预案。

3. 良好的身体素质和心理素质　急危重症护理工作的特点之一是节奏快、突击性强,尤其是随着现代交通设施建设与发展,诸如交通事故、自然灾害等突发意外事件不断增多,短时间内可能有大批患者被送达并需立即提供治疗和护理。这就要求急危重症护理工作者必须注意锻炼身体,做到身心健康,才能胜任长途跋涉和颠簸、伤病员搬运等急救工作的需要。同时,还应掌握人际交流、沟通的技巧,与患者和家属建立协调的合作关系,保持良好的精神、心理状态和稳定的情绪,做到在面对突发事件的大批危重伤病员的急救时,具有处变不惊、有条不紊、忙而不乱的应急能力。

第2章

院前急救

第一节　概　　述

院前急救医疗体系目的在于在急危重症发病初期给予及时有效的现场抢救,维持患者生命,阻止或减轻患者继续遭受疾病或伤害,减轻痛苦,并快速安全地护送到医院做进一步的救治,为院内急救赢得时间、创造条件,降低急危重症患者的病死率和致残率。

一、院前急救的任务

提供有组织、快速、高效的救护行动,抢救生命、减轻伤病员痛苦、减少加重伤情和并发症,正确迅速地把伤病员转送到医院。

1. **常规情况下呼救的院前救护**　院前呼救的患者通常可分为两类:第一类是短时间内有生命危险的危重患者,如窒息、心肌梗死、猝死、大出血、休克、严重创伤等,对于这一类呼救患者必须在现场紧急处理,挽救其生命或维持生命体征后再转运进行进一步生命支持,如心肺脑复苏、保持呼吸道通畅、止血等;第二类是病情紧急但短时间内无生命危险的急诊患者,如骨折、急腹症、高热、急产、支气管哮喘发作等,对于此类患者进行现场处理,主要是稳定病情、减轻痛苦、安全转送和避免并发症的发生。

2. **特殊情况下的救护**　在重大集会、重要会议、体育赛事和重要活动中承担救护任务,设立临时急救站,以便医护人员随时赶赴出事地点,对伤病员进行现场救护。

3. **灾害或战争时对伤病员的救护** 当发生重大灾害如水灾、火灾、交通事故或战争伤害时,救护行动会有诸多困难。这时需要在指挥部门的统一指挥下,医护人员迅速检伤、分类,先抢救有生命危险的伤病员,负责安全运输和疏散伤病员至相应的医院。

4. **急救通信网络中心的枢纽任务** 急救通信网络由三方面构成:一是市民与急救中心(站)的联络;二是急救中心(站)与所属分中心(站)、救护车、急救医院(属于急救医疗服务体系内部)的联络;三是急救中心(站)与上级领导、卫生行政部门和其他救灾系统的联络。急救通信网络在整个急救过程中承担着急救信息的接收和传递任务,沟通信息的枢纽作用。

5. **急救知识的普及** 院前救护的成功率与公民的急救意识、自救和互救的能力相关。全社会应大力普及急救知识,让公民在突发现场成为能开展现场救护的"第一目击者",赢得抢救时间,达到"挽救生命、减轻伤残"的目的。加强对重点人群的培养,如警察、消防队员、教师、宾馆及车站码头服务人员,以及各种重大集会的志愿者等。平时可通过各种媒体,如广播、电视、报刊、网络、社区宣传栏进行教育宣传,开展有关现场急救及心肺复苏的教育,以及举办各种急救知识与救护技术培训班,建立网络培训系统,使急救的初期技术从专业领域的医务人员扩大到社会人员,从而达到提高院前救护成功率的目的。

二、院前急救的特点

1. **随机性** 伤病员呼救的时间及重大事故或灾害发生的地点等均具有随机性。在专业医护人员到达前,第一目击者进行救护时往往没有专业的抢救器械或药品,这就需要救援人员在现场灵活取材,寻找绷带、夹板等替代品,稳定伤者的生命体征。

2. **时限紧迫性** 危重伤病员或急诊伤病员病情发展快,均需紧急救治,阻止病情恶化。因此,救援人员要树立"时间就是生命"的观念,做到一有"呼救"必须立即出动,尽量缩短反应时间,一到现场立即抢救,抢救后根据病情立即运送或就地监护治疗。

3. 艰难性 院前急救的环境较差,尤其是危险的现场险情未除可能会造成人员再伤亡,因此不能久留,围观群众、操作空间、光线等因素都会对救护造成一定影响,运送的途中车辆颠簸、周围环境噪声常使听诊难以进行,触诊和问诊也受影响。而且,院前急救体力劳动强度较大,需要救护人员具备良好的身体素质和克服困难的优秀品质。

4. 危重复杂性 院前急救的伤病员涉及临床各学科,常是未经筛选的急症和危重症伤病员,其病情危重程度和进展难以预料,需在短时间内进行初步诊断和紧急处理。

5. 针对性 院前急救常在缺医少药、无齐备的抢救器械和药品下进行、无充足时间和良好的条件作鉴别诊断,确诊非常困难,只能对症治疗为主,机动灵活地在伤病员周围寻找代用品,就地取材,为伤病员赢得抢救时机。

三、院前急救的原则

院前急救作为医疗卫生服务行业中院内急救治疗的前站,并且通常是急、危、重症医疗活动开始的首要环节,对于维护人们的生命安全和身体健康发挥着至关重要的作用。院前急救必须遵守以下 6 条原则。

1. 先排险后施救 指在实施现场救护前应先进行环境评估,必要时,排险后再实施救护。如因触电导致的意外事故现场,应先切断电源排险后再进行救护。如为有害气体造成的中毒现场,应先将患者脱离危险区再进行救护,以保证救护者与伤病员的安全。

2. 先重伤后轻伤 遇到垂危的和较轻的伤病员时,优先抢救危重者,后抢救较轻的伤病员。但当大批伤员出现时,在有限的时间、人力、物力情况下,应在遵循"先重后轻"原则的同时,重点抢救有可能存活的伤病员。

3. 先救治后运送　以"抢救生命"为主要原则,及时给予患者有效的救护措施,如开放气道、心肺复苏、控制大出血、制动骨折等,维持其生命体征,而后再准备转院治疗,可提高抢救成功率。

4. 急救与呼救并重　遇到成批伤病员时,又有多人在现场的情况下,急救和呼救可以同时进行,以较快地争取到急救外援。只有一人时应先施救,后在短时间内进行电话呼救。

5. 紧密衔接前后一致　防止前后重复、遗漏和其他差错,确保现场急救措施完善,并正规填写规定的医疗文本,使前后医疗急救有文字依据,并妥善保管,做好交接工作。

6. 转送与监护急救相结合　在转运途中要密切观察监护伤病员的病情,必要时进行相应的急救处理,如除颤、气管插管、心肺复苏术等,以使伤病员安全到达目的地。

第二节　院前现场评估

一、现场评估要求

1. 评估要求　评估要求在 1～2min 内完成。评估中首先要听清患者或陪同人员的主诉,然后要问清与发病或创伤有关的细节,最后要看清与主诉相符的症状及局部表现。原则上尽量不移动患者,以免加重损伤。要求边抢救边评估,做到迅速、准确、有效。

2. 评估环境　环境评估时首先要确保自身的安全,保持镇定,理智科学判断,包括现场是否还有险情、引起损伤的原因、受伤人数及自身、患者和旁观者是否身处险境,患者是否仍有生命危险存在。

3. 评估时的注意事项　在现场救护中,应使用个人防护用品,戴好医用手套、眼罩、口罩等,在可能的情况下用呼吸面罩、呼吸膜等实施人工呼吸,防止交叉感染。

二、现场评估内容

1. 快速评估造成事故、伤害或发病的原因　首先应确保救援者的安全,并避免伤病员遭受进一步的伤害。例如,救援触电者应先切断电源;救援中毒者,应采取防毒措施等。

2. 快速评估危重病情

(1)意识和瞳孔:判断伤病员神志是否清醒,可对伤病员实行大声呼唤、轻拍其双肩等动作,如伤病员睁眼或有肢体运动等反应,表示有意识;如伤病员对上述刺激没反应,说明意识丧失,情况危急。切勿摇晃伤者身体,造成病情加重。

检查伤病员瞳孔,正常双眼瞳孔是等大的圆形,遇到强光刺激能迅速缩小。若发现瞳孔不等大,常提示颅脑损伤或存在颅脑血肿或脑疝;瞳孔缩小如针尖大小,常提示严重药物中毒及脑干病变;双侧瞳孔散大、对光反射消失是濒死或已死亡的征象。

(2)气道:评估气道的通畅性,观察有无出现气道梗阻情况发生。如伤病员出现胸骨上窝、锁骨上窝、肋间肌明显凹陷(三凹征)、呼吸困难、烦躁不安、口唇发绀等情况,则可能出现气道梗阻,必须立即查找原因并予清除。

(3)呼吸:通过一听(有无呼吸音)、二看(胸廓有无起伏)、三感觉(有无气流感)方法来判断伤病员自主呼吸是否存在。评估呼吸的频率、节律、深度有无改变,有无呼吸困难、发绀和三凹征,呼气是否有特殊气味。正常人呼吸12～18/min,危重伤病员呼吸变快、变浅乃至不规则,呈叹息样。如呼吸已停止,应在保持气道通畅的情况下立即进行人工呼吸。

(4)循环:通过观察皮肤颜色、感觉皮肤温度、检查伤病员的运动、脉搏、咳嗽等情况来判断循环。测量伤病员的脉率及脉律。常规触摸桡动脉,如未触及,则应触摸颈动脉或股动脉。也可通过触摸肢体皮肤,了解皮肤温度,观察皮肤的颜色来判断末梢循环情况。

3. 检查伤情 根据伤病员的受伤情况,对头部、颈部、胸部、腹部、骨盆、脊柱及四肢进行系统或有针对性的检查,尽量少移动或不移动伤病员。注意倾听伤病员或目击者对发病或创伤有关细节的描述,重点观察生命体征、受伤与病变主要部位的情况。

(1)头部体征:头部体征包括口、鼻、耳、眼、面部和头颅各部位的体征。①口:观察口唇有无发绀,破损,有无颜色改变;口腔内有无出血、呕吐物和异物(包括食物、义齿或脱落的牙齿),如发现要及时清除,以防止呼吸道堵塞。经口呼吸者,还要观察其呼吸频率、幅度、有无呼吸阻力或异味。②鼻:观察鼻腔是否通畅,有无破损,是否有呼吸气流,有无血或脑脊液自鼻孔流出。③耳:观察耳郭有无破损,耳道是否有异物或液体流出。如有血或脑脊液流出,提示有颅底骨折;检查听力是否异常。④眼:观察眼球表面及晶状体有无破损,是否有异物或出血,视力是否清楚等。⑤面部:观察面部颜色(苍白或潮红),额部有无出汗。⑥头颅:观察头颅有无破损,检查其大小和出血情况。

(2)颈部体征:观察颈部外形与活动,有无损伤、出血、颈项强直,压痛等。检查时注意动作轻柔,避免加重损伤。触摸颈动脉搏动的强弱和节律,注意有无颈椎损伤,气管是否居中。

(3)脊柱体征:主要是针对急性创伤患者,在未确定是否存在脊髓损伤的情况下,不可盲目搬动患者。检查时,用手平伸向患者后背,自上向下触摸,检查脊柱及两侧软组织有无肿胀、压痛或形状异常。

(4)胸部体征:检查锁骨有无变形,稍施压力,观察有无压痛,以确定有无骨折。检查胸部有无创伤、出血或反常呼吸活动、吸气时胸廓起伏是否对称。另外,通过双手轻轻在胸部两侧施加压力,检查有无肋骨骨折。还可询问患者是否有胸痛及疼痛的部位和性质。

(5)腹部体征:检察腹部有无创伤、出血,腹式呼吸运动情况,并对腹部进行触诊,观察其有无压痛、反跳痛和肌紧张等,以确定可能损伤的脏器及其范围。

（6）骨盆体征：通过双手分别放在患者髋部两侧,轻轻施加压力,检查有无疼痛或骨折存在。

（7）四肢体征：检查四肢有无疼痛、肿胀、畸形和活动异常,两侧肢体相互对照观察。检查肌力和皮肤感觉,触摸动脉搏动,观察皮肤颜色、温度和肢端、甲床末梢血液循环。不可随意抬起患者有伤的肢体,以免加重损伤。

4. **病情分类**　现场出现多人同时受伤,应根据伤情进行分类,按出现的临床症状及体征轻重和死亡分为四类,分别用绿、黄、红、黑四种颜色分类标记。标记卡放于患者明显部位,便于医护人员辨认并采取相应措施,以便于将有限的人力、物力和时间用来抢救有存活希望的患者,提高存活率,降低死亡率。

（1）轻度：标记为绿色。患者病情较轻,意识清醒,能积极配合检查,生命体征正常。如挫伤、擦伤、一处肢体骨折、关节脱位和小面积烧伤等。在危重患者处理后再安排转运,但仍需随时观察病情。

（2）中度：标记为黄色。患者对检查通常有反应,但不灵敏,有轻度意识障碍,介于轻重伤之间,一般不危及生命,需尽快接受治疗,否则伤情很快恶化。如两处以上肢体骨折、肢体断离、大面积烧伤、骨盆骨折、软组织损伤等,需要第二优先处理,现场进行必要的检查和处理后,在专人观察下及时转运。

（3）重度：标记为红色。患者对检查完全无反应,意识丧失,随时有生命危险,如窒息、休克、中毒、电击、溺水、昏迷、大出血等,需要第一优先处理,迅速就地抢救。

（4）死亡：标记为黑色。患者呼吸、心搏已经停止,各种反射均消失,瞳孔散大固定,已经死亡。需放置在适当或特定的位置,以免影响现场的抢救。

另外,还有与上述颜色同时使用的蓝色,表示患者已被放射源污染或传染病感染的可能。

第三节　现场紧急抢救技术

一、心肺复苏术

心肺复苏(cardiopulmonary resuscitation,CPR)是针对呼吸停止、心脏停搏的患者所采取的抢救措施,即用心脏按压或其他方法形成暂时的人工循环并恢复心脏自主搏动和血液循环;用人工呼吸恢复自主呼吸,达到复苏和挽救生命的目的。心肺复苏是一个连续的、系统的急救技术,各时期应紧密结合,不间断进行。

1. 快速识别和判断

(1)判断患者意识:急救者快速判断患者有无损伤,轻拍患者的肩部,并大声呼叫其名字,观察患者是否有反应。

(2)判断呼吸:在呼救的同时急救者立即检查患者是否存在呼吸。救护者先使患者气道通畅,用"一听、二看、三感觉"的方法判断呼吸。判断及评价时间不得超过 10s。

(3)判断大动脉搏动:患者心脏停搏后,脉搏亦即停止。成人脉搏判断首选颈动脉。方法:急救者一手置于患者前额,保持头部后仰,用一只手的示指、中指指尖触及气管正中部位,男性可先触及喉结,继而向近侧滑移 2~3cm,在气管旁软组织深处轻轻触摸颈动脉搏动,检查时间在 6~10s 内完成。婴儿因为颈部肥胖,颈动脉不易触及,可检查肱动脉。肱动脉位于上臂内侧、肘和肩之间。急救者将大拇指放在上臂外侧,示指和中指轻轻压在内侧即可感觉到脉搏。

2. 循环支持　高质量的胸外心脏按压是心肺复苏成功的关键。胸外心脏按压通过提高胸腔内的压力,直接压迫心脏产生血流,维持机体的血液循环。

(1)按压体位:进行心肺复苏时,正确的抢救体位为仰卧位。

将患者去枕仰卧于硬板床或平地上,头、颈、躯干在同一轴线上,双手平放于身体两侧,身体无扭曲。如果患者摔倒时面部朝下,应在呼救的同时小心转动患者,使其头部、颈部和躯干保持在同一直线上。尤其要注意保护颈部,可以一手托住颈部,另一手扶着肩部,使患者平稳地转动至仰卧位。

(2)按压部位:位于胸骨下半段,为胸骨中下 1/3 交界处(胸骨下切迹上两横指距离),通常为了方便,用两乳头连线与胸骨交叉中点。儿童的按压部位与成人一样,在两乳头连线与胸骨交叉中点;婴儿按压部位为两乳头连线与胸骨交叉中点水平下一横指。按压部位应准确,若按压部位偏离中线,可能导致肋骨骨折;若按压部位过低,可能造成胃内容物反流或剑突骨折引发肝脏损伤及腹腔大出血;若按压部位过高,可能伤及大血管。

(3)按压方法:急救者一只手的掌根部紧贴患者两乳头连线中点胸骨处,另一只手掌根叠放其上,两手十指交叉相扣,重叠放于按压位置,手指翘起,避免触及胸壁和肋骨。按压放松期间,双手勿离开胸壁,以免移位。急救者身体稍前倾,双肩在患者胸骨正上方,肩、肘、腕关节呈一条直线,垂直向下用力按压,按压以髋关节为支点,以肩部、臂部力量向下按压。儿童可用单手按压,婴儿用两个手指进行按压。

(4)按压深度:按压时成人胸骨下陷深度为 5～6cm,儿童及婴儿胸骨下陷深度为胸廓前后径的 1/3,儿童约为 5cm,婴儿约为 4cm。按压深度要适中,过深则易造成损伤,过浅则没有效果。

(5)按压频率:在心肺复苏过程中,应以 100～120/min 的速度和适当的深度进行有效按压,同时尽量减少胸部按压中断的次数和持续时间。按压与放松时间之比大致相等,每次按压后应让胸廓完全复原。

(6)按压通气比:成人无论是单人还是双人心肺复苏抢救按压与人工呼吸通气之比均为 30∶2。儿童及婴儿抢救时,因为抢救人数不同,按压与人工呼吸之比也会不同:单人抢救时,按压与人工呼吸之比为 30:2;双人抢救时按压与人工呼吸之比为 15:2。

3. 开放气道 开放气道是呼吸复苏成功的关键。开放气道常用的方法有仰头提颏法和推举下颌法。

(1)仰头提颏法:适用于无头部或颈部损伤的一般患者。急救者将一只手的小鱼际置于患者前额,使头部后仰,另一只手的示指与中指置于颏骨附近的下颌下方,提起下颌使颏骨上抬,使下颌角和耳垂的连线与地面成一定角度,成人 90°,儿童 60°,婴儿 30°。

(2)推举下颌法:适用于头部或颈部受伤或怀疑有损伤的患者。急救者位于患者的头侧,将双肘部置于患者仰卧的平面上,双手手指置于患者下颌角下方并用双手提起下颌,使下颌前移。如果患者双唇紧闭,用拇指推开下唇,使嘴唇张开之后,应将伤者头偏一侧,清除口、咽部异物,如呕吐物、血液、黏液和唾液等,取下活动性义齿。

4. 人工呼吸 如果患者没有呼吸或无效呼吸,应立即做人工呼吸,其原理是用人工方法使气体被动进入或排出肺脏,以保证机体氧供给和二氧化碳排出。每次通气持续 1~2s,之后按成人 10~12/min、儿童和婴儿 12~20/min 的频率进行人工呼吸。每次的气体量:成人为 700~1000ml;儿童为 150~200ml;婴儿为 30~50ml。

(1)口对口人工呼吸:口对口人工呼吸是人工呼吸方法中最简便、快速、有效的通气方法。急救者用按于前额的一只手的拇指、示指捏闭患者的鼻孔(捏紧鼻翼下端,避免漏气),另一只手撑开患者双唇,保证口部张开。急救者张开口贴紧患者的嘴(要把患者口部完全包住),与患者形成口对口密封状,缓慢吹气,直至患者胸廓上抬。一次吹气完毕后,应立即与患者口部脱离,轻轻抬起头部,观察患者胸廓起伏,同时放松捏鼻孔的手,以便患者从鼻孔呼气,此时患者胸部向下塌陷,有气流从口鼻排出。急救者"正常"吸气(避免深吸气),紧接着再进行第二次吹气。

(2)口对鼻人工呼吸:当患者不能张口、口部严重损伤或口对口人工呼吸难以实施时,采用口对鼻人工呼吸。急救者将一只手置于患者前额向后推,使患者头部后仰,另一只手抬起下颏,使口唇紧闭,继而深吸一口气用口唇包住患者的鼻孔吹气,吹气结束后,离开鼻子,让患者被动呼气。因有时患者在被动呼气时鼻孔闭塞,有时需间歇放开患者的口部,或用拇指将患者的上下唇分开,以便患者被动呼气。

人工呼吸的有效指征:患者胸廓出现起伏,可闻及呼吸音并感到气流。

二、现场止血

1. **现场止血的分类**

(1)根据出血性质分类:①动脉出血:血色鲜红呈喷射状,与脉搏节律相同,速度快,量多,危险性大。②静脉出血:血色暗红呈持续状,流出速度较慢,不断流出,危险性较动脉出血少。③毛细血管出血:血色鲜红,血液从整个创面慢慢渗出,不易找到出血点,常可自动凝固而止血,危险性小。

(2)根据出血部位分类:①外出血:体表可见到,血管破裂后,血液从外伤的伤口流出,是现场急救重点。②内出血:体表见不到,血液由破裂的血管流入组织、脏器或体腔内,只能根据临床表现和体征来诊断,需要到医院救治。

2. **失血的表现** 血液是维持生命的重要物质,成年人血容量占体重的 7%~8%,即 4000~5000ml。一个成年人失血量为总血量的 10%(400~500ml)时,可无明显的症状;失血量为总血量的 20%(800~1000ml)时,会出现头晕,面色、口唇苍白,皮肤出冷汗,手脚冰冷、无力,呼吸急促,脉搏快而微弱,血压下降,少尿等症状;短期内出血量达总血量的 40%(1500~2000ml)时,会引起大脑供血不足,出现视物模糊、口渴、头晕、神志不清或焦躁不安,甚至出现昏迷、休克、死亡。

3.物品及止血方法

(1)物品：①现场抢救可用干净的毛巾、布带、消毒敷料、绷带。②可用充气止血带、橡皮止血带。③不可用绳索、电线或铁丝等。

(2)止血方法：①指压止血法。救护者必须熟悉各部位血管出血的压迫,在伤口的上方,即近心端,找到跳动的血管,用手指紧紧压住,与此同时,应准备材料换用其他止血方法。但每次按压不要超过10min。②加压包扎止血法。是最快、最有效的止血方法。一般小动脉和静脉出血可用此法。用绷带、三角巾、止血带等物品,直接敷在伤口或者结扎某一部位。③填塞止血法。主要包括纱布条填塞和气囊填塞。纱布条填塞一般用于外科手术后组织脆而易被修补缝线割裂所导致的出血,操作方便,且贴合紧密,填塞后止血效果好。气囊填塞一般用于鼻腔出血,具有止血效果确切、创伤小、痛苦少、操作方便等优点,填塞时间一般为24～48h。④止血带止血法。一般用于大动脉出血,其他方法不能有效止血才可选用。止血时注意止血带的松紧度适宜,过紧可能会损害神经、血管或软组织;过松则起不到止血作用。

三、现场包扎

包扎在外伤救护中应用最广,使用的器材最简便。所有开放性伤口都需要进行包扎止血,避免伤口污染。

1.包扎目的　保护伤口,减少伤口感染和再损伤。局部加压,帮助止血,亦可预防或减轻局部肿胀。固定伤口上的敷料,减少缝合张力。托扶受伤的肢体或骨折部位,使伤部舒适安全,减轻痛苦。

2.包扎用物　为了避免感染,所有包扎用物均应为无菌,常用物品包括三角巾、绷带等。

(1)三角巾：将1m边长的正方形白布对角剪开即成两条三角巾,顶角为90°,边角为45°。①带状三角巾：三角巾折叠成带状。

②燕尾式三角巾：将三角巾在顶角附近与底边中点折叠成燕尾式。

（2）绷带：根据包扎部位选用不同宽度的绷带。手指需用3cm 宽；手、前臂、头、足用 5cm 宽；上臂、腿用 7cm 宽；躯体用10cm 宽的绷带。

（3）多头带：腹带、胸带、四头带、丁字带等多种。

3. 现场包扎方法　无论使用何种包扎方法，均要注意患者是否有周围血管疾病，避免影响末梢循环。尽量不要遮住手指或脚趾，以便随时观察末梢的颜色和血运状况，调整绷带的松紧。若血液渗透绷带，则需在此基础上覆盖另一块新的敷料或绷带，不可移去被血浸湿的绷带。

（1）绷带包扎法：包括"8"字形包扎法、螺旋包扎法、蛇形包扎法、螺旋反折包扎法、环形包扎法。

（2）三角巾包扎法：包括头部三角巾包扎（头顶部包扎法、帽式包扎法、面具式包扎法、单眼包扎法、双眼包扎法、头部十字包扎法）、颈部三角巾包扎、胸部三角巾包扎（前胸包扎法、侧胸包扎法）、背部三角巾包扎、肩部三角巾包扎、腹部三角巾包扎、四肢三角巾包扎（手足部包扎法、前臂及上臂包扎法、膝部包扎法、大腿根部包扎法、臀部包扎法、小腿及以下部位包扎法）。

（3）三角巾悬臂带：包括大悬臂带、小悬臂带。

（4）多头带包扎法：多头带多用于面积过大或不易包扎的部位。其操作简单，可用于固定敷料、施加压力及支撑身体保持舒适。①腹带，创口在上腹部者，从上而下包扎，创口在下腹部时自下而上包扎。②胸带，先置放两竖带，再由上而下包扎，固定于胸前。③四头带，用于包扎下颌、枕、额等处。④丁字带，用于包扎会阴或肛门处。

四、固定

骨折后，其周围的软组织如皮肤、肌肉、血管或神经也可受到不同程度的损伤,为了使折断的骨质得到休息和正确固定,防止闭合性骨折变为开放性骨折以及损伤血管、神经,减轻伤员痛苦,并便于运送到医院进行彻底治疗,在现场做好及时而正确的固定是十分重要的。

1. 固定的材料

(1)木制夹板,外包软性敷料。

(2)钢丝夹板,可按需要任意弯曲,使用时应在钢丝夹板上放置软性衬垫。

(3)充气夹板为筒状双层塑料膜,双层内充气后立刻变硬,达到固定作用。

(4)负压气垫为片状双层塑料膜,向气阀抽气,气垫立刻变硬,达到固定作用。

(5)塑料夹板可在60℃以上热水中软化,冷却后塑料夹板变硬,达到固定作用。

(6)特制的颈部固定器、股骨骨折的托马固定架。

(7)紧急时就地取材的竹棒、木棍、树枝等。也可将伤侧上肢固定在胸壁上,伤侧下肢固定在健侧肢体上。还需要准备绷带、纱布或毛巾、布条等物品。

2. 固定的方法

(1)颈椎损伤固定法。

(2)上肢固定法。

(3)下肢固定法。

(4)脊柱骨折固定法。

(5)骨盆部骨折损伤。

3. 固定的注意事项

(1)定时观察指尖或脚趾皮温、颜色、感觉有无异常。

(2)尽量抬高患肢高于心脏平面,以减少肿胀。

(3)可同时冰敷受伤部位以减少出血和肿胀。

(4)观察有无并发症的发生:脉搏或感觉减弱或消失、水肿、血管或神经损伤、筋膜综合征、静脉血栓、皮肤完整性受损或感染、骨端错位、疼痛加剧等。

五、搬运、转送

现场搬运能及时、迅速、安全将伤员搬至安全地带,防止再负伤,是急救医学不可分割的重要部分,规范、科学的搬运对伤病员的抢救、治疗和预后都是至关重要的。搬运时要遵循以下原则:①搬运时保持平衡;②保持步伐统一、稳定;③支撑伤员头部和脊柱;④注意个人体力和局限性。

1. 徒手搬运

(1)单人徒手搬运:扶行法、背负法、抱持法、拖行法、爬行法。

(2)双人徒手搬运:轿杠式、椅托式、双人拉车式。

(3)多人搬运法:三人搬运法、四人搬抬法(对疑有颈椎骨折的伤者,应由四人配合搬运)。

2. 担架搬运转送法　担架搬运是较平稳、舒适,轻便耐用,不受地形、道路限制,无论是短距离转运还是长途转送,都为最常用的转送伤病员工具,但速度慢、体力消耗大,并受气候条件的影响。

(1)担架的种类:帆布担架、绳索担架、被服担架、板式担架、四轮担架等。

(2)担架搬运方法:担架应平放在伤病员伤侧,救护人员 3~4 人合成一组,平托起伤病员的头、肩、腰和下肢等处,将患者轻移到担架上。担架转运行走时伤病员的头朝后,脚朝前,以便于搬运途中后面抬担架的人可随时观察伤病员的呼吸、面色和神志。抬担架的人脚步行动要平稳一致,爬坡、上台阶时,前面的人要放低,后面的人要抬高,使伤病员保持水平状态;下坡、下台阶时则相反。担架搬运一般不受道路和地形的限制,但速度慢、人力消耗大、效率低。

3. 救护车转送　救护车转送是伤病员重要的运输工具之一。

汽车转运具有速度快、受气候影响小的优点,但在行车中要防颠簸。少数伤病员因长途转运易发生晕车,出现恶心、呕吐,加重病情。危重伤员可采取仰卧位,颅脑损伤和呕吐患者头应偏向一侧,以免呕吐物引起窒息。转送过程中要严密观察伤情,注意伤员面色、表情、呼吸深浅、呕吐物和分泌物、伤口敷料污染程度等并予处理。同时,要确保各种管道通畅,做好危重患者的生活护理。

4. 轮船、快艇转送 轮船速度慢、平稳,遇风浪易引起晕船。汽艇速度快,一般用于洪水灾害时运送伤病员的运输工具。

5. 飞机转送 飞机运输具有效率高、平稳等特点,但上升时,空气含氧含量下降,湿度及气压低,对肺部疾病、腹部手术及气管切开伤病员不利。一般将伤病员横放,休克者头朝向机尾,以免飞行中加重脑缺氧。颅脑外伤致颅内高压者应在骨片摘除减压后再空运。脑脊液漏伤病员要多层纱布保护,腹部外伤有腹胀者行胃肠减压术后再空运。

第3章

院内急救

第一节　急诊科的特点与任务

一、急诊科的任务

急诊科是一个集医疗、教学和科研全面发展的高度综合性科室,主要负责急诊、急救与重症监护一体的救护任务及培训和研究等工作。

1. **急诊医疗**　急诊医疗是急诊科的基本任务,应 24h 随时应诊,负责急诊就诊和院外转送到急诊科的急、危、重病情紧急的患者进行抢救和治疗。急诊护士负责接收、分诊、参与治疗和护理急诊就诊患者。

2. **院前急救**　随时接收急救车辆转送来的伤病员,无家属到场的伤病员开通绿色通道,对伤病员进行及时有效的后续救治。急诊科护士与医师密切配合,随时投入到重要脏器的支持与保护的救治与监护中,必要时配合医师进行急诊手术。对各种突发事件和重大灾害制订急诊抢救的实施预案,并在事故灾害后大量伤病员急诊时进行指挥、组织、协调和安排。

3. **培训宣传**　积极开展急诊医学的教学和培训,培养急诊医学专业护士,同时承担向基层卫生组织和公民宣传普及急救知识的工作,为社会培训大批的二线救护人员,更好地发挥急救医疗服务体系作用。

4. **科研**　急诊科可以获得急危重症患者病情变化的第一手

资料,应重视急诊的管理和科研,认真进行护理方面的科学研究、探索、总结救护工作经验和规律,提高急诊护理质量,促进急诊医学专业快速发展。

二、急诊科绿色通道

急诊科绿色通道指对急诊科抢救急危重症患者,为挽救其生命而设置的畅通无阻的诊疗过程,即优先抢救、优先检查和优先收治入院。该通道的所有工作人员应对进入绿色通道的患者提供快速、有序、安全、有效的诊疗服务。随着社会的不断发展和进步,急危重症绿色通道的发展水平已成为社会基础保障职能非常重要的内容,而且已成为衡量当代城市文明程度和综合实力的重要标尺,是组成城市公共卫生体系建设不可缺少的重要部分。

1. **急诊科抢救绿色通道的服务原则** 畅通急诊绿色通道是救治危重症患者最有效的保障。急诊绿色通道遵循"时间第一、生命至上"的理念,以抢救生命为原则,实行优先抢救、优先检查和优先住院,执行"先救治、后交费",为患者提供"生命绿色通道"。

2. **急诊科绿色通道的救治范围** 急诊科绿色通道的救治范围包括各种急危重症需立即抢救的患者;"三无"人员(无姓名、无家属、无经费);在短时间内发病,所患疾病可能在短时间($<6h$)内危及生命者。分类如下。

(1)创伤急救绿色通道:急性创伤引起的体表大出血、开放性骨折、内脏破裂出血、颅脑损伤出血、张力性气胸、气道异物、电击伤及其他可能危及生命的创伤、重度休克等。

(2)心脑血管绿色通道:急性心肌梗死、急性心力衰竭、急性脑卒中、各种昏迷等。

(3)妇产科绿色通道:意外急产、宫外孕大出血、产科大出血等。

(4)其他危及生命的绿色通道:急性呼吸衰竭、急性肺水肿、急性肺栓塞、大咯血、严重哮喘持续状态、消化道大出血、重症酮症酸中毒、甲状腺功能亢进危象等。

3. 急诊科绿色通道的人员要求　急救绿色通道的各个环节24h均有值班人员,随时准备投入抢救,院内急会诊人员 10min内到位;急救绿色通道的各个环节人员均应能熟练胜任各自工作,临床人员必须有两年以上的急诊工作经验;急救绿色通道的各个环节人员应定期进行座谈协商,探讨出现的新问题及解决办法,不断完善急救绿色通道的衔接工作;设立急救绿色通道抢救小组,由医院业务院长领导,包括急诊科主任、护士长和各相关科室领导。

4. 急诊科绿色通道的相应制度

(1)急救绿色通道的首诊负责制:首诊医护人员根据病情决定启动急救绿色通道、通知相关人员,并及时报告科主任和护士长或相关院领导,科主任和护士长应随叫随到,组织领导抢救工作。首诊医护人员在绿色通道急救要随时在场并做好各环节的交接,在适当的时候补办医疗手续。

(2)急救绿色通道记录制度:纳入急救绿色通道的患者应有详细登记,包括姓名、性别、年龄、住址、就诊时间、陪护人员及联系电话、生命体征情况和初步诊断等。患者的处方、辅助检查申请单、住院单等单据上须加盖"急救绿色通道"的标志,保证患者抢救运输的畅通。

(3)急救绿色通道转移护送制度:首诊医护人员在转移急救绿色通道患者前必须电话通知相应人员,途中必须有急诊科首诊医护人员陪同并有能力进行途中抢救,交接时应明确交代注意事项和已发生或可能发生的各种情况。

(4)急救绿色通道备用药管理制度:急诊科应备有常规抢救药物,并有专门人员或班次负责保管和清点以保证齐全可用。抢救急救绿色通道患者时可按急需先用药,后付款。

第二节　急诊科的设置与布局

一、设置与布局原则

医院急诊科接诊的多是突发性急危重症患者,一切医疗护理过程均以"急"为中心,所以布局要从应急出发。急诊科应独立或相对独立成区,位于医院的一侧或前部,标志必须醒目,有明显的指路牌,夜间有指路灯,便于寻找。

1. 急诊科　急诊科应设置在医院邻街醒目处,与门诊和病房相连,有专用通道和出入口,门前有足够大的停车场和适当的电话通信设备。急诊科各种标志必须醒目,光线明亮、空气流通、温度适宜、通道宽敞。

2. 内部单元　内部单元设置时不仅要考虑医疗流程,还要考虑人员利用。如分诊室、抢救室、治疗室应毗邻。增大功能相关科室的紧密度,减少患者移动的时间,从而提升医院服务效率。

3. 共用原则　注意门、急诊共用原则,如放射科、检验科应考虑其全院资源共享,使仪器设备达到最佳利用。

4. 绿色通道　畅通急诊绿色通道是组成城市公共卫生体系建设不可缺少的重要部分。医院设有绿色通道,使急危重症患者直接进入抢救室先行急救处理,继而再办手续。

二、设置与布局

急诊科的设置与布局应以方便急诊患者就诊,快捷、简单、安全,有利于预防和控制医院感染为原则。医院急诊科应独立或相对独立成区,位于医院一侧或前部,标志醒目,单独出入口,门厅宽敞,设置无障碍通道。

1. 预检分诊台或预检分诊室　设立在急诊科门入口明显位置,是急诊患者就诊的第一站。标志清楚,室内光线充足,面积足够,便于进行预检、分诊。分诊处设有诊查台、候诊椅、转运床、轮椅、电话传呼系统、对讲机、信号灯、呼叫器等装置,以便及时与应诊医师联系及组织抢救。还应备有简单的医疗检查器械如血压计、听诊器、体温表、电筒、压舌板等,以及患者就诊登记本和常用的化验单等。

2. **抢救室**　设在靠近急诊室进门处,一般有 1～3 张抢救床,并可设立专科抢救室,如外科抢救室、内科抢救室、中毒抢救室、急诊手术室等。抢救室应有足够的空间、充足的照明。应配有监护仪器、除颤仪、心肺复苏机、洗胃机等抢救设备及仪器,气管切开包、静脉切开包等急救物品,移动抢救车内备有各类抢救药品,多功能转运床、输液调控装置、床边 X 光机等辅助装置,以及各种疾病常规抢救流程及示意图。

3. **诊室**　综合性医院设有内、外、妇、儿、眼、口腔、耳鼻喉、骨科等诊察室,室内除诊察床、桌、椅外,墙上有固定的氧气装置、负压吸引装置、灯、电插座等,按各专科特点备齐急诊需用的各科器械和抢救用品及消毒隔离用品。每一诊室为单独的房间,诊察床旁配有隔帘便于保护患者的隐私,患者就诊区与候诊区有建筑结构分开,以便医师专心诊治患者,避免喧闹。

4. **急诊监护室**　按照标准 ICU 规定设计并配置相应的仪器和设备。位置与抢救室相近,床位数根据医院急诊人数、危重患者所占比例及医院有无其他相关 ICU 等因素来确定。一般三级甲等医院急诊 ICU 有 8 张以上床位,每床所占面积约 $20m^2$;二级甲等医院急诊 ICU 有 4 张以上床位,每床所占面积约 $20m^2$。由专职医护人员对暂时不能住院的危重患者进行监护,发现异常及时分析、及时组织和实施抢救。

5. **急诊观察室**　部分医院观察室设在急诊病房内,观察床位一般可按医院总床位数的 5％设置。观察室内设施基本和普通病房相同,护理工作程序也大致同医院内普通病房,如建立病历、医嘱本、病室报告和护理记录,对患者采取分级管理和晨晚间护理制度等。但留院观察的患者一般滞留不超过72h。

6. 清创室或急诊手术室　位置与外科诊室、抢救室相邻,为外伤患者伤口清创处理、石膏固定或者抢救室内病情危重紧急不适合转运的患者进行急诊手术,内按手术室基本标准配备。

7. 治疗室　一般位于护士办公室旁,便于进行各项护理操作,如静脉注射、皮下皮内注射、肌内注射等。治疗室内应定位安装紫外线消毒灯。严格遵守无菌技术要求,药品、物品、器械分类放置。

8. 输液室　配备床、椅、吸氧设备、呼叫器、紫外线消毒灯等设备,作为临时输液或观察患者使用。

9. 隔离室　对疑似传染病的患者需置于隔离室内,隔离室内配置卫生间,患者的排泄物和呕吐物须进行消毒隔离处理。医护人员进行诊治及操作时做好隔离防护,做好相关患者的登记和流程上报,明确诊断后,及时转送传染病医院。

10. 急诊病房　一般收治内、外科急诊患者,收治原则为诊断明确、专科床位紧张不能及时收治的患者;诊断明确、生命体征平稳,经专科医师会诊后确定暂不需专科处理的患者;急诊重症病房转出的患者;与专科约定的患者。

11. 辅助科室　辅助科室一般包括急诊挂号处、急诊收费处、急诊药房、急诊检验室、急诊心电图室、急诊超声室、急诊 X 线摄片室和急诊 CT 室等,为了使资源充分利用,方便患者就诊,部分辅助科室会门急诊共用。

第三节　急诊护理工作流程

现代急诊医学的目标是建立"多维、立体、全覆盖、无缝隙"的紧急医疗体系。院前急救、急诊室、手术室、普通病房和 ICU 构成了一个序贯式连续救治的纵向轴,而急诊创伤、麻醉、重症监护等各临床一线专业构成了急诊医学的横向治疗轴。影像、检验等临床辅助专业形成第三维体系,而设备材料供应、后勤保障、信息系统、财务系统、安保系统等作为支撑系统构成第四维体系,进入这个多维空间并有服务需求的对象是急诊患者,启动这个多维系统的要素是急诊事件的发生。"全覆盖和无缝隙"的前提是多维空间正常高效运转,达到这个目的的根本保证是流程的设计和管理。

一、急诊接诊

接诊是指医护人员对到达医院急诊科的患者,以最短的时限、最熟练的医学技巧,对病情做出一个较明确的判断。

二、急诊分诊

1. 分诊定义 是指对病情种类和严重程度进行简单、快速地评估与分类,确定就诊的优先次序,使患者在恰当的时间、区域获得最优的治疗和护理的过程,亦称为分流。是在综合各种因素的基础上,最大限度地合理利用医疗资源,使最大数量的患者获得及时有效救治的决策过程。但需要注意,在分诊时,不能将患者生命体征作为唯一决定分诊级别的依据,而应将患者最紧急的临床征象作为分诊依据。

2. 病情分类

(1)一级(危殆):生命体征极不稳定,如得不到紧急救治,有生命危险,须立即将患者送到抢救室进行抢救与治疗。例如,心搏呼吸骤停、严重创伤或多发伤伴大出血、低血容量性休克等。颜色标识为红色。

(2)二级(危急):随时可能出现生命危险,生命体征临界正常值,但可能迅速发生变化。须立即将患者送到抢救区域,在10min内给予紧急处理与严密观察。例如,胸痛怀疑急性心肌梗死、外科危重急腹症、严重创伤或骨折、慢性阻塞性肺疾病患者血氧饱和度(SpO_2)85%~90%等。颜色标识为橙色。

(3)三级(紧急):病情有潜在加重的危险,但生命体征稳定,必要时需要给予及时诊治。可暂时等候就诊,等待时间不超过30min。例如,闭合性骨折、轻度气促、无慢性阻塞性肺疾病患者SpO_2 90%～95%、高血压(血压＞220/120mmHg,伴头晕、头痛)等。颜色标识为黄色。

(4)四级(次紧急):急性发病但病情、生命体征稳定,预计没有严重并发症,可等待就诊,必要时给予治疗,患者等待时间以不超过 1h 为宜。例如,轻度呼吸困难(SpO_2 正常,呼吸频率＜20/min)、无症状的高血压、非严重的骨折/脱位、持续发热(5d 以上)等。颜色标识为绿色。

(5)五级(非紧急):轻症,病情、生命体征稳定,预计病情不会加重,可安排患者在急诊候诊区等候,但等候时间以不超过 2h 为宜,必要时给予治疗。病情允许亦可介绍患者到普通门诊就诊。例如,失眠、便秘、皮疹、尿路感染等。颜色标识为蓝色。

3. 分诊程序　应及时而简洁,包括分诊问诊、测量生命体征、分诊分流、分诊护理和分诊记录。

(1)分诊问诊:首先要热情问候来诊患者和家属,主动介绍自己,询问患者不适,目的是了解患者就诊的原因。

①SAMPLE 询问病史:S 代表症状与体征,A 代表过敏史,M 代表用药情况,P 代表相关病史,L 代表最后进食时间、月经史,E 代表围绕患病前后情况询问。

②OLDCART 评估各种不适症状:O 代表发病时间,L 代表部位,D 代表持续时间,C 代表不适特点,A 代表加重因素,R 代表缓解因素,T 代表来诊前治疗。

③PQRST 疼痛评估:P 代表疼痛发生的诱因,Q 代表疼痛的性质,R 代表疼痛的位置,有无向其他部位放射,S 代表疼痛的程度,T 代表疼痛时间。

(2)测量生命体征:问诊时同时测量生命体征,作为就诊的基本资料,包括血压、脉搏、体温、呼吸、血氧饱和度、格拉斯哥昏迷指数评分等。如果发现生命体征不稳定或不正常,应立刻将患者送往抢救室。

(3)分诊分流:根据患者的主观数据和客观数据进行简单的医疗体检,继而进行分诊分类和分科。按照分诊分类结果,安排患者就诊或候诊。

(4)分诊护理:在日常工作中,分诊之后应引导一般急诊患者到相关科室就诊,对病情复杂难以确定科别的患者,按首诊负责制处理。危重患者应由分诊护士先送入抢救室进行抢救,之后再办理就诊手续,必要时配合抢救护士酌情予以急救处理,如心肺复苏、吸氧、心电监护、建立静脉通道等。

4. 分诊记录 分诊记录不同的医疗单位可能有不同的记录要求和格式,如应用计算机或纸质病历。基本记录内容包括患者到达急诊的日期与时间、分诊时间、年龄与性别、生命体征、病情严重程度分级、过敏史、分诊护士签名等,亦可根据 SOAPIE 格式进行记录。S:主观数据评估,应简单;O:客观数据评估,为快速重点体检;A:为数据分析,包括病情严重程度分级;P:护理计划;I:实施分诊时所提供的护理,包括诊断性检查、现场救治措施或启动的感染控制措施;E:评价或再评估,记录对救治措施的任何反应或病情变化情况。

三、急诊护理评估

急诊护理评估亦称急诊患者评估,是常规收集患者主观资料和客观资料的过程。系统的急诊护理评估方法对立即识别危及生命的状况、判断疾病或损伤的症状及决定就诊救治级别至关重要。急诊护理最初评估分为初级评估和次级评估两个阶段。

1. 初级评估 初级评估的主要目的是快速识别有生命危险需要立即抢救的患者,评估内容包括气道(airway)及颈椎、呼吸功能(breathing)、循环功能(circulating)、神志状况(consciousness)和暴露患者/环境控制,(expose/environmental control),可简单记忆为 ABC-CE。

(1)气道及颈椎:查患者能否说话、发音是否正常,及发音与年龄是否相符,判断气道是否通畅。观察有无可能造成气道梗阻的原因。

(2)呼吸功能:查患者是否有自主呼吸,呼吸是否正常,胸廓有无起伏,两侧胸廓起伏是否对称。查看呼吸频率、节律和深度是否正常及皮肤颜色、应用辅助呼吸肌情况、颈静脉充盈程度、气管位置、软组织和胸骨完整程度。听诊呼吸音是否存在或减弱。

(3)循环功能:查有无脉搏、脉搏是否正常、每分钟脉搏次数、脉搏强弱、节律、外出血情况、毛细血管充盈时间、皮肤颜色和湿度及温度,判断循环功能情况。以测量血压的方式了解循环功能,注意观察意识状态。

(4)神志状况:评估患者是否清醒,可应用"清、声、痛、否"(AVPU法)简单快速评估患者清醒程度。A(alert):意识是否清楚;V(responds to voice):声音刺激下是否有反应;P(responds to painful stimulus):疼痛刺激下是否有反应;U(unresponsive):任何刺激都无应答。

(5)暴露患者/环境控制:评估时可移除患者的衣物以评估和识别任何潜在的疾病或损伤症状,注意在评估时给患者保暖和保护患者的隐私。

初次评估中,全面评估患者的整体情况,如出现气道、呼吸、脉搏不稳定、不清醒,须立刻送往抢救室抢救,实行先抢救后补办手续的原则。不是每例患者都必须经过分诊处,如严重创伤或生命危在旦夕,事前已由相关救护单位(如院前急救"120")通知急诊科,即可不经过分诊处,直接送入抢救室。

2. 次级评估 次级评估的目的是识别疾病与损伤的指征,评估内容包括问诊和重点评估。可以同时进行,在 3~5min 内完成分诊级别的确定。

(1)问诊:问诊时应与患者有适当的目光接触,以示尊重。问诊前先称呼患者,继而介绍自己。如有陪诊者,也要与其打招呼,留意其与患者的关系。尽量用开放性的问题问诊,但如果就诊者答非所问则需要用引导性的问题进行提问,缩小范围,有效控制时间。要尊重患者的隐私和秘密,交谈时避免应用医学术语,注意患者用词,细致记录。

(2)重点评估:重点评估内容主要是采集病史和"从头到足"的系统检查。不同的病变可能具有相同的症状,分诊护士需要结合患者主诉和生命体征与检查所见,必要时应用其他检查结果,进行综合分析和判断。病情变化或有疑问时应重新评估和分诊。

第四节　急诊科主要制度

一、首诊负责制度

1. 第一次接诊的医护人员或科室为首诊医护人员和首诊科室,首诊医护人员对患者的检查、诊断、治疗、抢救、转院和转科等工作负责。

2. 首诊医护人员须详细询问病史,进行体格检查、必要的辅助检查和处理,并认真记录病历。对诊断明确的患者应积极治疗或提出处理意见;对诊断尚未明确的患者应在对症治疗的同时,应及时请上级医护人员或有关科室医护人员会诊。

3. 对急、危、重患者,首诊医护人员应采取积极措施负责实施抢救及护理。如为非所属专业疾病或多科疾病,应组织相关科室会诊或报告医院主管部门组织会诊。危重症患者如需检查、住院或转院,首诊医护人员应陪同或安排医护人员陪同护送;如接诊医院条件所限,需转院者,首诊医护人员应与所转医院联系安排后再予转院。

4. 首诊医护人员在处理患者,特别是急、危、重患者时,有组织相关人员会诊、决定患者收住科室等医疗行为的决定权,任何科室、任何个人不得以任何理由推诿或拒绝。

5. 首诊医护人员下班前,应将患者移交接班医护人员,把患者的病情及需注意的事项交代清楚,并认真做好交接班记录。

6. 涉及两科以上疾病的患者的收治,各科组织会诊或由医务部协调解决。

二、急诊预检分诊工作制度

1. 热情接待患者,按病情的轻重缓急决定送入诊室或抢救室,对危重患者做出相应的急救处理,对需送抢救室的患者,电话通知抢救室,必要时护送患者。非抢救患者根据主诉进行分科,安排就诊。需要时协助医师进行检查和治疗。

2. 检诊分诊工作由高年资护士担任,预检护士须在 5min 内对患者进行处置,判断病情的危重程度并正确分诊,及时通知有关医师尽快接诊。

3. 执行首诊负责制,各有关科室接到分诊护士通知后应及时接诊。办理挂号登记手续(危重患者应先通知医师抢救,后补办手续)。

4. 遇符合绿色通道的患者应立即按急诊绿色通道管理制度执行。遇大批伤病员或突发事件时,应及时报告,呼叫有关人员增援,立即执行呈报制度。

5. 对无急诊值班的专科要呼叫有关专科医师参加急诊。

6. 保证诊室设备良好,补充各诊室物品,及时更换无菌物品或药品,保证其在有效期内。

三、抢救制度

对生命垂危的患者开放急救绿色通道,实行先抢救后补办手续的原则,各类检查处置均应优先进行。

1. 抢救用物应齐全,各类仪器保证性能良好,一律不准外借,随时备用;药品物品应备齐,每日清点数量并保证在有效期内,护士每班交接并做好记录。

2. 急诊抢救由主治医师以上医师负责,住院医师值班抢救患者要及时请上级医师指导诊疗或报告科主任,抢救中指挥者为在场工作人员中职务最高者。

3. 不得对危重急症以诊断不明、经济问题等理由延缓抢救。

4. 遇有大批需抢救的患者同时就诊时,应立即上报科主任及院领导。

5. 抢救中,各有关科室必须积极配合。在联系有关科室协同抢救或联系收住入院时,不应放松对患者的抢救。患者需转入病房时,应及时收治。

6. 抢救工作中遇有困难时,应及时请示上级医师。一切抢救工作应做好记录。

7. 抢救过程中,应根据实际病情向家属或陪护人员说明病情危重的原因、程度及预后,以取得必要的理解和配合,并签署病危通知单。

8. 抢救过后,各种急救药物的安瓿、输液空瓶、输血空瓶(袋)等均应集中放在一起,以便统计与查对,避免医疗差错。

9. 患者经抢救后,应根据情况留在监护室或观察室进一步处理,待病情稳定后送有关科室继续治疗。对已住院治疗的急救患者要定期追踪随访,不断总结抢救经验。

10. 抢救室除工作人员外,一切非工作人员未经许可禁止入内。抢救室物品使用后要及时清理、补充,保持整齐清洁。

11. 如需要搬移患者,须充分考虑到病情及生命体征的稳定与否,以及患者家属或陪护人对病情了解、理解程度。必要时应对此作书面记录。

12. 自动出院患者家属应在病历上签字,值班医师酌情书写一份病情介绍由家属带出院。

四、急诊观察室制度

1. 观察对象

(1)病情需要住院,但无床位且一时不能转出,病情允许留观的患者。

(2)各科急症在转入病房前仍须继续治疗者。

(3)诊室处置后病情未有好转者。

(4)病情暂时稳定而 48h 内可能发生变化者(如头部外伤者)。

(5)不能立即确诊,离院后病情有可能突然变化者。

(6)某些病症如高热、哮喘、腹痛、高血压等经治疗病情尚未稳定者。

(7)其他特殊情况需要留观的患者,但传染病、精神病患者不予留观。

2. 急诊观察室制度

(1)需收住观察室的患者,由接诊医师通知观察室护士和医师。床位由急诊科医师及护士统一调配。对危重患者,接诊医师应当面向观察室护士和医师详细交代病情。

(2)留观的患者必须建立病历,负责观察室的医师应及时查看患者,下达医嘱,及时记录病情变化及处理经过。

(3)值班护士应按时巡视病房,按医嘱进行护理并记录,患者病情变化时及时向值班医师报告。

(4)留观时间一般为 24h,最多 5d,特殊情况例外。

(5)值班医师或负责观察室的医师应及时向危重患者的家属交代病情,取得家属的理解,必要时需请家属签字。

(6)值班医师或负责观察室的医师、护士做到床头交班,并写好交班记录。

(7)对离院患者,医护人员应详细交代出院后的注意事项。

五、急诊医嘱处理程序

1. **一般医嘱处理程序**　常规急诊医嘱处理需医师填写医嘱单,护士按照医嘱执行治疗如对医嘱有疑问,应问清后再执行,交接班时要交代清楚。

2. **抢救时医嘱处理程序**　抢救时,以医师下达口头医嘱为主,口头医嘱要求准确、清晰,尤其是药物的名称、剂量、给药途径等。护士听到口头医嘱时,应复述一遍,无误后方可执行。准备的药品应由二人核对后使用,并保留药瓶以便核对。致敏药物使用前应严格询问过敏史,做好药物过敏试验,使用医用毒性药品、麻醉药品时应严格核对。抢救结束后 6h 内补充记录抢救过程、医嘱及补开处方。

第4章

重症监护

第一节　ICU 的设置与管理

一、ICU 的设置

ICU 是集中各有关专业的知识和技术,利用先进医疗设施对急危重患者和大手术后患者的生理功能进行严密监测,根据病情变化随时实施相应的诊断、治疗、护理等措施,挽救患者生命的专门单位。

1. **ICU 的特点**　重症医学监护是随着医疗护理专业人员的发展、大量新型医疗设备的问世以及医院管理系统的改进而出现的一种集现代化医疗护理技术为一体的医疗管理形式。ICU 的建立提高了急危重患者抢救的成功率,凡具有接纳危重患者能力的医院都应设立 ICU,以促进医院急救医疗水平的发展和提高。

2. **ICU 的位置及设置要求**

(1)合理的布局:ICU 应设置在靠近电梯、手术室、复苏室或急诊科的位置。ICU 中护士站和中央监护台应设在中心部位,每个独立的房间应面向护士站方向,并且应有约 1m 高的透明玻璃墙。每张病床占地面积不小于 $20m^2$,以便有足够的空间进行抢救。

(2)良好的通风和采光:ICU 病室要有可调节的照明系统,以能正确判断患者的皮肤、黏膜、巩膜等颜色,又不会影响患者的休息为宜。并装配有空调和空气层流装置,能独立控制室内的温度和湿度,医疗区域的温度应保持在 $22\sim24℃$、相对湿度保持在 $55\%\sim65\%$ 为宜。

（3）控制噪声：除了患者的呼叫器、监护仪的报警声外，ICU内的其他声音均为噪声，如医护人员说话声、电话铃声、打印机等仪器发出的声音。地面、墙壁、天花板应尽量采用高吸声的建筑材料。在不影响正常工作的情况下，这些声音应尽量降到最低水平。根据国际噪声协会的建议，白天 ICU 的噪声应控制在 45dB以下，傍晚在 40dB 以下，夜间在 20dB 以下。

3. ICU 的模式　由于医院的规模和条件不同，目前的 ICU存在有多种模式。

（1）专科 ICU：一般是临床二级科室所设立的 ICU，如呼吸内科监护病房（RICU）、心内科监护病房（CCU），多属于某专业科室管理，对本专科的问题具有较强的处理能力。

（2）综合 ICU：是一个完全独立的临床科室，受院部直接管辖，收治医院各科室的危重患者。这种体制较有利于医学学科的建设，有利于充分发挥 ICU 医疗设备的效益。综合 ICU 的抢救水平应该代表整个医院的最高医疗水平。

（3）部分综合 ICU：介于专科 ICU 和综合 ICU 之间，即以医院内较大的一级临床科室为基础组成的 ICU，如外科 ICU、内科ICU、麻醉科 ICU 等。

4. ICU 的设备

（1）基本设备：见表 4-1。

表 4-1　ICU 的基本设备

设备	用途
床边监护仪	可进行血流动力学指标的监测并有图像或数值显示；可进行基础生命体征的监测，并以持续的数字及图像显示；可调的各监测值报警范围及声光报警装置；24h 内所有监测项目的储存回忆系统；异常时可自动或手控中心记录仪启动记录系统；配套使用的小型便携式监护信号发射机，在一定距离内可使床边监护仪收到信号，而便于转运患者

设备	用途
中心监护仪	具有床边监护仪的部分,同时显示 4～8 张病床患者的心电图、心率、呼吸及体温的图像及数字显示,配套使用的有床边监护仪异常数值报警时的记录仪及可选择监护图像的资料打印机等
呼吸器	有定压、定容、定时或几种转换形式兼有的多功能呼吸器,临床多使用定容型呼吸器
血液气体分析仪	血气分析仪是 ICU 内的基本配置,一般多放置在 ICU 的病室内
麻醉机	在 ICU 内开展的某些手术如气管切开、伤口换药、心内按压、放置气囊漂浮导管等都需要给予患者不同程度的麻醉治疗
急救仪器	心脏起搏器、心脏除颤器、各种急救器械包、动脉加压输血器、心脏按压板等
病床周围设施	每个病床床头应有氧气、负压吸引、压缩空气等接口,配备床头灯、紫外线消毒灯、应急照明灯以及多功能电源插座等,并应有电源自动转换装置;具有升降功能的轨道输液装置

(2)特殊设备:特殊设备不同疾病的危重患者所需的特殊设备和仪器不尽相同。例如,急性心肌梗死伴有心源性休克者,或心脏外科术后伴有心功不全者,在药物治疗无效时,均应尽早行主动脉内球囊反搏术(IABP),或应用左心辅助循环装置进行循环支持;急性肺功能衰竭患者常需要使用体外膜肺氧合(ECMO)装置进行治疗。此外,腹膜透析和血液透析设备、小型移动式床边 X 线机、超声设备及纤维气管镜等特殊设备应根据医院实际情况来进行配置。

二、ICU 的人员组成

ICU 应有相对固定的专业队伍。ICU 专职医师的人数应视病房的规模和工作量需求而定。护士是 ICU 的主体,不论何种 ICU 均应设专职护士长 1~2 名,护士人数根据对护理量的计算而确定。计算方法为以病房每周所需总护理时数除以一名护士每周可能提供的工作时间数(按 40h 计算),得出所需护士人数。不同规模的 ICU 应有所区别,床位与医师的比例一般为 1:(1.5~2),床位与护士比在 1:(3~4),当危重症患者较多时,还需要增加医护数量。

除了医师、护士以外,ICU 还需要多种专门人才,如呼吸治疗师、实验室技术员、护理员、清洁工等。

三、ICU 的收治范围

1. ICU 收治对象 ICU 收治对象来自于临床各科室的危重患者,如呼吸、循环等重要脏器与严重功能不全或器官功能有急性衰竭,随时有生命危险或严重代谢障碍但有可能康复的患者。

(1)主要收治对象:①严重心律失常、急性心肌梗死、急性心力衰竭患者。②多发伤、复合伤或重大复杂手术后需要强化监测治疗的患者。③创伤、休克、感染等引起的多脏器功能衰竭患者。④大出血、昏迷、抽搐、呼吸衰竭患者。⑤严重水电解质酸碱平衡紊乱患者。⑥急性肾功能不全或肾衰竭患者。⑦心肺脑复苏后需进行进一步生命支持患者。⑧急性药物中毒患者。⑨物理因素导致危急病症,如中暑、淹溺、触电等。

(2)非收治对象:①无急性恶化的慢性病患者。②其他救治无望或因某种原因放弃治疗的患者。③老龄自然死亡过程。④恶性肿瘤晚期患者。⑤脑死亡患者。⑥急性传染病患者。

2. 转出 ICU 指征

(1)急性器官或系统功能衰竭已基本纠正,需要其他专科进一步诊断和治疗。

(2)病情转入慢性状态。

(3)患者不能继续从加强监护治疗中获益。

四、ICU 感染的控制

ICU 是院内感染的高发区,也是细菌高度耐受区域。降低 ICU 院内感染发生率是提高抢救成功率、促进患者康复的关键。

1. ICU 感染原因

(1)探视制度不严,探视者随意出入病房,带入污染食物、物品等可诱发感染。

(2)消毒隔离制度执行不严格,如医疗器械消毒不彻底,医护人员接触污染物后未及时洗手,食品、餐具污染未处理。

(3)滥用抗生素使患者抵抗力下降。

(4)ICU 是各种疾病集中的场所,因此其病原体种类繁多,来源广泛。

(5)ICU 中流行的菌株大多为耐药性菌株,甚至为多重耐药菌株,感染后可给临床治疗带来相当大的困难。

(6)易感人群集中,抵抗力差,感染后病死率高。

2. ICU 感染的控制方法

(1)加强感染预防监测:建立 ICU 院内感染监控和管理组织,定期分析 ICU 内感染发生情况、细菌耐药情况,修订和落实各项消毒隔离措施。定期进行物体表面及空气培养,严格控制细菌菌落数,空气 200cfu/m^3,手或物体表面<5cfu/m^3;定期对患者引流液和分泌物进行细菌培养,以便及早发现感染并及时治疗。严重感染性疾病必要时要隔离。

(2)预防院内感染:ICU 入口处应设缓冲带,探视人员应穿隔离衣;工作人员应更换工作衣、工作鞋。护理人员接触感染患者时,应穿防护服或防护围裙。养成勤洗手的习惯,查房时使用免洗手消毒剂。禁止患者共同使用听诊器、袖带、床头物品等,以免造成交叉感染。

（3）严格清洁消毒：室内空气每日紫外线照射消毒、0.2％过氧乙酸擦拭消毒。划分区域，定期大清扫，保持病室良好通风。尽量使用一次性器械，凡患者使用过的器械均需进行消毒－清洗－灭菌。呼吸机湿化液、湿化器每日更换，呼吸机管路每周更换。氧气湿化瓶每日更换。各种抢救或监护器在更换使用者时应进行表面消毒，有条件时尽量浸泡消毒。

（4）增强患者抗感染能力：保持创面、穿刺和插管部位无菌。气管切开及介入性治疗病情允许应尽早终止。限制预防性应用抗生素，合理应用抗生素。加强基础护理，每日早、晚两次口腔护理。

（5）减少人员流动：应将进入 ICU 的人员减少到最低限度，包括患者应严禁探视，减少医师和护士不必要的出入。

第二节　ICU 规章制度

ICU 病房的高效运转依赖于科学的管理，完善的制度是科学管理的有效手段和保证，必须建立健全各项规章制度。

一、ICU 护理人员工作制度

1. 严格履行岗位职责，有严肃认真的工作态度。

2. 保持室内清洁整齐，做到物归原处。仪器及物品定位、定量、定人保管，不能外借，每个班次必须保持各抢救设施处于完好的待命状态。

3. 保证护理质量，做好晨晚间护理、基础护理、心理护理等，配合医师治疗。

4. 严格遵守消毒隔离原则，避免交叉感染。

5. 向家属介绍探视制度，按规定时间探视。

6. 负责转送患者，保证转运途中患者的安全和持续性监测。

7. 保证患者住院期间的安全,避免发生跌倒、烧伤等意外事件的发生,避免患者出现可能的并发症,如坠积性肺炎、压疮、深静脉血栓等。

8. 做好接收新患者的准备工作和平稳患者的转出工作。

9. 操作时应严格执行查对制度,避免发生差错事故。

10. 各种医疗护理文件书写规范,记录完整、整洁。做好病室医疗文件的保管,患者和探视者不允许翻阅病历和医疗护理文件。

二、ICU 交接班管理制度

1. 病房内交接班制度

(1)每班必须按时交接班,严格床旁交接班,交接班时,特殊需要观察的内容和需采取的护理措施要书面交接。

(2)交班过程中要求做到"二轻"即说话轻、操作轻。保持床单元清洁整齐,治疗车、床尾车清洁干净,保持病区安静,全部患者均交完班后,交班人员方可离开。

(3)交班过程中如有疑问需当时弄清,交接班时发现问题由交班者负责,接班后发现的问题由接班者负责。

(4)交班内容包括患者病情变化、诊疗护理措施执行情况、管路、药品及皮肤状况等。

(5)外借药品,要在登记本上登记,白班要查对,所借药品、物品及时归还。

(6)交接班前应清点并补足各种物品及液体,以备夜间急用。

(7)特殊情况(如仪器故障等)需当面交接清楚。

2. 转入患者交接制度

(1)根据患者病情信息准备好床单位及相关仪器。

(2)平稳搬运患者至病床上,立即连接心电监护仪或呼吸机等,心跳、呼吸骤停者立即组织抢救。

(3)同手术室护士交接首先评估患者意识、皮肤等情况,了解患者术中有无特殊情况发生(如输血、输液、抢救等)。内容包括患者用物交接(患者衣服、药品、血袋等)、病情交接、输注液体交接、各类管路识别交接(如动脉置管、中心静脉置管、留置针、各类引流管等)。并请手术室护士填写交接本并签字。

(4)根据病情需要,先连接好呼吸机、监护仪(心电、血压、血氧饱和度),检查引流管并妥善固定。

(5)安置好患者,填写护理记录单,处理医嘱,随时观察患者病情变化。将贵重的私人物品及时交给家属并签字为证。

3. 转出患者交接制度

(1)医师下达转科医嘱后,通知相关科室转出患者的姓名、大约转出时间、需准备的设备仪器或药品等,并通知家属等候。

(2)携带患者的物品及病历护送患者到病房,根据病情携带氧气枕或便携监护仪。

(3)将患者主要的病情变化和相关治疗、物品与病房护士交接清楚。

(4)将患者的私人物品交给其家属,向患者表示问候后离开。

(5)病历交到病房主管护士手中,清点好平车上物品返回ICU病房。

三、查对制度

1. 严格执行"三查八对"制度

(1)三查:操作前、操作中、操作后。

(2)八对:床号、姓名、药名、浓度、剂量、方法、时间、有效期。

(3)五不执行:口头医嘱不执行(除抢救外)、用药时间剂量不准确不执行、医嘱不全不执行、医嘱不清楚不执行、自备药无医嘱不执行。

(4)注意:注意用药后的不良反应。

2. 护理查对制度

(1)所有 ICU 患者均佩戴手腕牌作为识别标志,并建立完善的识别和交接记录。"腕带"填入的识别信息必须经两人核对并佩戴,如果损坏更新时同样需要经两人核对。

(2)用药严格执行三查八对制度。查对药品质量,注意配伍禁忌,询问患者有无过敏史(如患者提出疑问应及时查清方可执行)。

(3)抢救患者时,医师下达口头医嘱,执行者需复述一遍,由两人核对无误后方可执行,并暂保留用过的空安瓿,以便查对。

(4)医嘱需两人核对后方可执行,记录执行时间并签名。

3. 医嘱查对制度

(1)开医嘱、处方或进行治疗时,应查对患者姓名、性别、床号、住院号。

(2)医嘱做到班班查对,建立医嘱查对登记本,每日查对登记,转抄医嘱者与查对者都必须签名。

(3)临时医嘱记录执行时间并签名,对有疑问的医嘱必须问清楚方可执行。

(4)整理医嘱单后,必须经第二人查对。

(5)护士长每周查对医嘱1~2次。

4. 输血查对制度

(1)采集血样前,两人再次核对姓名、床号、年龄、性别、病案号、血型。采集血样时,如同时采集两人或两个以上人的血样,应分别分次采集。将血样及输血申请单同时送至血库并与对方逐项核对,做好登记。

(2)核对内容:受血者姓名、科别、血型、血液成分、有无凝集反应、病案号、血袋号、血型、血液有效期、储血号。检查血袋有无破裂或渗漏、血袋内血液有无溶血或凝块,核对无误后双方在交叉配血试验单上签字。

(3)输血前由两人核对无误后再执行。

(4)输血前后用生理盐水冲洗,输两袋血之间用生理盐水冲洗。

5. 服药、注射、处置查对制度

(1)服药、注射、处置前必须严格执行"三查八对"制度。

（2）备药前要检查药品质量。水剂、片剂注意有无变质,安瓿、针剂有无裂痕,液体瓶口有无松动,有效期和批号如不符合要求或标签不清者,不得使用。

（3）给药前要询问有无过敏史,有过敏者应在床头做明显标记。使用医用毒性药品、麻醉药品、精神药品时,要反复核对,用后保留安瓿,以备检查。给多种药物时,要注意配伍禁忌。

（4）操作时应向患者解释说明药物的名称、剂量、用法、注意事项以及用药原因,患者如提出疑问,应及时查对,无误后方可执行。

6. 病历查对制度

（1）责任护士查对当班执行的所有医嘱,需下一班执行的医嘱应交班。

（2）对转科、出院或死亡患者,责任护士负责整理病例,全面查对体温单、医嘱单、护理记录单。

四、抢救管理制度

1. 抢救制度

（1）抢救车专供抢救患者使用,不得调作他用。每班认真检查登记,使用后及时补充药品、物品,处于备用状态。

（2）抢救时做好组织工作,护理人员各司其职,密切配合,护理人员应维持气管插管、胃管、静脉输液管路通畅,固定可靠,密切监测生命体征,保证抢救药物的及时应用等。

（3）由责任护士详细记录抢救有关资料,如患者复苏过程,心搏、呼吸停止时间等。

（4）抢救过程中在保证抢救过程不间断的情况下,主管医师要随时通知患者家属,遇重大抢救事件要及时向上级领导汇报。

（5）安排好其他患者的监护,防止意外情况的发生。

（6）抢救完毕及时补齐医嘱与护理记录单,记录参加抢救人员并签名。

2. 抢救物品管理制度

(1)抢救物品有固定的存放地点,定期清点并登记。

(2)抢救用品应保持随时备用状态,定期进行必要的维护检查,出现问题及时送检维修。

(3)抢救用品使用后应及时清洁、清点、补充、检测、消毒,处理完毕后放回固定存放处。

(4)严格规范管理医用毒性药品、麻醉药品,对高危药品应单独存放、标识明确,使用的剂量及途径要规范。

五、仪器设备管理制度

1. 所有仪器应分类妥善放置,专人管理,正确使用。

2. 确保各种仪器正常使用,定期检查、清点、保养,发现问题及时修理。

3. 保持各种仪器设备清洁,备用设备必须处于消毒后状态,有备用标识。

4. 仪器设备原则上不得外借,遇有特殊情况由医疗行政部门协调调配。

5. 科内应定期对员工进行仪器应用培训,包括消毒操作与流程、常见故障排除方法等。

6. 医院设备科对 ICU 抢救主要仪器应及时维修、定期检测并有相关记录。

六、护理记录书写规范

1. ICU 护理文件书写规范

(1)用蓝黑或碳素墨水笔记录,规范使用医学术语,字迹清晰,表述准确,语句通顺。

(2)使用中文,通用的外文缩写和无正式中文译名的症状、体征、疾病名称等可以使用外文。使用阿拉伯数字书写日期和时间,采用 24h 制记录。

(3)出现错字时,用双线划在错字上,不得采用刮、粘、涂等方法掩盖或去除原来的字迹。保留原记录清楚、可辨,每页不超过3处。

(4)实习护生及进修人员(含试用期人员)在签名处斜线下签全名。

2. ICU 护理记录单书写内容要求

(1)首次护理记录:患者入院后第一次护理记录,内容包括主诉、诊断、症状体征、重要既往史、过敏史、简述主要治疗,采取护理措施应详细记录,心理状态的异常反应,入院宣教内容,效果评价。

(2)一般转入护理记录:转入时的病情及治疗护理措施,效果评价。

(3)手术后转入护理记录:手术名称、麻醉方式、返回病房时的状况、麻醉清醒时间、伤口、引流情况及注意事项。

(4)病重(病危)患者护理记录:应重点观察的阳性体征要定时记录,每班接班后应认真评估各项内容。特殊交代的问题要写在特护单上。

(5)眉栏内容:包括患者姓名、性别、年龄、科别、住院病历号(或病案号)、床位号、页码、记录日期和时间。

(6)记录特殊检查、特殊治疗结果、护理措施及患者的反应等情况。

(7)根据病情变化记录用药情况,应详细记录何时因何种原因使用何药物,用药后的效果观察。

(8)根据患者情况决定记录频次,病情变化随时记录,病情稳定后每班至少记录 1 次。

(9)抢救后 6h 内完成护理记录。

3. ICU 护理流程单书写内容要求

(1)详细记录意识、脉搏、呼吸、血压等生命体征。

(2)镇静评分、昏迷指数评分,每 2～4 小时评估记录。

（3）按呼吸机模式记录各项参数,改呼吸机模式或停止时,注明更改时间。

（4）详细记录出入量:①入量包括食物含水量、饮水量、液体、血液输入量等。②出量包括尿量、呕吐量、大便、各种引流量等,记录颜色、性质、量。

（5）每班详细记录各留置管道、引流管道名称、时间、长度、局部情况等。

（6）每班详细记录患者皮肤情况、压疮评分、压疮部位、面积处理等。

（7）记录各项基础护理、患者体位、约束、翻身时间。

七、探视管理制度

1. ICU 患者禁止陪护,除规定时间外,谢绝探视。

2. 住院患者每次允许一位家属或亲友探视,入室要洗手、换鞋或穿鞋套、穿隔离衣,其余探视者在室外等候替换。

3. 未经允许不能给患者送任何食物。保持病房清洁及安静,室内禁止吸烟。

4. 探视期间不能触摸患者的伤口、各种管道及仪器。在室内不能使用手机,以免干扰仪器正常运行。

5. 危重患者在抢救期间,未经医师允许不得探视患者,以免影响抢救。

第三节 监护内容与监护分级

ICU 监护内容很多,医务人员根据患者全身脏器的功能状况及对监测水平的不同需求,选择适宜的监测项目,对减轻患者的痛苦、减轻患者的经济负担和减少医疗资源的浪费十分必要。临床上从重到轻一般分为三级监测。

1. 一级监护 凡病情危重,多系统功能障碍,支持治疗监护项目需累及两个脏器以上者。

（1）循环系统：连续监测心电图、动脉血压，每 2～4 小时测中心静脉压（CVP）和（或）肺毛细血管楔压（PCWP），每 8 小时测心排血量（CO）。

（2）呼吸系统：每小时监测呼吸频率、血氧饱和度（SpO_2），每 4～6 小时进行一次血气分析。行呼吸机治疗时，应选用连续监测模式、潮气量（VT）、肺活量（VC）、吸入氧浓度（FiO_2）及气道压力等，并每班记录。

（3）中枢神经系统：每小时记录意识、瞳孔大小及反射，必要时行颅内压力监测。

（4）肾功能：测每小时尿量及比重，每 4～6 小时记录出入液体量。每 4～6 小时监测体温，行亚低温治疗者连续监测。

（5）其他：每 4 小时监测末梢血糖或每 12 小时抽血查血糖，每 12 小时查血电解质、血细胞比容，每日查血常规、尿常规、尿素氮、血肌酐。根据病情，随时查胸片。

2. **二级监护**　凡病重、支持治疗监护项目为 1 个脏器以上者。

（1）循环系统：连续监测心电图，每 1～2 小时测动脉血压，每 2～4 小时测中心静脉压。

（2）呼吸系统：每小时测呼吸频率，每 8 小时查动脉血气，行呼吸机治疗者，应随时查。连续监测使用模式、潮气量、肺活量、吸入氧浓度及气道压力等，并每班记录。

（3）中枢神经系统：每 3 小时测意识、瞳孔大小及反射。

（4）肾功能：测 2 小时尿量及比重，每 8 小时记录出入液体量。每 8 小时监测体温。

（5）其他：每日查血、尿常规、血电解质、血糖、尿素氮。根据病情，随时查胸片。

3. **三级监护**　凡病重、保留无创监测，仍需在 ICU 观察治疗者。

(1)循环系统:连续监测心电图,每1~2小时测动脉血压。

(2)呼吸系统:每1~2小时测呼吸频率,每日查动脉血气。

(3)中枢神经系统:每3小时记录意识、瞳孔大小及反射。

(4)肾功能:监测尿量及比重,每24小时记录出入液体量。

(5)其他:每8小时监测体温。每日查血常规、尿常规、血电解质、血糖、尿素氮,必要时查胸片、肝功能。

监测的分级是人为划分的,临床上应根据患者的具体情况随时调整,不可一成不变。危重患者的病变常涉及多个器官,但主要是呼吸和循环功能。因此,对呼吸和循环功能的监测更为重要。

第5章

休 克

第一节 概 述

休克是机体在各种有害因素侵袭下引起的以有效循环血容量骤减,组织灌注不足,细胞代谢紊乱,微循环障碍为特点的病理过程。休克发病急,进展快,如果未能及时发现及治疗,则可发展至不可逆阶段而死亡。

一、病因

引起休克的原因很多,常见有以下几类病因引起的休克。

1. 低血容量性休克 大量的出血(急性创伤、消化道出血)和大面积烧伤、剧烈呕吐、腹泻等引起大量的血浆或体液的丢失,导致血容量的急剧减少。当急性失血超过总血量的30%即可引起休克,超过总血量50%则可导致死亡。低血容量性休克包括失血性休克和创伤性休克,失血性休克不仅取决于失血的量,还取决于失血的速度。创伤性休克除了失血,还有创伤对神经的强烈刺激,使交感神经兴奋、周围毛细血管收缩、静脉回流减少,同时心率增快,影响心排血量。

2. 中毒性休克 由严重的细菌感染(如败血症、阻塞性胆管炎及腹膜炎等)引起,多见于严重的革兰阴性杆菌感染,也可见于革兰阳性菌以及真菌、病毒和立克次体的感染。临床上按其血流动力学改变分为低排高阻型(低动力型、心输出量减少、周围血管收缩)和高排低阻型(高动力型、心输出量增加,周围血管扩张)两类型。低排高阻型休克血流动力学的改变与一般低血容量休克相似;高排低阻型休克的主要特点是血压接近正常或略低,心输出量接近正常或略高,外周总阻力降低,中心静脉压接近正常或增高,动静脉血氧分压差缩小等。

3. 心源性休克

(1)心肌收缩力减弱:急性心肌梗死、扩张型心肌病、重症心肌炎,各种心脏病晚期及感染性休克时的心肌抑制等。

(2)心脏机械结构异常:心脏压塞、严重二尖瓣关闭不全、室间隔缺损、腱索断裂、瓣膜穿孔、室壁瘤及各种原因造成的严重左心室流出道梗阻等。

(3)严重心律失常:室性心律失常等。

4. 过敏性休克 由于致敏原作用于机体,使致敏细胞释放出血清素、组胺、缓激肽等血管活性物质,引起周围血管扩张,血管床容积扩大,血压下降而使有效循环血量相对不足而发生休克。外科常见的休克多为低血容量性休克,尤其是创伤性休克,其次为感染性休克,在外科患者中多由化脓性胆管炎、弥散性腹膜炎、绞窄性肠梗阻及烧伤败血症等引起。

5. 神经源性休克 由高位脊髓麻醉或脊髓损伤、内外伤、剧烈疼痛等因素引起。上述因素可使交感神经功能紊乱,致小动脉和小静脉扩张,周围血管阻力下降,血管内容量增加,导致有效循环血量相对不足而发生休克。

二、病理生理

根据机体微循环、代谢的改变和内脏器官的损害程度等演变过程,可将休克分为三个阶段。

1. 休克早期 又称休克代偿期。此期循环血量急剧减少,刺激机体启动一系列代偿反应,包括主动脉弓和颈动脉窦内的压力感受器产生加压反射;肾素-血管紧张素-醛固酮系统、交感-肾上腺素轴活性增加,分泌血管紧张素、醛固酮等活性物质;毛细血管通过其前括约肌收缩和后括约肌相对开放,从而减低血管内流体静压,出现组织间液的回吸收等,其表现为心率加快、心肌收缩力增强、小血管收缩外周阻力增加,血压得到维持。由于此期机体代偿能力正常,能保证心、脑等重要脏器的血供,无重要器官的损害。如能及时去除诱因,纠正休克,患者可完全康复。

2. 休克期 又称进展期或失代偿期。此期由于持续的组织缺血、缺氧导致乳酸堆积,引起体内代谢性酸中毒,使毛细血管前括约肌开放,大量血液进入毛细血管网,导致静脉回心血量明显减少,组织灌注进一步减少,器官组织功能损害。此期如能得到有效治疗,患者常能存活。

3. 休克晚期 又称不可逆期。失代偿期持续微循环衰竭,组织细胞出现严重功能障碍,甚至凋亡,继而发生弥散性血管内凝血(DIC)和多器官功能衰竭(MSOF)。此期重要脏器损害后,较难恢复。

三、临床表现

1. 共性临床表现

(1)休克早期:神志清楚,表情痛苦。有口渴感觉,皮肤和黏膜苍白、潮湿,有时可发绀肢端发凉、末梢血管充盈不良。可能有短暂的血压升高,舒张压升高更明显,脉压小(20mmHg 以下)。可有呼吸性碱中毒。尿量正常。

(2)休克期:意识混浊、表情淡漠或烦躁不安,但神志尚清楚,为大脑缺氧的表现。周围静脉收缩、静脉瘪陷。尿量减少。

(3)休克晚期:意识逐渐模糊,乃至昏迷。周围静脉硬如索状,脉搏细弱而快,脉搏无力细如线状,桡动脉、足背动脉等周边动脉摸不清。血压下降,收缩压在 70mmHg 以下,可发生无尿。

2. 特征性临床表现

(1)低血容量性休克临床表现及分级

1 级:失血 10％～15％(750ml),有心动过速,血压和呼吸不改变,肾灌注正常。

2 级:失血 20％～30％(1000～1500ml)伴有心动过速,收缩压降低,脉压减小,肾小球滤过率减少不明显。

3 级:失血 30％～40％(1500～2000ml)末梢灌注减少和酸中毒,呼吸急促,脉压减小,低血压和肾小球滤过率减小。

4 级:40％～45％(2000～3000ml)不急救会立即心搏停止,肾脏无滤过。

(2)中毒性休克:①冷休克,躁动、淡漠或嗜睡,皮肤苍白发绀,出冷汗,脉搏细速,尿量<25ml/h。②暖休克清醒、皮肤淡红或潮红,皮温暖并干燥,脉搏慢,搏动清楚,尿量>30ml/h。

(3)心源性休克:休克症状和心脏病变。

(4)过敏性休克:皮肤、呼吸系统、心血管、胃肠道为易受累器官。轻度表现为皮肤潮红或苍白、荨麻疹、鼻炎、结膜炎、腹痛呕吐、腹泻;严重的出现上呼吸道水肿或下呼吸道水肿,或两者同时发生,以及心血管系统的衰竭、濒死感等。

(5)神经源性休克:休克症状,但四肢可保持温暖。

四、辅助检查

1. 血、尿、粪常规　创伤性休克、失血性休克早期,由于血液浓缩,血红蛋白和血细胞比容可高于正常;大量失血数小时后,红细胞和血红蛋白显著降低。休克合并感染和全身炎症反应时,白细胞计数可明显升高,伴随着休克的进一步发展,血小板计数逐渐降低。尿比重增高提示血液浓缩或血容量不足,消化系统出血时可有粪便隐血实验阳性或黑粪。

2. 动脉血气分析　可帮助了解酸碱平衡情况,休克时可因肺换气不足,出现动脉血二氧化碳分压($PaCO_2$)明显升高;如果患者通气良好,但 $PaCO_2$ 仍超过 45~50mmHg 时,常提示严重肺泡功能不全;$PaCO_2$ 高于 60mmHg,吸入纯氧仍无改善者则可能是急性呼吸窘迫综合征(ARDS)的先兆。动脉血液酸碱度(pH)正常值为 7.35~7.45。通过监测 pH、碱剩余(BE)、缓冲碱(BB)和标准碳酸氢盐(SB)的动态变化,有助于了解休克时酸碱平衡情况。

3. 血生化检查 包括肝肾功能检查、血糖、电解质检查,动态监测可及时了解有无合并多器官功能衰竭及酸碱平衡失调的程度。

4. 凝血功能及酶学检查 休克时容易出现凝血和纤溶系统功能障碍,持续进展可发展成 DIC,因此,对疑有 DIC 的患者,应测定其血小板的数量和质量、凝血因子的消耗程度及反映纤溶活性的多项指标。当血小板计数低于 $80×10^9/L$;凝血酶原时间比对照组延长 35s 以上;血浆纤维蛋白原低于 1.5g/L 或呈进行性降低;结合临床如果有休克及微血管栓塞症状和出血倾向时,便可考虑 DIC 的发生。休克早期和休克期临床表现见表 5-1。

表 5-1 休克早期和休克期临床表现

分期	程度	神智	心率	血压	尿量	口渴程度	体表血管	皮肤黏膜	
								色泽	温度
休克早期	轻度	神志清楚，精神紧张伴痛苦表情	100/min 以下，尚有力	收缩压正常或稍升高，舒张压升高，脉压缩小	正常	口渴	正常	开始苍白	正常或发凉
	中度	神志尚清楚，表情淡漠	100~200/min	收缩压 70~90mmHg 脉压小	尿少	很口渴	表浅静脉塌陷、毛细血管充盈迟缓	苍白	发冷
休克期	重度	意识模糊，甚至昏迷	快速而细弱或摸不清	收缩压 70mmHg 以下，或测不到	尿少或无尿	非常口渴，可能无主诉	毛细血管无盈，非常迟缓、浅表静脉塌陷	显著苍白，四肢发绀	厥冷，肢端更明显

第二节　休克的急救与护理

一、休克的急救

1. 治疗原则　尽早处理引起休克的原因,尽快恢复有效循环量,纠正微循环障碍,增进心脏功能和恢复人体正常代谢。

2. 一般紧急治疗　取休克体位,即头和躯干抬高 20°～30°、下肢抬高 15°～20°,以增加回心血量;迅速进行包扎固定,控制出血;保持呼吸道通畅,松开衣领和裤带,清除口鼻分泌物,条件允许时可用鼻导管法或面罩法吸氧,必要时建立人工气道,呼吸机辅助通气;维持体温在正常范围;及早建立静脉通路,维持血压。保持患者安静,避免不必要的人为搬动,可视情况用小剂量镇痛、镇静药,避免引起呼吸和循环抑制。

3. 病因治疗　外科患者休克常常需要手术处理原发病变,这同补充血容量一样重要。如内脏出血的控制,消化道穿孔的修补,坏死肠襻切除和脓液的引流等,在快速补充有效循环量后,应抓紧时机施行手术去除原发病变,才能从根本上控制休克。在紧急止血方面,可先用暂时性止血措施,待休克初步纠正后,再进行根本的止血手术。如果暂时性止血措施难以控制出血,应一面补充血容量,一面进行手术止血。

外科感染性休克中,原发病灶的存在是引起休克的重要原因。应尽量手术处理,才能纠正休克和巩固疗效。经过 1～2h 积极治疗休克未见好转,亦应进行手术处理原发感染灶;并根据感染的种类和性质,以及围术期大剂量抗生素静脉滴注。

4. 补充血容量　补充血容量,及时恢复血流灌注,是抗休克的基本措施,特别是低血容量休克,时间较短的休克,及时补充血容量,不需再用其他药物,均可较快地纠正。故必须迅速建立 1～2 条大口径的静脉输液通道,快速输入平衡盐溶液,并同时采血配血。根据受伤情况和休克程度初步估计血容量丢失多少,必要时10～30min 内输入 500～2000ml。如果检查患者血细胞比容在30％以上,则可继续输入上述溶液(补充量可达估计失血量的 3倍)。输入平衡盐溶液所带来的血压回升和脉率减慢是暂时的,应接着输入全血,以改善贫血和组织缺氧,加速组织细胞的灌注。

休克治疗的早期,多以大量输入晶体液、血浆代用品,以扩充血容量,维持适当的血压,从而改善组织灌注。随着休克的逐渐控制,输入液体的主要目的是防止水电解质和酸碱平衡紊乱,防止系统和脏器并发症,维持能量代谢、组织氧合和胶体渗透压。

选择扩容剂的原则是:按需补充,同时兼顾晶体及胶体的需求及比例。常用的溶液有以下几种。①晶体液:0.9％氯化钠注射液、复方氯化钠注射液、葡萄糖氯化钠注射液、高渗氯化钠注射液等;②血浆代用品:右旋糖酐和羧甲基淀粉钠、羟 2 基淀粉 40氯化钠注射液、血定安等,一般 500～1000ml,总量不超过1500ml;③人血胶体物质血浆、白蛋白;④全血:急性出血量超过30％考虑输注全血。

5. 纠正酸碱平衡失调 休克时由于微循环障碍组织缺氧,产生大量酸性物质。休克早期在积极扩容改善微循环障碍情况下,一般酸中毒较易纠正。但重度休克发生严重酸中毒时,应立即输入 5％碳酸氢钠,用药后 30～60min 应复查动脉血气指标,具体剂量应视酸中毒程度和血气分析结果来确定。

6. 应用血管活性药物 血管活性药物主要包括两大类,即缩血管药和扩血管药,通常采用联合用药法。

(1)缩血管药:缩血管药物主要用于部分早期休克患者,以短期维持重要脏器血液灌注为目的。也可作为休克治疗的早期应急措施,不宜长久使用,用量也应尽量减小。常用的药物有间羟胺 8～15μg/(kg・min)、多巴胺 5～15μg(kg・min)、多巴酚丁胺5～10μg/(kg・min)、去甲肾上腺素 0.5～1.0μg/(kg・min)。此类药物使用时应从最小剂量和最低浓度开始,逐渐调节至有效剂量。

(2)扩血管药:扩血管药物主要扩张毛细血管前括约肌,以利于组织灌流,适用于扩容后中心静脉压(CVP)明显升高而临床征象无好转者。常用的药物有异丙肾上腺素、酚妥拉明、盐酸苄明、妥拉唑啉、阿托品、山莨菪碱、东莨菪碱、硝普钠、硝酸甘油、硝酸异山梨酯、氯丙嗪等。在使用扩血管药时,前提是必须充分扩容,否则将导致明显血压下降,用量和浓度也应从最小开始。

7.改善心功能 心功能障碍既可是休克的因,也可是果,尤其易出现在休克的中晚期或既往有心脏病者,此时应适当使用强心药。多巴胺、多巴酚丁胺兼有缩血管和强心作用,必要时可予毛花苷 C 0.2～0.4mg 缓慢静注,以增强心肌收缩力,减慢心率,但需注意勿引起心律失常等中毒反应。

8.其他治疗

(1)应用抗菌药物:感染性休克必须应用抗菌药物控制感染;低血容量性休克,患者机体抵抗力降低,加之留置各种导管,使感染的危险性增加,也应使用抗菌药预防感染。

(2)应用糖皮质激素:适用于严重休克,特别是感染性休克。其主要作用:①抑制炎性因子的产生,减轻全身炎症反应综合征,使微循环血流动力学恢复正常,改善休克状态;②稳定溶酶体膜,减少心肌抑制因子的形成;③扩张痉挛收缩的血管,增强心肌收缩力;④提高机体对细菌内毒素的耐受力。

9.并发症处理

(1)急性肾衰竭:改善肾脏灌注,利尿,必要时行肾脏替代治疗。

(2)心力衰竭:强心、利尿、降低心脏负荷。

(3)ARDS:保护性机械通气。

(4)DIC:肝素抗凝,抗血小板黏附和聚集,补充血小板及凝血因子,使用抗纤溶药。

二、休克的护理

1.病情评估

(1)健康史:了解引起休克的各种原因,有无腹痛或发热、大量失血、失液,严重烧伤、损伤或感染、过敏物质接触史等。

(2)临床表现:通过对症状体征、辅助检查、重要脏器功能的评估了解休克的严重程度。

全身表现:①神志、表情有无改变,如休克早期,患者表现烦躁、激动,如果渐转为表情冷漠、模糊,甚至昏迷,提示缺氧加重;②皮肤温度与色泽,皮肤、口唇黏膜有无苍白、发绀,四肢皮肤是否湿冷;③体温变化,休克时通常体温偏低,感染性休克时可高于正常;④脉搏细弱而快速,是休克早期的表现,严重休克时脉搏扪不到;⑤呼吸的频率、节律、深浅度是否正常,呼吸异常的程度视休克的严重程度和酸碱平衡紊乱的不同而异;⑥血压是否逐渐低于正常,且脉压变小;⑦颈静脉及外周静脉萎陷,提示血容量不足;⑧尿量测定,留置导尿管连续观察排尿变化,如果每小时不到20~30ml,提示肾血流不足,肾功能趋于衰竭。

局部表现:有无局部组织器官严重感染或损伤、出血。例如,观察腹部损伤者有无腹膜刺激征和移动性浊音。

(3)辅助检查:了解辅助检查和血流动力学监测结果。

2.护理措施

(1)保持环境安静,注意休息,避免不必要的搬动。

(2)采取休克体位,促进肺扩张,增加肢体回心血量。

(3)吸氧,根据病情调节氧流量,一般4~6L/min。保持呼吸道通畅,及时吸痰,必要时行气管切开。呼吸衰竭时遵医嘱给予呼吸兴奋药。

(4)建立2条以上静脉通道,立即静脉穿刺输液,必要时进行深静脉置管术或静脉切开,迅速补充血容量,恢复有效循环血量。合理补液,注意控制输液速度,有条件者可进行中心静脉压监测。

外周血压和中心静脉压低时,应快速补液;其高于正常时,应减慢补液速度,限制补液量,预防肺水肿、心力衰竭。

(5)每 15~30 分钟测血压,注意心率、心律变化。每 4 小时测 1 次体温,39℃以上给物理降温,但应避免体温骤降而加重休克。体温偏低时给予保暖。

(6)记录 24h 出入水量,观察尿量、颜色、尿相对密度(比重)。尿少者,可留置导尿管,观察记录每小时尿量。

(7)烦躁不安者,适当约束。注意观察病情变化,如有无意识障碍,面色苍白,口唇、指甲发绀,胸腹部出血点等。

(8)遵医嘱用药,注意药物浓度和滴速,观察用药效果和不良反应。

(9)加强口腔和皮肤护理。

(10)备齐抢救药品及器械。

第6章

严重创伤

第一节 概 述

创伤是人体受到外界不同因素所引起的组织破坏及局部或全身功能障碍。创伤的含义可分为广义和狭义两种。广义创伤，是指人体受外界某些物理性（如机械性、高热、电击等）、化学性（如强酸、强碱、农药及毒剂等）或生物性（虫、蛇、犬等动物咬、蜇）致伤因素作用后所出现的组织结构的破坏和（或）功能障碍。狭义创伤，是指机械性致伤因素作用于机体造成组织结构完整性的破坏和（或）功能障碍。日常生活中常见的创伤多由交通事故引起，轻微创伤引起功能障碍，严重创伤危及生命。

一、创伤分类

创伤分类是为了给创伤者做出正确的诊断，使其得到及时而有效的救治。因创伤涉及的范围较广，可累及各种组织和器官，部位可遍及全身，很难用一种方法进行分类。

1. 根据致伤原因分类　见表6-1。

表6-1　创伤致伤原因分类

分类	原因
冷兵器伤	是与火器伤相对而言，指刀、剑等利器所造成的损伤
火器伤	指枪弹、弹片等火药发射物所致的创伤
烧（烫）伤	因热力作用而引起的损伤

分类	原因
冻伤	系寒冷环境而造成的全身性或局部性损伤
挤压伤	肢体或躯干肌肉丰富部位较长时间受钝力挤压,严重时肌肉组织广泛缺血、坏死、变性,随之坏死组织的分解产物吸收,有可能发生挤压综合征,出现高钾血症和急性肾衰竭,可威胁生命
爆震伤	在冲击波作用下所造成的损伤。冲击波超压(超过正常大气压静压)常引起鼓膜破裂、肺出血、肺水肿和其他内脏出血;冲击波动压(压力波高速移动时产生的冲击力)可造成软组织伤、内脏破裂和骨折等
化学伤	因化学毒剂造成的损伤
放射损伤	电离辐射产生的损害,人在受到一定剂量的 γ 射线或中子射线后可产生急性放射病
复合伤	复合伤指两种或两种以上致伤因子同时或相继作用于机体所造成的损伤称为复合伤

2. 根据损伤类型分类　根据伤后皮肤或黏膜是否有伤口可分为开放性伤口和闭合性伤口。

(1)开放性创伤:皮肤完整性被破坏,如擦伤、撕裂伤、切伤和砍伤、刺伤等,有的甚至可引起深部器官损伤。开放创伤有外出血,受伤时细菌侵入,感染机会增多。

(2)闭合性创伤:皮肤保持完整,表面无伤口。如挫伤、挤压伤、扭伤、震荡伤、关节脱位、骨折、闭合性内脏伤。

3. 根据损伤部位分类　人体致伤部位,一般按解剖判定分为颅脑损伤、颌面颈部损伤、脊柱脊髓损伤、胸部损伤、腹部损伤、骨盆部损伤、上肢损伤和下肢损伤。如伤及多部位或多器官,则称为多发伤。

(1)颅脑损伤:面部以外的头部损伤,常见颅骨骨折、脑震荡、脑挫伤等。

(2)颌面、颈部损伤:颈部内有气管、食管、甲状腺、大血管和神经等器官组织,颈部较严重的创伤可不同程度地影响呼吸、语言、进食和内分泌功能。

(3)胸部损伤:胸腔内有心脏、大血管、肺等重要脏器。胸部严重创伤造成心脏、大血管和肺破裂,形成气胸、血胸、心包积血,如抢救不及时,可导致死亡。

(4)腹部损伤:腹部内有许多实质性脏器(肝、脾、肾)、空腔脏器(胃肠、胆囊、膀胱)和大血管(腹主动脉、下腔静脉)。发生创伤时,轻者造成腹壁软组织挫伤或内脏斑点状出血,重者出现脏器破裂、腹膜炎和休克。

(5)骨盆部损伤:盆腔内有泌尿生殖系统脏器和消化道末端及排出口。被撞击或被重物压砸造成骨盆骨折时常容易引起盆腔脏器损伤。

(6)脊柱脊髓损伤:脊柱损伤伴有脊髓损伤时,可发生不同程度的运动知觉功能障碍,重者可造成截瘫和终身残疾,救护时必须让受伤者躺在平板床上,以免骨折错位加重损伤。

(7)四肢损伤:常见有骨折和神经血管损伤,如治疗及时大多数能够恢复。

4. 根据损伤组织与器官分类　人体各部位的组织器官其结构和功能的不同,受伤后病理改变也各不相同,需要区别对待。一般可划分为颅脑损伤、胸部损伤、腹部损伤、肢体损伤等。

5. 根据损伤程度分类

(1)轻伤:绿色。伤员意识清楚,无生命危险,暂时失去作业能力,但仍可坚持工作,在现场无须特殊处理,或只需小手术者,手术可延至伤后12h处理。如轻微的撕裂伤、扭伤等。

(2)重伤:黄色。暂无生命危险,生命体征基本平稳,应严密观察,否则可转变为危重患者。需手术治疗,力争在伤后12h内手术者。如无呼吸衰竭的胸外伤、胸腹贯通伤而无大出血、一般的腹腔脏器伤等。

（3）危重伤：红色。伤情严重、有生命危险，需行紧急手术或治疗的伤情，以及治愈后有严重残疾者。以下条件符合一项者即为危重伤：①收缩压＜90mmHg、脉搏＞120/min 和呼吸＞30/min 或＜12/min；②头、颈、胸、腹或腹股沟部穿透伤；③严重意识障碍；④腕或踝以上创伤性断肢；⑤连枷胸；⑥两处或两处以上长骨骨折；⑦3m 以上高空坠落伤。

二、创伤的病理生理

机体受到创伤，无论是皮肤的切割伤或大面积烧伤，还是单纯的软组织扭伤或复杂性骨折，都会对人体造成变化。轻的创伤只表现为局部破坏，伴随而来的是修复过程，全身性反应极小。但较严重的创伤可表现为全身性反应，局部创伤促使全身性反应，而全身性反应又会反过来影响局部的修复。

1. 创伤性炎症反应　无论创伤轻重，伤后数小时内局部即起炎症反应（炎症）。受伤的局部出现红、肿、热、痛，伤后 24～48h 达高峰，3～5d 趋于消退，炎症反应被抑制。炎症是机体对有害刺激物所引起的损伤局部反应，刺激局部微血管先收缩后扩张充血；血管通透性增高，水、电解质和血浆蛋白渗入组织间隙；同时中性粒细胞、吞噬细胞大量趋向损伤区，对创伤内的细菌、坏死组织进行吞噬、清除；淋巴细胞产生淋巴因子及抗体，加强炎症细胞的吞噬作用。

2. 创伤性全身反应　严重创伤时，因组织破坏广泛，生理扰乱大，可通过炎症介质及细胞因子网络，使局部损伤影响到全身，即致伤因素作用于机体后引起一系列神经内分泌活动增强，继而引发全身性炎症反应综合征（SIRS）和多器官功能障碍综合征（MODS），并由此引起机体各种功能和代谢改变的非特异性全身性创伤应激反应。

（1）神经内分泌系统的反应：由于疼痛、精神紧张、失血、失液等,下丘脑-垂体轴和交感神经-肾上腺髓质轴可出现应激反应。前者促肾上腺皮质激素(ACTH)、抗利尿激素(ADH)、生长激素(GH)等释放增多,后者释放儿茶酚胺增多。此外,如果血容量减少,肾素-血管紧张素-醛固酮的释放增多。胰高糖素、甲状腺素等也可能在伤后增加。

(2)代谢变化:严重创伤后,蛋白质分解显著增强,合成代谢受到抑制,基础代谢率增高。一般创伤能量代谢增加5%～50%,其中烧伤患者可达100%或更高,每日约需70g蛋白质,机体内的肌酐、尿素氮生成增多,呈现明显负氮平衡。由于儿茶酚胺大量分泌,糖原分解加速,机体内储存可利用的糖原在8～16h内消耗殆尽,机体通过糖异生供应能量。脂肪运动加速,严重创伤患者每日可动用250～500g脂肪。伤后10d左右,机体进入蛋白质合成代谢期,开始正氮平衡,直至完全恢复。

(3)体温变化:伤后部分炎症介质作用于体温中枢导致发热,并发感染时体温明显增高;并发休克时,体温反应受抑制。体温中枢受累严重时,可发生高热或体温过低。

(4)免疫功能变化:严重创伤可引起机体免疫功能紊乱或失调,既可能低下,也可能亢进。

(5)多器官功能障碍:长时间持续负氮平衡,会造成机体蛋白质缺乏,免疫与抵抗力下降,是出现多器官功能障碍的主要原因之一。

三、临床表现

因创伤的原因、部位、程度等不同,临床表现亦各异。

1. 局部症状

(1)疼痛:程度不一,一般在伤后2～3d逐渐缓解。如果疼痛持续或加重,提示可能并发感染。但严重损伤并发休克时,伤员常不诉疼痛。内脏损伤所致的疼痛常定位不确切。

(2)局部肿胀:因受伤局部出血和创伤性炎症反应所致。可伴有发红、青紫、瘀斑、血肿或肿胀。严重肿胀可致局部组织或远端肢体血供障碍。

(3)功能障碍:因解剖结构破坏、疼痛或炎症反应所致。神经或运动系统损伤所致的功能障碍有定位诊断价值。

(4)创口、创面:是开放性损伤特有的征象。常见创伤有挫伤、擦伤、刺伤、切割伤、撕裂伤、穿透伤。

2. 全身症状

(1)发热:创伤出血、组织坏死分解或创伤产生的致热因子均可引发吸收热。创伤性炎症反应所致的发热,体温一般不超过 38.5℃。

(2)生命体征变化:创伤后释放的炎性介质、疼痛、精神紧张、血容量减少等均可引起心率加速、减慢或骤停,血压升高、降低,呼吸深快、不规则或停止等。

(3)其他:因失血、失液,患者可有口渴、尿少、疲倦、失眠等症状。

3. 常见并发症

(1)局部并发症:包括伤口出血、感染、裂开。

(2)全身并发症:主要有休克、急性肾衰竭和呼吸衰竭。创伤后大量失血、失液,强烈的神经刺激和并发严重感染等均可引发全身性并发症。

四、创伤处理原则

抢救生命,修复损伤组织器官和恢复生理功能。在处理复杂的伤情时,应优先解决危及生命和其他紧急的问题,必须优先抢救的急症有心搏骤停、窒息、大出血、开放性气胸、休克、腹腔内脏脱出等。对创伤的治疗还应采取全面措施,包括体位和局部制动、镇痛镇静和心理治疗、感染防治、休克防治、维持体液平衡和营养代谢、开放性及闭合性创伤处理等。

五、创伤评分系统

创伤评分是将生理指标、解剖指数和诊断名称等作为参数给予量化和权重处理,采用计算机计算出分值,以显示伤情严重程度的方法。其目的是估计损伤的严重程度,指导合理的治疗,评价治疗效果。目前,已建立的创伤评分系统按使用场合,可分为院前评分、院内评分和 ICU 评分。

1. 院前评分　院前评分是指在到达医院之前,医务人员根据所得数据(包括损伤部位、损伤类型、循环状态、呼吸状态和中枢神经状态,并结合解剖和生理因素)对伤情迅速做出判断,决定该伤病员是否送创伤中心、大医院治疗或送一般医疗单位处理。院前评分对院前重症伤员的抢救成功率有着重要意义。

修正的创伤计分法(RTS)于 1989 年提出,是采用了经权重处理的格拉斯哥昏迷评分(GCS)分值、呼吸频率和收缩压三项指标作为评分参数,每项计 0～4 分。RTS 值为三项相加,评分越低伤情越重。RTS 总分为 0～12 分。总分＞11 分为轻伤,总分＜11 分为重伤,总分＜12 分应送到创伤中心。RTS 提高了对伤势的正确判断率,是目前较常采用又简便的创伤严重度评分,见表 6-2。

表 6-2　修正的创伤计分法

分值	4 分	3 分	2 分	1 分	0 分
意识状态(GCS)	13～15	9～12	6～8	4～5	3
呼吸次数(次/分)	＞29	10～29	6～9	1～5	0
循环收缩压(mmHg)	＞89	76～89	50～75	9～14	0

2. 院内评分　院内评分是指患者到达医院后,依据损伤类型及其严重程度对伤情进行定量评估的方法。它主要用于预测预后及比较各级医疗单位救治水平。

简明创伤分级法(AIS)是以解剖学为基础,对组织、器官损伤严重度进行量化的评分法,现在最新版本为 AIS08。该法按人体分区进行诊断编码,按损伤程度进行伤情分级。在 AIS 编码手册中,每一个伤员的伤情都可用一个 7 位数字表示,记为"××××××.×"小数形式。小数点前的 6 位数为损伤的诊断编码,小数点后的 1 位数为伤情评分(有效值 1~6 分)。左起第 1 位数字表示身体区域,用 1~9 分别代表头部、面部、颈部、胸部、腹部(包括盆腔脏器)、脊柱、上肢、下肢(包括骨盆和臀部)和未特别指明的部位。左起第 2 位数字代表解剖类型,用 1~6 分别代表全区域、血管、神经、器官(包括肌肉/韧带)、骨骼及头、意识丧失(10C)。左起第 3、4 位数字代表具体受伤器官代码,该区各个器官按照英文名词的第一个字母排序,序号为 02~99。左起第 5、6 位数字表示具体的损伤类型、性质或程度(按轻重顺序),从 02 开始,用两位数字顺序编排以表示具体的损伤,同一器官或部位,数字越大代表伤势越重。左起第 7 位(即小数点后面一位)表示伤情严重性的代码,共分为六级,即 AIS1 为轻度伤;AIS2 为中度伤;AIS3 为较严重伤;AIS4 为严重伤;AIS5 为危重伤;AIS6 为极重伤。器官部位不明确或资料不详的损伤编码用 AIS9。研究发现,AIS 评分值与各系统损伤严重度记分之间呈非线性关系,不能由后者简单相加或平均求得,故对多发伤很难进行评定与比较,仅适用于单个损伤的评定。该编码应用难度较大,实际编码应用评分工具。在此基础上有人提出了损伤严重度评分(ISS)等。

3. ICU 评分　急性生理学及既往健康评分(APACHE)是一种评价危重创伤患者,尤其是 ICU 患者病情严重程度及预测预后较为科学、客观、可信的评分系统。该系统由 Knaus 等建立,目前有 APACHE I ~ IV 四个版本,最常使用的是 APACHE II。

APACHE II 评分是由反映急性疾病严重程度的急性生理评分(APS)、年龄评分(B)及患病前的慢性健康评分(CPS)三部分组成。三部分得分之和即为 APACHE II 总分。APS 分(A)为进入 ICU 后第 1 个 24h 内最差的 12 项生理参数评分,每项为 0~4 分,总分为 0~60 分;年龄分 0~6 分;CPS 分 2~5 分。APACHE II 总分为 0~71 分,分值越高,伤情越重,但实际上 55 分以上者基本没有。当 APACHE II ≥20 分时,院内预测死亡率≥50%,所以 20 分为重症点。见表 6-3、表 6-4。

表 6-3 APACHE Ⅱ APS 部分评分

生理参数	分值								
	+4	+3	+2	+1	0	+1	+2	+3	+4
肛温(℃)	≥41	39~40.9		38.5~38.9	36~38.4	34~35.9	32~33.9	30~31.9	≤29.9
平均动脉压(mmHg)	≥160	130~159	110~129		70~109		55~69		≤49
心率(/分)	≥180	140~179	110~129		70~109		55~69	40~54	≤39
呼吸(/分)	≥50	35~49		25~34	12~24	10~11	6~9		≤5
$AaDO_2$(mmHg)	≥500	350~499	200~349		<200				
PaO_2(mmHg)					>70	61~70		55~69	<55
Na^+(mmol/L)	≥180	160~179	155~159	150~154	130~149		120~129	111~119	<110
K^+(mmol/L)	≥7	6~6.9		5.5~5.9	3.5~5.4	3~3.4	2.5~2.9		<2.5
肌酐*(μmol/L)	≥309	169~308	133~168		53~132		<53		
血细胞比容	≥0.60	0.50~0.599		0.46~0.499	0.30~0.459		0.20~0.299		<0.20
WBC(10^9/L)	≥40	20~39.9		15~19.9	3~14.9		1~2.9		<1
GCB评分=15-实际GCS得分									

注：* 如果伴有肾衰竭,肌酐加倍计分

表 6-4　APACHE Ⅱ　年龄评分(B)及慢性疾病评分(C)

年龄(岁)	分值	慢性疾病	分值
≤44	0		
45～54	2	择期手术	2
55～64	3		
65～74	5	非手术或急诊手术后	5
≥75	6		

第二节　多发伤、复合伤

一、多发伤

多发伤指在同一机械力的作用下,人体同时或相继遭受两个或两个以上解剖部位或脏器的创伤,且其中至少有一处是可以危及生命的损伤。患者多因休克、大出血、呼吸功能障碍等而死亡。多发伤平时或战时均常见,平时多由交通事故、坠落所致。

【病因】

多发伤的病因多种多样,多为钝性损害和锐器伤。平时多发伤以交通事故最常见,其次是高处坠落,还有挤压伤、刀伤、塌方等。

【临床特点】

多发伤不是各部位创伤的简单叠加,而是伤情彼此掩盖、互相作用的综合征。其主要临床特点如下。

1. 伤情重且变化快,死亡率高　多发伤涉及多部位、多脏器,由于损伤范围广,每一部位的伤情重,创伤反应强烈持久,生理紊乱严重,以致很快出现多器官功能不全或衰竭。因此,创伤早期病死率高。

2. **休克发生率高** 因多发伤损伤范围广,往往失血量大,休克发生率高且出现早,以低血容量性休克(失血性、创伤性)最常见,尤其是胸腹联合伤,后期常为感染性休克。通常多发伤休克发生率不低于 50%,且多为中、重度休克。有时低血容量性休克与心源性休克同时存在(由严重心、胸外伤所致)。

3. **低氧血症发生率高** 多发伤早期低氧血症发生率可高达 90%,尤其是颅脑伤、胸部伤伴有休克或昏迷者,PaO_2 可降至 30~40mmHg。严重创伤可直接导致或继发急性肺损伤,甚至急性呼吸窘迫综合征(ARDS)。低氧血症可加重组织器官损伤和多系统器官功能障碍。部分患者缺氧表现不明显,仅有烦躁不安,如此时给予强镇痛药,很容易导致呼吸停止。

4. **容易发生漏诊和误诊** 多发伤受伤部位多,如果未能按多发伤抢救常规进行伤情判断和分类很易造成漏诊。多数情况下,多发伤是闭合伤与开放伤同时存在,易使一些经验不足的救护人员将注意力集中在开放性外伤或易于察觉的伤情上,而忽视隐蔽和深在甚至更严重的创伤。

5. **感染发生率高** 开放性损伤、消化道破裂或呼吸道等闭合性损伤一般都有污染,如污染严重,处理不及时或不当,免疫力低下,很容易发生局部感染及肺部感染,重者迅速扩散为脓毒血症等全身感染。特别是对创伤部位较深且污染较重者,还应注意合并厌氧菌感染可能。

6. **多器官功能障碍发生率高** 多发伤不仅原发的各部位损伤严重,而且由于创伤时多伴有组织的严重损伤,存在大量的坏死组织,可造成机体严重而持续的炎症反应,加之休克、应激、免疫功能紊乱及全身因素的作用,极易引起急性肾衰竭、ARDS、心力衰竭甚至是多脏器功能衰竭。衰竭的脏器数目越多,死亡率越高。

7. **伤情复杂,治疗困难** 因多发伤所累及的脏器或深部组织的严重程度不同,有时多个部位的创伤都很严重,均需要立即处理,就会出现确定救治顺序的困难。

8. 并发症发生率高　应激性溃疡、凝血功能障碍和脂肪栓塞综合征等并发症发生率明显增高。

【伤情评估】

1. 评估

(1)对危及生命的伤情进行评估:判断有无致命性损伤并及时实施干预。一般要求在 2min 内快速有序地完成。评估内容可用 ABCDE 口诀协助记忆,见表 6-5。

表 6-5　对危及生命的伤情进行评估

项　目	内　容
A(气道)	在保护颈椎的同时检查有无气道不畅或阻塞
B(呼吸)	观察有无自主呼吸、呼吸频率,有无通气不良、呼吸困难及胸廓运动是否对称。特别注意有无张力性气胸、开放性气胸及连枷胸
C(循环)	判断有无脉搏,脉搏速率及强弱,有无活动性出血及血压情况
D(神志状况)	判断有无意识,瞳孔大小与对光反射,有无偏瘫或截瘫等
E(暴露)	小心安全地将伤员完全暴露以便无遗漏全面检查伤情,特别是主要伤情,注意保护伤员隐私和保暖。切记所有衣物将可能作为司法证据,需妥善保存

(2)全身伤情评估:在进行紧急处理后,生命体征稳定的情况下,及时进行全身伤情评估,以找出所有损伤并收集资料,作为复苏和救护的依据。可采用 CRASHPLAN 方案,即心脏、呼吸、腹部、脊髓、头颈、骨盆、四肢、动脉、神经,进行有顺序地检查,以减少漏诊、误诊。

2. 辅助检查　如果病情允许,应进行全面的辅助检查,以提高对伤情诊断的准确性,确定救治优先次序。

（1）血尿便检查：血常规和红细胞压积可判断失血或感染情况；尿常规可提示泌尿系统损伤和糖尿病；血电解质、血气分析、肝肾功能检测可分析水、电解质和酸碱平衡紊乱及肾功能的情况；疑有胰腺损伤时应做血或尿淀粉酶测定等。

（2）内镜检查：直接观察气管、食管、直肠、膀胱等空腔器官的损伤。需要注意的是伤情会随着时间和治疗等因素而发生变化，此时应重复进行上述评估，找出原因并进行干预。

（3）诊断性穿刺和导管试验：诊断性穿刺是一种简单、安全的辅助方法。可在急诊室内进行。如血气胸、腹腔积液、腹膜炎等，阳性时能迅速确认，但阴性时也不能排除。放置导尿管或灌洗可诊断尿路和膀胱的损伤。

（4）影像学检查：X线拍摄片可检查各部位的骨折、胸腹伤或异物存留。超声波检查可观察伤后体腔有无积液，观察肝、脾等脏器损伤。CT扫描可用于检测颅脑、肝、脾、胰等器官损伤和胸、腹腔积液。

3. 确立多发伤诊断 凡因同一伤而致下列伤情两条或两条以上者可确定为多发伤。

（1）颅脑损伤：颅骨骨折、颅内血肿、脑挫伤、颌面部骨折。

（2）颈部损伤：颈部外伤伴大血管损伤、血肿、颈椎损伤。

（3）胸部损伤：多发性肋骨骨折、血气胸、肺挫伤、纵隔损伤。

（4）腹部损伤：腹腔内出血、内脏损伤、腹膜后大血肿。

（5）泌尿生殖系统损伤：肾、膀胱破裂，尿道断裂，阴道、子宫破裂。

（6）骨盆骨折伴有休克。

（7）脊椎骨折伴有神经损伤。

（8）上肢肩胛骨、长骨干骨折。

（9）下肢长骨干骨折。

（10）四肢广泛撕脱伤。

【救治及护理】

1. **救治要点**　快速进行临床评估,并做出正确诊断。诊断方法要求简便,尽量少搬动患者,并在最短的时间内明确是否存在危及生命的损伤,如活动性大出血、心肺和大血管损伤、脑疝、腹腔器官开放性损伤等,对症紧急治疗。待病情稳定后,再进一步了解病史和体格检查。

(1)现场急救:原则是先抢救生命,后保护功能;先重后轻,先急后缓;做到抢救争分夺秒;有心搏呼吸骤停、窒息、大出血、张力性气胸和休克等必须优先抢救。

①立即脱离危险环境,放置合理体位。如将伤员从倒塌的建筑物或火场中抢救出来,转移到通风、安全、保暖、防雨的地方进行急救。搬运伤员时动作必须轻、稳,防止再度损伤或继发性损伤。对疑有脊椎损伤者应立即予以制动。在不影响急救的前提下,急救人员应协助伤员取安全舒适体位。

②现场心肺复苏(CPR)。严重创伤会引起心跳呼吸骤停,应尽快进行现场处理或现场心肺复苏术。

③解除呼吸道梗阻。呼吸道梗阻或窒息是伤员死亡的主要原因,应根据情况立即采取清理呼吸道异物及分泌物、托下颌等方法来确保呼吸道通畅。

④处理活动性出血。应迅速采取加压等有效的局部止血措施。

⑤处理创伤性血气胸。在紧急处理过程中应同时行抗休克等综合治疗。

⑥抗休克。现场防治休克的主要措施是迅速有效的临时止血,输液扩容,必要时使用抗休克裤,并给予保暖、吸氧等。

⑦伤口处理。创面与伤口要给予处置和包扎。操作中应注意:伤口内异物或血凝块不要随意去除以免发生再次大出血;创面中有外露的骨折断端、肌肉、内脏,严禁随意将其回纳,以免加重损伤或将污染带入伤口;骨折或严重软组织损伤要进行临时固

定;脑组织脱出时,应先在伤口周围加垫圈保护脑组织,不可加压包扎。

⑧保存好离断肢体。伤员离断的肢体可采用干燥冷藏法保存,即将离断肢体用无菌或清洁敷料包裹,置入塑料袋中密封,再放于加盖的容器内,外周放入冰块低温(0~4℃)保存。切忌将离断肢体浸泡在任何液体中。离断肢体应随同伤员一起送往医院,以备再植手术。

(2)医院急救:伤员到达急诊科后,应尽快对伤情进行进一步判断,并迅速采取针对性措施进行救治。

①进一步循环支持。主要是抗休克,建立并维持静脉通路通畅。补充有效循环血容量,按医嘱给予输液,必要时输血。

②进一步呼吸支持。保持呼吸道通畅,视病情给予气管插管、机械通气、足够有效地吸氧等。

③控制出血。根据情况可在原包扎的伤口外面再用厚敷料加压包扎,并抬高肢体。对较大活动性出血应迅速清创止血,对内脏大出血应立即进行手术处理。

④对症支持治疗。对剧烈疼痛者可在不影响病情观察的情况下按医嘱给予镇静镇痛药物;防治感染,遵医嘱使用抗生素,开放性创伤常规加用破伤风抗毒素;维持水、电解质和酸碱平衡;营养支持。

⑤专科处理。对颅脑损伤、泌尿系统损伤、四肢骨折等,给予急诊处理后,送专科或 ICU 救治。

2. 护理措施

(1)病情观察:严密观察病情变化,及时发现并发症并报告医师协助处理。①尿液监测:每小时测量尿量,尿量小于 30ml/h 提示肾灌注不足。②血常规:在休克早期红细胞计数和血红蛋白仍可保持在正常范围。液体复苏后,血红蛋白与血细胞比容均下降。如果动态监测发现两者进行性下降,要考虑存在活动性出血的可能。③电解质:创伤休克时血清电解质往往发生显著变化,使内环境紊乱。④血气分析:严重多发伤时,大多存在酸碱平衡紊乱。一般来讲,休克时酸碱平衡紊乱多为代谢性酸中毒。⑤血糖:严重的应激反应,血糖升高。严重休克后期,如果葡萄糖来源断绝,再加上肾脏的血液灌注不足,肝脏的糖异生降低,可出现低血糖。⑥血乳酸:严重休克时,血中的乳酸水平上升。乳酸含量可反映细胞的缺氧程度。

(2)一般护理:视病情取合适体位;病情不稳者,严禁随意搬动;根据病情适当给予镇静和镇痛药物;加强饮食护理。

(3)心理护理:加强心理护理,缓解患者及家属对疾病的恐惧和焦虑。

3. 健康指导

(1)加强安全教育,避免和减少创伤的发生。

(2)宣传和培训自救、互救知识。

(3)发生创伤及时转送医院,尽早获得确定性治疗。

二、复合伤

复合伤指同时或相继受到不同性质的两种或两种以上致伤因素的作用而发生的损伤。复合伤可发生于平时、战时,如核爆炸、核事故引起的放射复合伤,火器伤、烧伤、创伤和冲击伤的复合伤。临床上常以一伤为主,伤情可被掩盖,多有复合效应。

【病情评估】

1. 放射复合伤伤情评估　以放射损伤为主,合并烧伤和(或)冲击伤。伤情轻重、存活时间、死亡率主要取决于辐射剂量。病程经过具有放射病特征。一般说来,病程包括初期(休克期)、假愈期(假缓期)、极期和恢复期四个阶段;伤员常有造血功能障碍、感染、出血等特殊病变和临床症状。伤口愈合延迟。

2. 烧伤复合伤伤情评估　烧伤复合伤常以烧伤为主,按伤情可分为轻度、中度、重度、极重度。伤情特点如下。

(1)整体损伤加重。两伤合并后,出现相互加重效应。

（2）重要脏器损伤。如有心肌损害、肺出血、肝功能障碍等。

3. 化学复合伤伤情评估 化学性复合伤常以中毒为主，伤情特点为：伤口染毒后，毒物吸收加快，中毒症状明显加重，常有复合效应。化学毒剂可经呼吸道、消化道、皮肤或黏膜等途径进入人体，引起中毒甚至死亡。毒剂种类不同，临床表现各异。常见的毒剂有神经性毒剂、糜烂性毒剂、全身中毒性毒剂、窒息性毒剂、失能性毒剂、刺激性毒剂等。

【救治及护理】

1. 救治要点

（1）放射复合伤者：放射复合伤者应早期抗辐射处理。①防治感染：早期、适量、交替使用抗生素；加强创面护理；严重感染时可输注新鲜全血；防治厌氧菌感染。②防治出血：促进造血，有条件时尽早进行骨髓移植。③创面处理：手术应在早期进行（如伤后 24～48h），争取创面、伤口在极期前愈合，极期内一般禁止手术。

（2）烧伤复合伤者：保持呼吸道通畅，补液、抗休克；合理使用抗生素和预防性注射破伤风抗毒素；配合手术处理创面。

（3）化学复合伤者

①及时实施抗毒疗法：确诊后立即对症实施抗毒疗法。神经性毒剂可使用阿托品、氯解磷定等；糜烂性毒剂可使用硫代硫酸钠、二巯丙醇、二巯丙磺钠等；全身性毒剂可使用亚硝酸异戊醋、硫代硫酸钠等；窒息性毒剂可使用乌洛托品、氧气雾化吸入氨茶碱、地塞米松、普鲁卡因等合剂；刺激性毒剂可使用抗烟剂（三氯甲烷、酒精、氨水等合成）吸入、滴眼、外涂二巯基类；失能性毒剂可使用毒扁豆碱、解毕灵等。

②对症处理：胃肠道沾染者。可催吐、洗胃、导泻等，尽快服用碘化钾 100mg，必要时可采用加速排出措施；烧伤复合伤者烧伤创面应予以冷疗、包扎处理。化学复合伤者应尽快清除毒剂，如果皮肤染毒，可用皮肤消毒剂（或粉）消毒局部。消毒时，应先

用纱布、手帕等蘸去可见液滴,避免来回擦拭扩大染毒范围,继而用消毒剂消毒。消毒剂对局部皮肤有一定刺激,消毒10min后应用清水冲洗局部。无消毒剂时,肥皂水、碱水、清水等都可以应急消毒使用。大面积皮肤染毒局部处理不彻底时,应进行全身清洗消毒。伤口染毒者应立即除去伤口内毒物,四肢伤口上方扎止血带,以减少毒剂吸收。用消毒液加数倍水或大量清水反复冲洗伤口,简单包扎,30min后松开止血带。眼染毒应立即用2%碳酸氢钠液、0.5%氯氨水溶液或清水彻底冲洗。经口中毒者应立即用手指刺喉(或舌根)反复催吐,最好用2%碳酸氢钠、0.02%~0.05%高锰酸钾或0.3%~0.5%氯氨水溶液,每次500ml反复洗胃10余次,水温及压力要适当,动作要轻,以免加重胃黏膜损伤。洗胃后取药用活性炭粉15~20g混于一杯水中吞服。洗出的胃液及呕吐物及时予以消毒处理。

③保护重要器官功能:尤其肺功能和心肌功能。

④防治并发症:中毒性休克伴肺水肿者,禁止输血和等渗盐水。疑似发生肺水肿时,应掌握好输液的速度和量。

2. 护理措施

(1)病情观察:严密观察病情变化,及时发现并发症并报告医师协助处理。

(2)一般护理:视病情取合适体位;病情不稳者,严禁随意搬动;疼痛明显者,遵医嘱合理使用镇静和镇痛药;加强换药和饮食护理;创造休养环境。

(3)心理护理:加强心理护理,缓解患者及家属对疾病的焦虑和恐惧。

【健康指导】

1. 加强安全防护教育,避免和减少各种复合伤的发生。

2. 宣传和培训自救、互救知识。

第三节 颅脑损伤

一、脑损伤

颅脑损伤是因暴力作用于头部所引起的机械性损伤,为常见的外科急症,其发生率在全身各部位损伤中仅次于四肢损伤,可单独存在,也可与其他受伤部位复合存在。死亡率和致残率均居首位。根据受损伤的解剖部位,颅脑损伤可分为头皮损伤、颅骨损伤和脑损伤。本节重点讲解脑损伤。

【病情评估】

1. 临床表现

(1)脑震荡:属于较轻型的一种脑损伤,表现为一过性脑功能障碍,其临床特点是头部外伤后短暂意识丧失,一般不超过30min,而后恢复清醒,除有逆行性遗忘外,无任何神经系统损伤表现。

(2)脑挫裂伤:是常见的脑组织器质性损伤,损伤部位和程度不同,分为脑挫伤和脑裂伤,两者常同时存在。可出现意识障碍、脑局灶性损伤症状、头痛、呕吐、颅内压增高和脑疝。

(3)脑干损伤:是一种严重的致命性损伤,伤后立即陷入持续昏迷状态,程度深,持续时间长。双侧瞳孔时大时小,光反应消失,眼球位置歪斜或凝视,去大脑强直。延髓损伤时,可出现严重的呼吸抑制和循环紊乱。

(4)颅内血肿:是最常见的原发性脑损伤严重并发症,但具有可逆性,可分为硬膜外血肿、硬膜下血肿、脑内血肿。由于颅腔空间极有限,血肿迫使脑组织发生较严重的移位,形成各种致命的脑疝,如不及时解除,势必导致继发性脑干损害和脑干功能衰竭。

(5)开放性脑损伤:颅脑损伤后脑组织与外界相通。可见头部伤口,伴有头皮损伤、颅骨骨折、硬脑膜破裂和脑脊液漏,可发生失血性休克、颅内感染。

2. 辅助检查

(1)X线片检查:包括正位、侧位片和创伤部位的切线位平片,有助于颅骨骨折、颅内积气、颅内骨片或异物诊断。

(2)CT检查:可以快速如实反映损伤范围及病理,还可以动态观察病变的发展与转归,但诊断等密度、位于颅底或颅顶、脑干内或体积较小病变尚有一定困难。

(3)MRI检查:适用于等密度的硬膜下血肿、轻度脑挫裂伤、小灶性出血等,但不适于躁动、不合作或危急患者。

【救治及护理】

1. 现场急救 救护人员应快速了解患者的受伤时间、地点、原因及过程,立即进行头部和全身检伤,综合病史及初步检查情况做出病情判断,随即开始现场急救。做到既抢救生命,又为进一步治疗创造有利条件。

(1)保持呼吸道通畅:应尽快清除口腔和咽部血块或呕吐物,将患者侧卧或放置口咽通气道,必要时行气管切开。

(2)妥善处理伤口:单纯头皮出血,加压包扎止血;开放性颅脑损伤,伤口局部不冲洗、不用药;脑组织外露时,周围可用消毒纱布卷保护,适当包扎,避免局部受压。如果伤情允许,可抬高头部以减少出血。

(3)防治休克:一旦出现休克征象,患者取平卧位,注意保暖、补充血容量。协助医师查明有无其他部位损伤,如多发性骨折、内脏破裂等。

(4)患者转运:在转运途中,应密切注意患者意识、瞳孔、面色、呼吸等生命体征变化,要固定好各种管道,防止扭曲、滑脱、阻塞、受压。躁动者加用约束带。转送到医院后,详细交代患者的病情及用药情况,做好院前急救的完善交接。

2. 医院急救及护理

(1)严密观察病情:患者伤后可出现持续生命体征紊乱,监测时,为避免患者躁动影响准确性,可先测呼吸,再测脉搏,最后测血压。注意呼吸节律和深度、脉搏快慢和强弱以及血压和脉搏变化。如果血压上升,脉搏缓慢有力,呼吸深慢,提示颅内压升高,应警惕颅内血肿或脑疝发生,及时通知医师并给脱水药全速静脉滴注。如果闭合性脑损伤呈现休克征象时,应注意检查有无内脏出血。

意识障碍的程度可视为脑损伤的轻重,可以根据 GCS 进行判断,并做好记录,发现异常及时通知医师。注意瞳孔变化:①正常瞳孔:等大、圆形,在自然光线下直径 3～4mm,直接、间接对光反射灵敏;②脑受压或脑疝:伤后一侧瞳孔进行性散大,对侧肢体瘫痪、意识障碍;③原发性脑干损伤或临终:双侧瞳孔散大、对光反射消失、眼球固定伴深昏迷或去大脑强直;④中脑损伤:双侧瞳孔大小形状多变、对光反应消失,伴眼球分离或易位;⑤视神经损伤与动眼神经损伤:有无间接对光反应;⑥展神经受损:眼球不能外展且有复视;⑦额中回后部损伤:双眼同向凝视;⑧小脑或脑干损伤:眼球震颤。

(2)加强气道管理:密切观察呼吸道,防止梗阻及误吸,保持正常通气,确保有效供氧。定时做血气分析,动态观察血氧分压及二氧化碳分压,正确指导呼吸。对缺氧状态严重、出现中枢性呼吸功能障碍的患者,应行呼吸机辅助呼吸。气管切开者定期做呼吸道分泌物细菌培养,防止呼吸道感染。

(3)控制高热:将患者置于容易散热的环境下,室温保持在22℃左右为宜,在头部、颈部、腋下、腹股沟等部位放置冰块进行物理降温。必要时可采用冬眠疗法,以降低机体代谢率,减少耗氧,减少脑水肿的发生。

(4)保持正确体位:颅内血肿患者绝对卧床,必要时予半卧位,抬高床头 15°～30°,限制探视,昏迷患者须每 1～2 小时翻身一次,病情稳定患者可逐步离床,对有并发症者应适当延长卧床休息时间。各种护理操作应认真、轻稳,以免因刺激而引起颅内压剧烈波动。

（5）维持体液平衡：适当控制水和钠盐的摄入，准确收集记录每日尿量，采用各种脱水药的治疗时，应遵循快速、足量、准时的原则。

（6）避免颅内压增高，保持大便通畅，必要时服用缓泻药。

（7）做好术前准备。

（8）心理护理：以指导、劝解、安慰、鼓励、支持、保护为主要内容，帮助患者消除悲观情绪，唤起患者的积极主动性，正确发挥心理防御机制，改善和消除情感障碍。

3. 术后护理

（1）保持床单位清洁及病室空气清新，定时通风，减少人员流动。保持正确的体位，抬高床头 15°～30°，昏迷患者取侧卧位，保持头与脊柱在同一直线上。

（2）术后仍然需要观察神志、瞳孔、生命体征。

（3）脑室引流管的护理。每日更换引流袋至拔出引流管，保持伤口敷料包扎固定完好，观察有无渗血，如果渗出较多及时处理。引流瓶最高处低于引流孔水平 10～15cm，防止引流液反流入颅内而引起感染。在翻身治疗等操作中，动作要轻柔、缓慢；对烦躁的患者加约束带。每天应准确记录引流液的量、颜色、性质。一般术后前 3 日引流液较多，100～150ml，呈暗红色。当引流液较少时，可复查 CT 以确定是否拔管。拔管前，先夹闭引流管 24h，观察有无颅内压逐渐增高症状。拔管时，应先夹管，再拔管，防止管内液体逆流。

（4）患者神志清楚，能进食并无咳嗽，咽下无困难者应该给予软质易消化、低糖、低脂、高蛋白食物，多食用新鲜蔬菜、水果。昏迷不能进食患者，通常在术后 2～3 日病情稳定后给予鼻饲流质饮食，如豆浆、米汤、菜汤等，每次鼻饲量不超过 200ml 间隔时间不少于 2h。

（5）做好口腔护理，定时翻身拍背，及时吸痰，严格执行无菌操作。保持外阴部清洁，会阴擦洗每日 2 次。

(6)合理应用抗生素。

4. 并发症护理　　癫痫发作为常见并发症,术后常规给予抗癫痫药物以预防,一旦发作,及时给予抗癫痫药物控制,保证睡眠,吸氧,注意保护患者,避免意外受伤;观察发作时表现并详细记录。

【健康指导】

定时复查,遵医嘱按时服药。短时间内不能单独外出。康复训练脑损伤遗留的语言、运动和智力障碍,在伤后 1~2 年内有部分恢复的可能,指导患者坚持按计划进行功能训练。

二、颅骨骨折的护理

颅骨骨折是指颅骨受暴力作用所致颅骨结构改变。其临床意义不在于骨折本身,而在于骨折所引起的脑膜、脑、血管和神经损伤,可合并脑脊液漏、颅内血肿及颅内感染等。颅骨骨折按骨折部位分为颅盖骨折和颅底骨折;按骨折形态分为线形骨折和凹陷性骨折;按骨折与外界是否相通,分为开放性骨折与闭合性骨折。

1. 如有条件置于单人抢救室或心血管监护室,给予床边心电、呼吸、血压的监测,密切观察 24h 心电图、血压、呼吸,注意尿量、意识瞳孔等情况。室内应配备必要的抢救设备和用物。

2. 绝对卧床,抬高床头 $15°~30°$,应患侧卧位,限制探视,病情稳定患者可逐步离床,在室内缓步走动,对有并发症者应适当延长卧床休息时间。

3. 给予吸氧,根据血氧采取不同方式和流量。准确测量体温、呼吸。认真填写心脏停搏和恢复时间,抢救过程中的治疗和用药及护理、交接班记录等。

4. 观察脑脊液外漏颜色变化。正常脑脊液应无色、无味、透明,否则视为异常,立即报告医师。同时以无菌试管直接接取滴出液送检。

5. 建立好静脉通道,严格掌握好输液速度及输液量,了解药物药理作用及可能出现的不良反应。根据医嘱预防性应用抗生素及破伤风抗毒素。

6. 预防感染,保持外耳道、鼻腔和口腔清洁,每日清洁、消毒2 次,注意棉球不可过湿,以免液体逆流入颅内。在前鼻庭或外耳道口放置干棉球,即湿即换,记 24h 浸湿的棉球数,以估计脑脊液外漏量。避免用力咳嗽、打喷嚏、擤鼻涕及用力排便,以免颅内压骤升骤降导致气颅或脑脊液逆流。严禁为脑脊液漏者从鼻腔吸痰或放置胃管,严禁耳、鼻滴药、冲洗和堵塞,禁忌做腰穿。

7. 少食多餐,以少量清淡流质或半流质饮食,饮食宜低脂、低胆固醇、低盐。

8. 急性期,协助患者做好生活护理,保持皮肤和口腔的卫生;康复期,鼓励患者生活自理。

9. 并发症护理

(1)颅内出血:注意有无颅内继发性损伤,严密观察意识、生命体征、瞳孔及肢体活动情况,并做好记录,发现异常及时通知医师。

(2)颅内压增高:由于脑脊液外漏可引起颅内压增高症状的出现,因此应保持大便通畅,必要时服用缓泻药。严密观察神志、瞳孔、生命体征以及有无头痛、呕吐症状,一旦出现立即给予脱水药降低颅内压。

(3)颅内低压综合征:如果脑脊液外漏多,可使颅内压过低而导致颅内血管扩张,出现剧烈头痛、眩晕、呕吐、厌食、反应迟钝、脉搏细弱、血压偏低。需密切观察脑脊液的漏出量,出现颅内压过低时可补充大量水分缓解症状。

10. 指导患者同医护人员紧密配合,并对其进行精神安慰和耐心细致的护理,尽量减少语言等不良的刺激,多用鼓励的语言,消除其悲观、失望、焦虑等恶性心理状态。

11. 告诉患者如何摆放体位,劝告患者勿挖鼻、抠耳,勿用力排便、咳嗽、擤鼻涕或打喷嚏等。

颅骨骨折达到骨性愈合需要一定时间,线性骨折通常成人需 2～5 年,小儿需 1 年。如果有颅骨缺损,可在伤后半年左右做颅骨成形术。

第四节　胸部损伤

一、胸部损伤

胸部损伤(chest trauma or thoracic trauma)常由外界的打击如车祸、挤压伤、摔伤和锐器伤等所致,由于胸腔内有心脏、肺脏等重要脏器,所以胸部损伤危害程度大,常危及生命。

【病因及发病机制】

由车祸、挤压伤、摔伤和锐器伤等所致。

【病情评估】

1. 分类　一般根据受伤后胸膜腔是否与外界沟通,分为闭合性损伤和开放性损伤两大类。根据损伤性质不同,胸部损伤也可分为钝性损伤(blunt injury)和穿透伤(penetrating injury)。

(1)闭合性损伤:指未导致胸膜腔与外界沟通的胸部损伤。多由暴力挤压、冲撞或钝器碰击胸部等钝性伤所引起。轻者只有胸壁软组织挫伤和(或)单纯肋骨骨折,重者多伴有胸膜腔内器官或血管损伤,导致气胸、血胸,有时还造成心脏挫伤、裂伤而导致心包腔内出血。猛烈的暴力挤压胸部并传导至静脉系统,可使静脉压骤然升高,以致头、颈、肩、胸部毛细血管破裂,引起创伤性窒息(traumatic asphyxia)。此外,高压气浪、水浪冲击胸部可引起肺爆震伤(blast injury of lung)。

(2)开放性损伤:指导致胸膜腔与外界沟通的胸部损伤,伤情多较严重。多因利器、刀锥、火器弹片等穿破胸壁所致。如进入胸膜腔,可导致开放性气胸和(或)血胸,影响呼吸和循环功能。闭合性或开放性胸部损伤,不论膈肌是否穿破都可能同时伤及腹部脏器。这类胸腔和腹腔同时累及的多发性损伤统称为胸腹联合伤(thoracic-abdominal injury)。

2. 临床表现　胸部损伤的主要症状是受伤部位的胸痛,呼吸时加剧。疼痛可使胸廓活动受限,呼吸浅快。如气管、支气管有血液或分泌物堵塞,不能咳出,或肺挫伤后产生出血、瘀血或肺水肿,则更容易导致和加重缺氧及二氧化碳滞留,引起呼吸困难。如有多处多根肋骨骨折,胸壁软化,影响正常呼吸运动,则呼吸困难加重,出现胸廓反常呼吸活动、气促、端坐呼吸、发绀、烦躁不安等。大量积气特别是张力性气胸,除影响肺功能外还可阻碍静脉血液回流。肺或支气管损伤者,痰中常带血或咯血;大支气管损伤者,咯血量较多,且出现较早。肺爆震伤后,多咳出泡沫样血痰,胸膜腔内大出血将引起血容量急剧下降。心包腔内出血则引起心脏压塞。这些都可使患者陷入休克状态。局部体征按损伤性质和伤情轻重而有所不同,可有胸廓畸形、反常呼吸运动、皮下气肿、局部压痛、触痛和气管、心脏移位征象。胸部叩诊,积气呈鼓音,积血则呈浊音;听诊,骨摩擦音,呼吸音减低或消失,或可听到痰鸣音、啰音。

【救治及护理】

救护原则:保持呼吸道通畅和胸壁完整,稳定呼吸、循环功能;解除血气胸和心包积血的压迫;防止胸腔内感染。

1. 现场急救

(1)维持呼吸道通畅:清除口腔内分泌物及呕吐物等其他异物,尽量保持呼吸道通畅;如患者神志清醒,可协助咳嗽、排痰;对胸部穿透伤者应用大块厚实的无菌敷料密封包扎,注意敷料有无松动漏气;必要时在现场实行特殊急救处理,气管切开及辅助呼吸。

(2)控制反常呼吸:开放性气胸创口应用较厚的无菌敷料包扎。多处多根肋骨骨折,患者骨折区域反常呼吸,甚至出现发绀及呼吸困难,护理人员应协助医师积极处理,给予镇静镇痛药物、肋间神经封闭、胸部加压包扎或肋骨牵引固定等。

(3)积极处理气胸:闭合性气胸立即行胸穿抽气,或协助医师安置胸腔闭式引流。开放性气胸:立即用大块敷料或手掌在患者深吸气末封闭伤口,使其转变为闭合性气胸,以待进一步处理。张力性气胸需立即在伤侧锁骨中线第 2 肋间插入 18 号针头以排出胸腔积气,降低胸膜腔内压。转运时用活瓣排气法。

(4)维持有效血容量:建立静脉通路,根据病情及时补充血容量,防治休克。

(5)迅速转运:胸部患者在运送医院途中应取 30°半坐体位,密切观察患者呼吸情况,如患者呼吸困难加重或有张力性气胸表现时,应在患者呼气时暂时开放密闭敷料,排出胸腔内高压气体后再封闭伤口。

2. 医院急救及护理

(1)密切观察病情变化:每 30 分钟测量一次血压、脉搏和呼吸,密切观察生命体征。对于休克患者,取仰卧中凹位,迅速建立静脉通道,及时补液、输血,必要时遵医嘱给予升压药。如发现心包填塞,需立即报告医师并协助其进行心包穿刺。胸膜腔内有活动性出血者,应在积极抗休克的同时快速做好开胸止血的术前准备。

(2)镇痛、防治感染:对剧烈疼痛影响呼吸、咳嗽和活动者,遵医嘱及时有效地给予口服或注射药物镇痛(禁用吗啡,尤其是对伴有颅脑损伤的患者),以减轻患者的疼痛,帮助呼吸活动,增强咳嗽排痰效果。有开放性胸部伤口的患者,尽量在 6~8h 内行清创缝合术。

(3)手术治疗:主要是剖胸探查术。心脏大血管损伤、严重气管、支气管损伤或肺裂伤、胸腹联合伤、胸膜腔内进行性出血及胸内存有较大异物等,应及时手术。

二、闭合性气胸的护理

闭合性气胸(closed pneumothorax)多为肋骨骨折的并发症,

系肋骨断端刺破肺表面,空气漏入胸膜腔造成。空气经肺或胸壁的伤道进入胸膜腔,伤道立即闭合,不再有气体进入胸膜腔,此类气胸抵消胸膜腔内负压,但胸膜腔内压仍低于大气压,使患侧肺部分萎陷。肺萎陷在30%以上者可出现明显的低氧血症症状,重者出现呼吸困难。

【一般护理】

1. 环境　患者应置于安静、温湿度适宜的病房,减少探视,以保证患者的休息。

2. 体位　取半卧位,以使膈肌下降,利于呼吸及引流。

3. 吸氧　遵医嘱给予氧气吸入,以减轻胸闷、气促等不适。

4. 饮食　给予富含营养、易消化的食物,适当进食粗纤维的食物,以防便秘。

5. 活动　病情允许时,鼓励并协助患者适当活动,促进疾病康复。

6. 其他　与患者保持良好的沟通,及时了解患者的心理活动,满足患者的适当要求。

【症状护理】

1. 加强心电监护　密切观察患者生命体征的变化,并做好护理记录。

2. 维持呼吸功能　鼓励并协助患者进行有效咳嗽、排痰,及时清理口腔、呼吸道内的分泌物及呕吐物等其他异物,保持呼吸道的通畅。痰液黏稠不易咳出者,应遵医嘱予以祛痰药、雾化吸入,必要时吸痰。大量气胸立即协助医师胸腔穿刺抽气,注意观察穿刺过程中及穿刺后患者的不良反应和观察呼吸困难改善的情况,如果有异常及时通知医师予以处理。

3. 胸腔穿刺抽气后　胸腔穿刺抽气后,若呼吸困难、胸痛等症状仍存在,可协助医师行胸腔闭式引流术,做好胸腔闭式引流的护理,按胸腔闭式引流护理常规护理。

4. 观察输液量及输液速度　密切观察患者的血压、尿量等情况,动态分析病情,调整输液速度及输液量,防止快速大量补液而造成肺水肿、心力衰竭等。

5. 对合并肋骨骨折患者 对单根单处肋骨骨折的患者,可采用胸带固定,可多带条胸带或宽胶布条叠瓦式固定胸廓。对多根多处肋骨骨折,胸壁软化范围大、反常呼吸明显的连枷胸患者,行牵引固定,或采用手术进行肋骨内固定。遵医嘱应用镇痛药,如布洛芬、可待因、吗啡等;也可用 1% 普鲁卡因做肋间神经封闭及患者自控镇痛装置。

【并发症护理】

肺不张为术后常见并发症。卧床期间,定时协助患者翻身、坐起、拍背,指导并鼓励患者深呼吸及有效咳嗽,促使肺扩张。痰液黏稠者给予雾化吸入,必要时行支气管镜吸痰。保持胸腔闭式引流管通畅。

【心理护理】

由于患者对疾病知识的不了解或了解的不全面,会产生恐惧心理,护士应加强与患者的沟通,告知患者各项操作的目的及注意事项,使患者积极配合治疗,并做好疾病相关健康教育。

【健康指导】

1. 注意安全,防止意外事故的发生。

2. 多进食高蛋白、高维生素、富含营养的食物。保持大便的通畅,防止便秘。

3. 指导患者出院后坚持腹式呼吸和有效咳嗽。

4. 锻炼应早期进行并循序渐进。恢复期胸部出现轻微不适或疼痛,不影响患侧肩关节功能锻炼,出院 1 个月内避免剧烈运动。注意劳逸结合,避免过度劳累。

5. 病情严重者,出院后需定期复诊。合并肋骨骨折的患者,术后 3 个月需复查胸部 X 线,以了解骨折愈合情况。

三、开放性气胸的护理

开放性气胸(open pneumothorax)是指火器伤或锐器伤等造成胸壁缺损创口,胸膜腔通过缺损创口与外界大气直接相通,空气可随呼吸自由出入胸膜腔的胸部损伤。患者可有明显的呼吸困难、鼻翼扇动、口唇发绀等症状,重者可出现休克。视诊:可见患侧胸壁伤道,颈静脉怒张;听诊:可闻及气体进出胸腔创口产生的吸吮样声音,呼吸音减弱或消失;触诊:颈部和胸部皮下可触及捻发音,心脏、气管向健侧移位;叩诊:患侧胸部叩诊呈鼓音。

【一般护理】

1. 环境 置于抢救室或监护室,保持环境安静,温湿度适宜。

2. 体位 给予半卧位,以使膈肌下降,利于呼吸及引流。在病情允许的情况下,鼓励并协助患者适当下床活动。

3. 建立静脉通道 密切观察患者的血压、尿量等情况以动态分析病情,严格掌握输液速度及输液量,防止快速大量补液而造成肺水肿、心力衰竭等。了解药物药理作用及可能出现的不良反应。

4. 饮食 宜食用高蛋白、高维生素、高热量、粗纤维、易消化的食物。

5. 术前准备 做好血型、交叉配血及药物过敏试验,备血、做血气分析以及皮肤准备等。

6. 严密观察 给予床边心电、呼吸、血压、血氧饱和度监测,严密观察病情变化,以预防胸部并发症的发生。

7. 沟通 与患者保持良好的沟通,减轻患者的恐惧及紧张心理,满足患者的适当要求。

【症状护理】

1. 加强心电监护 密切观察患者的生命体征并做好护理记录,观察呼吸频率、幅度及节律,双肺呼吸音;有无气促、发绀等缺氧征象及动脉血氧饱和度等情况,如果有异常及时通知医师予以处理。注意伤侧与健侧胸部呼吸活动度。

2. 减轻疼痛,增进舒适　指导患者腹式深呼吸,吸气的同时腹部膨起,呼气的同时腹部下陷。指导患者应用分散注意力的方法减轻疼痛,如听音乐、读报等。

因疼痛不敢咳嗽时,协助或指导患者及家属固定胸部伤口,减轻疼痛。方法如下。

(1)护士站在患者术侧,一手放在术侧肩膀上并向下压,另一手置于伤口下支托胸部协助。当患者咳嗽时,护士的头转向患者身后,避免被咳出的分泌物溅到。

(2)护士站在患者健侧,双手紧托伤口部位以固定胸部伤口。固定胸部时,手掌张开,手指并拢。指导患者先慢慢轻咳,再将痰咳出。

3. 维持呼吸道的通畅　封闭胸壁伤口,立即用厚敷料封闭包扎伤口,变开放性气胸为闭合性气胸。鼓励并协助患者深呼吸及咳嗽,每1~2小时1次。定时给患者叩背,叩背由下向上、由外向内轻叩,促使肺叶、肺段处的分泌物松动,流至支气管中并咳出。

4. 胸腔闭式引流的护理　对于需行胸腔闭式引流术的患者,做好胸腔闭式引流的护理。

(1)保持引流的密闭和无菌:严格检查整个装置是否密闭及引流管有无脱落,引流管各衔接处(包括皮肤接口处)均要求密闭。若引流管从伤口滑脱,应立即用手捏闭伤口处皮肤,消毒后用凡士林纱布封闭伤口;若引流瓶损坏或引流管连接处脱落,应立即用双钳夹闭引流导管,并更换引流装置;更换引流瓶时,必须双向夹紧引流管;放松止血钳时,注意先将引流瓶安置低于胸壁引流口平面的位置。通常引流水平面应低于胸腔出口平面60cm,引流管不可过长,如果仍有反吸,适当夹紧桥梁管,水封瓶内水柱波动在3~4cm,如水柱无波动,患者出现胸闷、气促等症状,应查明原因及时处理。各项操作应严格遵守无菌技术操作原则。

(2)有效体位:胸腔闭式引流术后,患者宜取半卧位,使膈肌下降,利于呼吸和引流;鼓励患者进行咳嗽、深呼吸运动,以利胸腔内气体和液体的排出。

(3)妥善固定:引流管应妥善固定于床旁,下床活动时,引流瓶位置应低于膝关节,并严格保持其密闭性。

(4)观察、记录:注意观察引流液的量、颜色、性状、水柱波动范围,以判断引流管是否通畅并准确记录,通常术后当日为血性,术后 24h 内<600ml,以后呈逐渐减少,至完全消失,颜色逐渐由暗红色变为淡红色,最后成为浆性液渗出。当引流出血液量(100~200ml/h)增多时,应考虑有活动性出血。每日用无菌生理盐水更换引流液,并做好标记,便于观察引流量。注意有无受压、折叠、扭转或不通,随时调整体位,定时挤捏引流管严防血块填塞。观察引流口处敷料渗血情况,术后应静卧 24h,避免翻身。

(5)拔管指征:48~72h 后,引流量明显减少且颜色变淡,24h 引流液小于 50ml,脓液小于 10ml,X 线胸片示肺膨胀良好,无漏气,患者无呼吸困难,可拔管。

(6)拔管后:注意观察患者有无胸闷、呼吸困难、切口漏气、渗液、出血、皮下气肿等情况,如发现异常及时通知医师处理。

5. 伤口护理　检查敷料是否完整、干燥、清洁,有无渗血,并观察伤口有无红、肿、热、痛等表现,如发现异常,及时通知医师。

6. 合并休克的护理　按休克护理常规执行。

7. 做好基础护理　口腔的护理、皮肤的护理及会阴护理。

8. 记录　严格的记录出入量。

【并发症护理】

胸腔感染为术后常见的并发症,应密切观察体温变化及痰液性状,鼓励患者深呼吸及有效咳嗽,保持胸腔闭式引流管通畅,如患者出现畏寒、高热或咳脓痰等症状,及时通知医师,并遵医嘱注射破伤风抗毒素。

【心理护理】

由于患者病情危重,护士应加强与患者的沟通,做好心理护理,关心、体贴患者,帮助患者树立信心、配合治疗。

【健康指导】

1. 注意安全,防止意外事故的发生。

2. 出院后继续练习深呼吸及有效咳嗽,以增强肺功能。

3. 锻炼应早期进行并循序渐进。恢复期胸部出现轻微不适或疼痛,不影响患侧肩关节功能锻炼。出院 1 个月内避免剧烈运动,并注意劳逸结合。

4. 病情严重者,注意定期复诊。

四、张力性气胸的护理

张力性气胸又称高压性气胸,常见于较大肺泡破裂或较大较深肺裂伤或支气管破裂,其裂口与胸膜腔相通,且形成活瓣,导致吸气时空气从裂口进入胸膜腔内,呼气时活瓣关闭,气体无法排出,使胸膜腔内积气不断增多,压力不断升高。胸膜腔内的高压迫使伤侧肺逐渐萎缩,纵隔明显向健侧移位,挤压健侧肺,导致呼吸和循环功能严重障碍;有时胸膜腔处于高压下,积气被挤入纵隔并扩散至皮下组织,形成纵隔气肿或颈部、面部、胸部等处皮下气肿。

【一般护理】

1. 环境　患者应置于抢救室或 ICU,保持环境安静,温湿度适宜。

2. 体位　根据患者的病情,选取合适体位。如合并休克、昏迷者应取平卧位,病情平稳后可取半卧位。

3. 保持呼吸道的通畅　给予氧气吸入,根据患者的血氧饱和,遵医嘱采取不同给氧方式和氧流量。通常先给予高流量吸氧,血氧饱和度≥95%,可适当调低吸氧流量。

4. 饮食　应食用富含营养、易消化的食物,对于不能进食者,应该给予肠内、肠外营养,以增强机体的抵抗力。

5. 术前准备 对于需要手术的患者应做好术前准备,抽血、做好血型、交叉配血及药物过敏试验,备血、做血气分析及皮肤准备等。

【症状护理】

1. 迅速排气减压 立即排气减压,在危急情况下可用一粗针头在伤侧第2肋间与锁骨中点连线处刺入胸膜腔排气,以降低胸膜腔内压力。

2. 维持呼吸道通畅 保持呼吸道的通畅,鼓励并协助患者进行深呼吸和有效咳嗽,及时清理呼吸道的分泌物。定时协助患者翻身、坐起、拍背,拍背由下向上,由外向内轻叩,促使肺叶、肺段处的分泌物松动,流至支气管中并咳出。

3. 减轻疼痛 指导患者腹式深呼吸,吸气的同时腹部膨起,呼气的同时腹部下陷。当患者咳嗽或咳痰时,协助或指导患者及家属用双手按压患侧胸壁,以减轻疼痛。指导患者应用分散注意力的方法减轻疼痛,如听音乐、读报等。

4. 胸腔闭式引流的护理 胸腔闭式引流护理,按胸腔闭式引流护理常规护理。

5. 预防感染 预防切口感染,保持切口敷料完整、清洁、干燥并及时更换;预防肺部感染和胸腔感染,注意观察患者的体温变化及痰液性状,如有异常及时通知医师,并遵医嘱合理应用抗生素。

【心理护理】

护士应加强与患者的沟通,关心、体贴患者,满足患者适当的需求,为患者创造安全、舒适、温暖的病房环境,及时了解患者的心理变化,帮助患者树立信心、配合治疗。

【健康指导】

1. 注意安全,防止意外事故的发生。

2. 多进食高蛋白、高维生素、富含营养的食物。

3. 出院后继续练习深呼吸及有效的咳嗽,以增强肺功能。

4. 锻炼应早期进行并循序渐进,恢复期胸部出现轻微不适或疼痛,不影响患侧肩关节功能锻炼,出院 1 个月内避免剧烈运动,并注意劳逸结合。

5. 病情严重者,注意定期复诊。

五、肺爆震伤的护理

爆炸产生的高压气浪或水波浪冲击胸部时可使胸壁撞击肺组织,紧随高压后的负压波亦可使肺碰撞胸壁,导致急性肺损伤,肺毛细血管出血,小支气管和肺泡破裂,肺组织广泛性渗出而产生肺水肿。严重者合并肺裂伤,可引起血胸和气胸。此外,气体尚可进入肺血循环引起气栓;如果大量气栓进入脑动脉和冠状动脉,可立即造成死亡。肺爆震伤多以病情严重、复杂、进展迅速、病死率高为特点。

【一般护理】

1. 环境　有条件的患者应置于抢救室或 ICU,保持病房清洁、空气清新、温湿度适宜。给予床边心电、呼吸、血压、血氧饱和度的监测,室内应配备必要的抢救设备和药物。

2. 体位　休息时给予半卧位,使膈肌下降,利于呼吸及引流。严格限制探视,保证患者充分的休息。

3. 建立静脉通道　密切观察患者的血压、尿量等情况以动态分析病情,严格掌握输液速度及输液量,防止快速大量补液而造成肺水肿、心力衰竭等。了解药物药理作用及可能出现的不良反应。

4. 饮食　宜食高蛋白、高维生素、高热量易消化的食物,忌油腻、辛辣、刺激性的食物。

5. 沟通　与患者保持良好的沟通,了解患者的思想活动,减轻患者的恐惧及紧张,理解患者的痛苦,接受患者对疼痛的行为反应,指导患者减轻疼痛的方法。

【症状护理】

1. 严密观察生命体征的变化、加强基础护理　密切观察患者意识、面色、呼吸、血氧饱和度、血气、中心静脉压等指标变化。加强口腔护理、皮肤护理及会阴护理。患者咯血后及时漱口，每日口腔护理 2 次。

2. 加强呼吸道护理　采用复合序贯排痰法帮助患者排痰。复合序贯排痰方法是按顺序地进行雾化吸入、翻身叩背等方法将痰液引流至大气道后，鼓励患者自主咳嗽。

(1)患者早期有黑黄色黏痰，考虑外伤致肺泡内出血及化学物质吸入致肺毛细血管引起，护理中将患者置于平卧位头偏一侧，保持呼吸道通畅，及时清除口鼻分泌物，必要时用吸痰器吸痰。

(2)患者意识清醒后痰液在咽喉部无力咳出时，护士在征得患者同意后，用示指刺激患者胸骨上窝，引起咳嗽反射。

(3)叩击震动排痰法：两名护士协助患者侧卧位，手指并拢，微微弯曲，呈空心状，用手腕的力量叩击患者背部，由外向内，由下向上。按气管汇集走行方向由边缘至肺门反复进行叩击。

(4)呼吸排痰法：患者逐渐能配合，护士教会其深吸气，在呼气的同时用力咳嗽，促进痰液排出。

3. 合并血气胸者的护理　行胸腔闭式引流术，按胸腔闭式引流护理常规护理。

4. 肺功能不全者的护理　行呼吸机辅助呼吸，按呼吸机护理常规护理。

5. 预防感染　严格遵守无菌技术操作原则，防止感染，如出现感染征兆及时通知医师，并遵医嘱合理应用抗生素。

【并发症护理】

1. 胸腔感染　为术后常见的并发症，密切观察体温变化，鼓励患者深呼吸及有效咳嗽，保持胸腔闭式引流管通畅，如有异常及时通知医师，并遵医嘱合理应用抗生素。

2. **呼吸衰竭** 保持呼吸道的通畅,使用呼吸机辅助呼吸;复查动脉血气。

3. **猝死** 大量的气体进入脑动脉和冠状动脉,可立即造成死亡。做好病情观察,注意患者神志的变化,做好抢救准备。

【心理护理】

由于患者病情危重,护士应加强与患者沟通,做好心理护理,减轻患者的紧张、恐惧等心理,关心、体贴患者,帮助患者树立信心、配合治疗。

【健康指导】

1. 注意安全,防止意外事故的发生。

2. 多进食高蛋白、高维生素、富含营养的食物。

3. 出院后继续练习深呼吸及有效的咳嗽,以增强肺功能。

4. 锻炼应早期进行并循序渐进。恢复期胸部出现轻微不适或疼痛,不影响患侧肩关节功能锻炼。出院1个月内避免剧烈运动,并注意劳逸结合。

5. 出院后如出现高热、胸闷、气促等不适,及时就诊。

六、气管、支气管损伤的护理

气管、支气管损伤多发生于严重的胸部撞击伤或挤压伤,如车祸,也有部分由刀砍、刺伤或子弹、弹片穿透所致。

【一般护理】

1. **环境** 有条件的患者应置于抢救室或 ICU,保持病房清洁、空气清新、温湿度适宜。给予床旁监测,密切观察病情的变化。

2. **体位** 合并休克者应取平卧位。血压平稳者应取半卧位,有利于呼吸及引流。

3. **氧气** 给予氧气吸入,根据患者的血氧浓度,遵医嘱采取不同给氧方式和氧流量。

4. **饮食** 易消化的食物,禁忌油腻、辛辣、刺激性的食物。

5. 观察病情　密切观察患者的生命体征并做好护理记录,观察呼吸频率、幅度及节律,双肺呼吸音;有无气促、发绀等缺氧征象以及动脉血氧饱和度等情况,如果有异常及时通知医师予以处理。注意伤侧与健侧胸部呼吸活动度。

【症状护理】

1. 控制输液量及输液速度　根据病情,调整输液速度及输液量。如合并休克,一旦休克纠正应控制液体入量,防止快速大量补液而造成肺水肿、心力衰竭。

2. 加强呼吸道护理

(1)保持呼吸道的通畅,及时清除气管内的异物和呼吸道分泌物及血凝块,预防窒息,并遵医嘱给予氧气吸入。

(2)观察呼吸频率、幅度及节律,双肺呼吸音;有无气促、发绀等缺氧征象,以及动脉血氧饱和度等情况,如果有异常及时通知医师予以处理。

3. 咯血　按咯血的护理常规进行护理。

4. 气管切开的护理　气管切开是治疗气管、支气管损伤的基本有效措施。按气管切开的护理常规护理。

5. 胸腔闭式引流护理　按胸腔闭式引流护理常规护理。

6. 开胸探查术的护理　行开胸探查术者应加强术后病情观察,严密观察患者血压、脉搏、呼吸、体温及引流变化,若发现活动性出血的征象及时通知医师并协助处理。维持术后患者的呼吸功能并预防其发生感染、窒息等并发症。

7. 合并休克的护理　按休克护理常规执行。

8. 预防感染　严格遵守无菌技术操作原则,防止感染,如出现感染征兆及时通知医师,并遵医嘱合理应用抗生素。

【并发症护理】

胸腔感染为术后常见的并发症,密切观察体温变化及局部切口和全身情况;鼓励患者深呼吸及有效咳嗽,保持胸腔闭式引流管通畅,保持呼吸道通畅;遵医嘱合理应用抗生素。

支气管瘘也是术后常见的并发症,密切观察病情变化,如患者呼吸困难、气促、发绀加重,立即通知医师。

【心理护理】

由于患者病情危重,护士应加强与患者的沟通,对于气管切开不能说话的患者,可与患者写字沟通或与患者一起规定几个简单的手势,了解患者对疾病的认知程度,对手术的顾虑,做好心理护理,关心、体贴患者,了解并满足其适当的需要,帮助患者树立战胜疾病的信心。

【健康指导】

1. 注意安全,防止意外事故的发生。

2. 多进食高蛋白、高维生素、富含营养的食物。

3. 出院后继续练习深呼吸及有效的咳嗽,以增强肺功能。

4. 锻炼应早期进行并循序渐进。恢复期胸部出现轻微不适或疼痛,不影响患侧肩关节功能锻炼。出院1个月内避免剧烈运动,并注意劳逸结合。

5. 出院后如出现高热、胸闷、气促等不适,及时就诊。

第五节　腹部损伤

一、腹部损伤

腹部损伤(abdominal injury)是各种原因造成的腹壁伤口和(或)腹腔脏器的损伤。可分为闭合性损伤和开放性损伤两大类。腹部损伤常见于交通事故、空中坠落、工业劳动意外,以及打架斗殴中的刀伤、枪伤等。由于腹腔脏器多,因此腹部损伤常常伴有内脏损伤,易引起大出血和严重感染,发生休克和呼吸衰竭,死亡率较高。

【病因及发病机制】

1. 外伤史　腹部损伤可分为开放性和闭合性两大类。前者多由利器或火器,如刀刃、枪弹等致伤物穿破腹部皮肤进入各层组织所引起。后者指腹部遭受钝性打击后,体表无伤口,但出现腹壁或腹内脏器损伤,多由钝性暴力,如撞击、冲击、挤压、跌倒坠落、拳打脚踢等所致。

2. **内在因素**　除上述外伤史外,腹部损伤还受到腹部解剖特点、内部原有病理情况和功能状态等内在因素的影响。

【临床表现】

由于致伤原因、受伤器官、损伤严重程度不同,以及是否伴有合并伤等情况,腹部损伤的临床表现差异很大。

单纯腹壁损伤的症状和体征较轻,可表现为受伤部位疼痛、局限性腹壁肿胀和压痛,有时可见皮下瘀斑。如合并腹内脏器破裂或穿孔时,因受伤器官的不同而表现各异。

实质性脏器肝、脾、胰、肾或大血管损伤时,腹腔内(或腹膜后)将发生以出血为主的症状。患者面色苍白,脉搏加快、细弱、脉压变小,严重时血压不稳甚至休克;持续性腹痛,腹肌紧张及压痛、反跳痛。有严重腹壁挫伤时,损伤部位出现明显压痛及反跳痛;肝胰破裂时,腹痛和腹膜刺激征表现明显;肾部损伤时可出现血尿;肝、脾包膜下破裂时触诊可扪及腹部肿块。

空腔脏器如胃、十二指肠或上段空肠损伤时,立即引起剧烈疼痛,同时伴有恶心、呕吐,出现腹肌紧张、压痛、反跳痛等典型的腹膜炎表现。患者会出现典型的腹膜刺激征,其程度因空腔脏器内容物的不同而异。也可出现气腹征,肝浊音界缩小或消失。体征最明显处常是损伤所在的部位。

此外,胃、十二指肠损伤可有呕血,直肠损伤常出现鲜红色血便。实质性脏器和空腔脏器两类器官同时破裂,出血和腹膜炎两种临床表现可以同时出现。

【救治及护理】

根据患者的神志、面色、脉搏、血压、呼吸、肢体温度、皮肤色泽及活动,迅速判断伤情。建立静脉通道,保护重要器官,维持基本生命活动,为进一步救治赢得时间,提高生存质量。首先处理对生命威胁最大的损伤,剖腹探查术是治疗腹内脏器损伤的关键。

1. 救治要点

(1)现场急救

①保持呼吸道通畅:对有窒息、发绀的患者应迅速解开其衣领、腰带,取出口腔内活动性假牙、血块等异物,清理呼吸道分泌物,解除气道梗阻,并遵医嘱及时充分给氧。必要时给予气管插管、人工气囊辅助通气甚至气管切开。

②封闭伤口:控制明显的外出血,采用手指压迫、敷料包扎等方法迅速控制伤口大出血。若有腹腔内脏或组织脱出,应先用干净器皿覆盖保护后再包扎,勿在无任何准备的情况下强行还纳,以防止污染腹腔。实质性脏器损伤比空腔脏器损伤的处理更紧急,空腔脏器损伤应先处理污染严重者。

③积极抗休克:迅速建立 2 条以上静脉通道,快速补充血容量。增加有效血容量是抢救创伤性休克的重要措施。宜选用大血管留置静脉留置针,以便快速输入大量液体。

④患者转运:途中时刻注意伤者生命体征、意识的变化,做到迅速、平稳地转送。

(2)医院急救

①密切监测生命体征:用多功能监护仪持续监测心电图、呼吸、血压、血氧饱和度,留置导尿管,记录每小时尿量、输液量、呕吐量、胃肠减压量等,根据监测结果及时采取相应急救措施。每 30 分钟检查 1 次患者的腹部体征,观察腹膜刺激征的程度和范围变化情况。及时采集标本并送检,如血常规、尿液分析、肝功能、肾功能、电解质、微量元素等。协助完成 X 线检查、超声等再次评估伤情。

②做好术前准备:对有紧急手术指征的患者及时做好采血、配血、备皮、药物试验,必要时进行导尿,并遵医嘱给予术前用药等术前准备。

2. 护理措施

(1)病情观察:在非手术治疗阶段更重要。观察腹膜刺激征的程度、范围变化情况及患者意识状态,可判断病情的变化情况,及时发现患者的危险情况并迅速通知医师,协助其进行抢救。闭合性损伤患者,实质性脏器如肝脾破裂,有时为不完全性,仅有脏器中心破裂,而其包膜完整无损,伤后内出血情况不明显,然而一旦包膜破裂,就大量出血,立即出现休克症状。因此需严密观察患者的生命体征,每 30 分钟测量脉搏、血压 1 次,定时询问和检查腹部体征有无变化,详细记录于护理记录单上。

(2)一般护理

①环境:保持病房安静、舒适,患者应置于抢救室,给予心电、呼吸、血压监测。

②体位:绝对卧床,病情稳定者可取半卧位。禁止随意搬动,避免加重伤情。

③禁食、禁水、禁灌肠:绝对禁食、禁水、禁灌肠,防止肠内容物继续漏出,加重病情。待病情好转,肠功能恢复后,可拔除胃肠减压管,开始进流质饮食。

④吸氧:保持呼吸道通畅,遵医嘱给予吸氧。

⑤预防感染:腹部损伤后可遵医嘱合理应用广谱抗生素,预防腹腔内感染。

(3)症状护理

①体位:在病情稳定情况下,通常腹部有炎症患者,均应取半卧位,使患者上身与床沿成 30～40°,为防止下滑,膝下及足底部应垫一软枕垫。这样能避免炎性渗出液聚积膈下,而使炎性渗出液流至膀胱肠窝,因盆腔腹膜吸收能力差,可减轻中毒症状。

②腹腔引流护理:患者若有腹腔引流管,要注意观察并记录引流液的颜色、性状与量。妥善固定引流管。引流管若有阻塞现象,可用少量无菌生理盐水冲洗,必要时更换引流管。若内脏出血而置引流管者,术后 48h 内渗血逐渐减少,则可拔管。

③补充营养护理:补充足量的平衡盐溶液、电解质等,防止患者出现水、电解质及酸碱平衡失调,维持有效的循环血量。要有计划地按时按量完成,避免引起水电解质失衡和代谢紊乱。失血较多者,应补充血浆和新鲜血。危重患者、静脉注射困难者,可采取深静脉,如颈内静脉置管等。

④保持胃肠减压通畅:妥善固定胃肠减压管道,保持引流通畅并注意观察引流液的颜色、性质、量。留置胃肠减压 48~72h,如患者的肠蠕动恢复、肛门排气,可拔出胃管,按照不同病情供给饮食。通常拔除胃管后,先进流质饮食,后逐渐正常进食。

(4)并发症护理:预防受损器官再出血,禁止随意搬动患者,密切观察患者的生命体征、意识、循环功能等情况。预防腹腔脓肿的形成,注意观察患者体温变化,腹部体征,遵医嘱合理应用抗生素。预防肺部并发症,嘱患者做深呼吸,每日 2 次,每次 5~10min。协助患者拍背咳嗽,雾化吸入。做好口腔、皮肤及会阴护理,预防口腔、皮肤等并发症发生。鼓励患者早期下床活动,以减轻腹胀,促进肠蠕动,预防肠粘连。注意保暖,治疗或护理患者时,只暴露必要部位。

(5)心理护理:严重的腹部损伤,可出现多个重要脏器损伤,病情危重,可导致失血性休克,严重者危及生命。护士应加强与患者的沟通,了解患者对疾病的认知程度,向他们详细讲解有关疾病及手术的相关知识,解除对手术的顾虑。做好心理护理,关心、体贴患者,了解并满足其适当的需要,帮助患者树立战胜疾病的信心。

【健康指导】

1. 合理调整饮食,多食营养丰富、易消化食物。保持大便通畅,预防便秘。

2.1~3 个月内不应参加重体力劳动。

3. 肝破裂和脾破裂术后出院 3~6 个月后复查。出院后若有腹胀、腹痛等不适,应及时就诊。

二、胃、十二指肠溃疡急性穿孔

胃、十二指肠溃疡急性穿孔(acute perforation of gastroduo-denal ulcer),是胃、十二指肠溃疡最严重的并发症。十二指肠溃疡穿孔部位多数位于十二指肠球部前壁小弯侧,胃溃疡穿孔部分多发生于近幽门的胃前壁,偏胃小弯。表现为骤起上腹部刀割样剧痛,迅速波及全腹,以上腹部为重。患者疼痛难忍,严重者可出现面色苍白、出冷汗、脉搏细速、血压下降、四肢厥冷等,常伴有恶心、呕吐等症状。发病急,变化快,病情危重,需要紧急处理,诊治不当可危及生命。

【病因及病理生理】

1. 病因

(1)精神状态:心理长期处于压力过大的状态,可使溃疡病恶化而发生穿孔。

(2)压力增加:可因胃内压力突然增加,引起胃壁薄弱处穿破。

(3)药物作用:长期服用阿司匹林、水杨酸等非甾体类抗炎药或激素,均可破坏黏膜屏障,可引起溃疡病急性发作并发展至穿孔。

(4)失眠、劳累:可增加迷走神经的紧张度,从而使溃疡病恶化。

(5)吸烟与饮酒:可直接刺激胃黏膜,酒精可降低黏膜胃酸侵蚀的抵抗力,加速穿孔的发生。

2. 病理生理　溃疡穿孔是活动期胃十二指肠溃疡向深部侵蚀、穿破浆膜的结果。其炎症的范围与程度取决于穿孔的大小。急性穿孔,起初是由于胃与十二指肠内容物引起的化学性腹膜炎。通常经 8~12h 后转变为细菌性腹膜炎。如果注入腹腔的内容物完全无菌,则 24h 后腹腔渗出液培养可为阴性。腹膜炎发生后,注入腹腔的内容物愈多、刺激性愈强、时间愈长,则腹腔内渗液愈多,炎症愈明显,并发肠麻痹愈严重。病情严重者,可出现休克。慢性穿孔是在胃与十二指肠内容物未穿破之前,周围已经愈合。

【病情评估】

1. 病史　多有长期溃疡病史和近期加重史。因饮食不当、情绪变化、疲劳等诱发。

2. 临床表现

(1)症状:突发上腹刀割样疼痛,迅速蔓延全腹,以上腹为重。伴出冷汗、恶心、呕吐、面色苍白、脉搏快、甚至血压下降等表现。

(2)体征:急性病容,痛苦表情,腹肌强烈收缩呈舟状,蜷曲位,不愿移动,腹式呼吸减弱或消失,全腹有明显压痛、反跳痛和肌紧张,腹肌强直呈板样,肝浊音界缩小或消失,如腹腔渗液较多可叩出移动性浊音,听诊闻及肠鸣音减弱或消失。

3. 辅助检查

(1)血象检查可见白细胞计数增加,血清淀粉酶轻度升高。

(2)诊断性腹腔穿刺抽出含胆汁或食物残渣的液体时,可做出诊断。

(3)X线检查多数患者腹部可见膈下半月形的游离气体影。

(4)超声检查可在肝前缘与腹壁间的肝前间隙显示气体强回声,其后方常伴有多重反射。坐位检查,通过肝可以在膈肌顶部与肝之间显示气体回声。

【救治及护理】

1. 救治要点　主要是通过胃肠减压,抗生素控制感染,待溃疡穿孔自行闭合,腹腔渗液自行吸收。

(1)非手术治疗

①持续胃肠减压:保持引流通畅和有效负压,减少内容物持续外漏。

②补液和营养支持:维持水、电解质及酸碱平衡,给予营养支持。

③控制感染:全身应用抗生素。

④观察病情:病情加重,及时报告医师,做好术前准备。

(2)手术治疗

①术前准备:配血、皮肤准备、抗生素过敏试验,术前宣教和心理护理,遵医嘱准备手术用药及物品。

②准备术后床单位:铺麻醉床,备负压吸引、吸氧用物、监护仪等。

2.护理措施

(1)一般护理

①环境:将患者安置在抢救室或 ICU,保持病房安静、舒适,避免过多家属探视,保证患者充分休息。

②体位:协助患者保持舒适卧位,非休克患者取半卧位,以利漏出的消化液积聚于盆腔最低位,同时有助于减轻腹壁张力,减轻疼痛。休克者应将其置于休克卧位。

③给予吸氧:根据患者的血氧浓度,遵医嘱采取不同方式和流量,同时保持呼吸道通畅。

(2)症状护理

①病情观察:严密观察患者的生命体征,特别是血压及心率的变化。同时观察神志、呼吸、体温、面色并详细记录,患者出现发热、脉搏加快说明腹腔感染加重。密切观察患者腹痛的部位、性质、程度和伴随症状有无变化,患者既往有溃疡病病史,突然出现上腹部剧痛,呈刀割样或烧灼样,很快遍及全腹,腹部体征舟状腹,腹肌呈板状强直,及时报告医师,给予及时处理。

②禁食、胃肠减压:绝对禁食,持续给胃肠减压以减少胃内的积气、积液,维持胃处于空虚状态,减轻腹胀。注意观察和记录引流液的颜色、量、性质。引流管要妥善固定。观察胃管是否通畅,避免牵拉、受压、折叠,如引流液黏稠时经常挤捏管壁,胃管内有凝血块或食物堵塞时及时用注射器抽出,生理盐水 $10\sim20ml$ 反复冲洗胃管致其通畅,保持引流通畅和有效负压。通常术后引流

量不超过 50ml/h,呈淡红色,术后 3～5 日腹腔引流液低于 10ml/d 可拔除引流管。

(3)并发症护理

①术后胃出血:手术后 24h 内从胃管内流出少量暗红或咖啡色胃液,属于术后正常现象,但短时间从胃管引流出大量鲜血,甚至呕血、黑便,需警惕术后胃出血发生。术后 3h 内每 30 分钟测血压、脉搏一次,同时观察呼吸、神志、肤色、尿量、切口渗液情况,加强对胃肠减压引流液量和色的观察。术后胃出血应禁食,遵医嘱应用止血药物、输新鲜血。如出血量大于 500ml/h,应立即通知医师再次手术止血。

②十二指肠残端破裂:发生在术后 3～6 日,表现为右上腹突发剧痛和局部明显压痛、腹肌紧张,出现发热,白细胞计数增加等症状,需立即手术治疗,术后需持续负压吸引,积极纠正水、电解质紊乱和酸碱失衡,全身应用抗生素并提供营养支持。

③胃肠吻合口破裂或瘘:发生在术后 5～7 日,多出现发热、脉搏快等全身中毒症状,局部脓肿、腹膜炎,甚至形成外瘘。可行禁食、胃肠减压、局部引流、合理应用抗生素和营养支持治疗。经久不闭合或引起严重腹膜炎时,需再次手术治疗。

④术后梗阻:症状是腹部剧烈疼痛或饱胀,大量呕吐,不能进食。护理包括禁食、胃肠减压,静脉补充营养,纠正低蛋白,维持水电解质和酸碱平衡。

⑤倾倒综合征:表现为术后早期进甜流质饮食 10～20min后,出现剑突下不适、心悸、乏力、出汗、头晕、恶心、呕吐,甚至虚脱,常伴肠鸣及腹泻。术后早期告诫患者少量多餐,避免过甜、过咸、过浓流质食物,宜进食低碳化合物、高蛋白饮食,餐后平卧10～20min,餐时限制饮水。

(4)心理护理:胃十二指肠溃疡急性穿孔患者发病突然,腹痛剧烈,易产生紧张、焦虑、恐惧的心理。医护人员要理解、体贴、关心、安慰、鼓励患者,了解患者的认知水平和心理状态,向患者及其家属讲解手术的必要性和手术方式,讲解手术效果及同种疾病的治愈情况,解答患者的各种疑问,解除患者的顾虑,以取得配合。

【健康指导】

1. 向患者及家属讲解有关胃十二指肠溃疡的知识,使之能更好地配合术后长期治疗和自我护理。

2. 指导患者自我调节情绪,强调保持乐观的重要性和方法。

3. 劝导患者避免工作过于劳累,不熬夜,注意劳逸结合。

4. 吸烟、喝酒有损胃黏膜和健康,劝告患者戒烟酒。

5. 与患者讨论并计划其治疗性饮食。饮食宜少量多餐、进食高蛋白、低脂饮食、定时定量,少食盐腌和烟熏食品,避免过冷、过热、过辣及油煎、油炸食物。

6. 指导患者药物的服用时间、方式、剂量,说明药物不良反应。避免服用对胃黏膜有损害性的药物,如阿司匹林、吲哚美辛、糖皮质激素等。

7. 定期门诊随访,如果有不适及时就诊。

三、急性肠梗阻

肠腔内容物由于各种原因出现急性通过障碍称为急性肠梗阻,是一种常见的急腹症。肠管发生梗阻后可引起一系列局部与全身的病理变化。临床症状以腹痛、呕吐、腹胀与停止排便、排气为主要表现。根据梗阻发生原因、所在部位、肠壁有无血运障碍、病变程度与进程的不同,痛、吐、胀、闭四大症状的表现也不同。急性肠梗阻病因复杂,病情多变,发展迅速,处理不当可造成严重后果。

【病因及发病机制】

1. 病因

(1)机械性肠梗阻:机械性肠梗阻是各种原因导致的肠腔缩窄、肠内容物通过障碍。包括肠腔堵塞、肠管外受压和肠壁病变三种。其常见的病因有如下三种。

①肠外原因:粘连与粘连带压迫。粘连可引起肠折叠扭转而造成梗阻。先天性粘连带压迫多见于小儿;腹部手术或腹腔内炎症产生的粘连是成人肠梗阻最常见的原因;嵌顿性外疝或内疝、肠扭转,常由于粘连、肠外肿瘤或腹块压迫所致。

②肠管本身的原因:先天性狭窄和闭孔畸形;炎症、肿瘤吻合手术及其他因素所致的狭窄;肠套叠在成人较少见,多因息肉或其他肠管病变引起。

③肠腔内原因:目前成团蛔虫异物或粪块等引起的肠梗阻已不常见。

(2)动力性肠梗阻:动力性肠梗阻是神经反射或毒素刺激引起肠壁肌肉功能紊乱,使肠蠕动消失或肠管痉挛。常见的病因有如下两种。

①麻痹性:腹部大手术后腹膜炎、腹部外伤、腹膜后出血、某些药物肺炎、脓胸脓毒血症、低钾血症,或其他全身性代谢紊乱均可并发麻痹性肠梗阻。

②痉挛性:肠道炎症及神经系统功能紊乱均可引起肠管暂时性痉挛。

(3)血管性肠梗阻:血管性肠梗阻是由于肠管血运障碍,引起肠失去蠕动能力,肠内容物停止运行。常见的病因:一是肠系膜动脉栓塞或动脉内血栓形成;二是肠系膜静脉内血栓形成。

2. 病理生理

(1)局部:疾病发展的基本过程包括梗阻以上肠管蠕动增强,肠腔内积气、积液,肠腔扩张,肠壁充血水肿,血供受阻时则坏死穿孔。

(2)全身

①水、电解质、酸碱平衡失调;高位肠梗阻可能出现脱水、代谢性碱中毒;低位肠梗阻则可引起代谢性酸中毒、肌无力、心律失常。

②细菌繁殖和毒素吸收可引起全身性感染或中毒。

③肠腔大量积气、积液引起腹内压升高,膈肌上抬,影响肺部的通气和换气功能;同时,腹内压增高阻碍了下腔静脉回流,导致呼吸和循环功能障碍。

【临床表现】

1. 腹痛　临床表现为阵发性剧烈绞痛。疼痛发作时,患者可自觉腹内有"气块"窜动,并受阻于某一部位。进展为绞窄性肠梗阻后,表现为持续性剧烈腹痛。麻痹性肠梗阻则可出现全腹持续性胀痛或不适。

2. 呕吐　早期为反射性呕吐,呕吐物为食物或胃液。高位小肠梗阻,呕吐较频繁,呕吐大量胃液、十二指肠液和胆汁。低位小肠梗阻,出现较迟且少,呕吐物为带粪臭的粪样物。绞窄性梗阻,呕吐物可呈血性或咖啡色。

3. 腹胀　腹胀程度与梗阻部位有关。高位肠梗阻时腹胀较轻,低位梗阻则表现为全腹膨胀。麻痹性肠梗阻时则表现为均匀性全腹胀。肠扭转时多不均匀。

4. 停止排便、排气　完全性肠梗阻发生后,患者多不再排便、排气。在早期由于肠蠕动增加,梗阻以下部位残留的气体和粪便仍可排出。所以早期少量的排气、排便不能排除肠梗阻的诊断。绞窄性肠梗阻则可能排黏液样血便。

【救治及护理】

1. 救治要点

(1)非手术治疗:遵医嘱补液、抗感染、解痉止痛、胃肠外营养支持等。

(2)手术治疗

①术前准备:配血、备皮,执行术前用药,遵医嘱准备手术用药及物品。

②准备术后床单位:铺麻醉床,备负压吸引、吸氧用物、监护仪等。

③术后护理:按专科疾病护理常规做好术后护理,预防肺炎、腹腔感染及肠瘘等并发症。

2．护理措施

(1)一般护理

①环境:患者应置于抢救室或 ICU,保持病房清洁、空气清新、温湿度适宜。给予床旁监测,密切观察病情的变化。

②体位:取低半卧位,减轻腹肌紧张,有利于患者呼吸。

③饮食:肠梗阻患者应禁食,并给予胃肠外营养。如梗阻缓解,患者排气、排便,腹痛、腹胀消失后可进流质饮食,忌易产气的甜食和牛奶等。

④胃肠减压:是治疗肠梗阻的重要措施之一,胃肠减压期间注意观察和记录引流液的颜色、性状和量,如发现有血性液,应考虑绞窄性肠梗阻的可能。

⑤病情观察:监测意识、生命体征及尿量。观察腹痛的部位、性质、程度,如疼痛加重、间歇时间短、肠鸣音亢进、疼痛范围扩大,则有发生绞窄性肠梗阻的可能,应及时报告医师处理,并做好术前准备。低位性肠梗阻患者腹胀较明显,注意观察有无缺氧,必要时给予吸氧。餐后急性梗阻的患者,须选择大管径的胃管,适当剪侧孔,以达到有效胃肠减压。监测胃肠减压情况,保持引流通畅和有效负压,观察引流液的颜色、性状及引流量。注意有无尿少、皮肤弹性差、口干等脱水症状。

(2)症状护理

①缓解疼痛:在确定无肠绞窄或肠麻痹后,可遵医嘱应用阿托品类抗胆碱药物,以解除胃肠道平滑肌的痉挛,抑制胃肠道液体的分泌。不可随意应用吗啡类镇痛药。

②呕吐的护理:呕吐时应坐起或头侧向一边,及时清除口腔内呕吐物;观察记录呕吐物的颜色、性状和量。呕吐后给予漱口,保持口腔清洁。

③记录出入液量:准确记录输入的液体量,同时记录胃肠引流管

的引流量、呕吐及排泄的量、尿量,并估计出汗及呼吸的排出量等。

④缓解腹胀:除行胃肠减压外,如果是不完全性、痉挛性或单纯蛔虫所致的肠梗阻,可热敷或按摩腹部,针灸双侧足三里穴;如无绞窄性肠梗阻,也可从胃管注入液状石蜡,每次20～30ml,可促进肠蠕动。

⑤纠正水电解质紊乱和酸碱平衡失调:基本溶液为葡萄糖等渗盐水,重者尚须输注血浆或全血。输液所需的种类和量遵医嘱根据呕吐情况、胃肠减压量、缺水特征、尿量,并结合血清钠、钾、氯和血气分析结果而定。

⑥防止感染和毒血症:遵医嘱合理应用抗生素可以防止细菌感染,减少毒素产生。

(3)并发症护理

①感染:感染绞窄性肠梗阻术后常规应用抗生素。严格无菌操作,注意监测患者生命体征及切口情况。如果患者出现腹部胀痛、持续发热、血白细胞计数增高,腹壁切口红肿,腹腔引流管或引流管周围流出较多带有粪臭味的液体时,应警惕腹腔内或切口感染及肠瘘。遵医嘱行全身营养支持及抗感染治疗。

②切口裂开:切口裂开通常发生于术后7d左右,故对年老体弱、营养不良、低蛋白血症及缝合时发现腹壁张力过高的患者,手术时采用减张缝合,术后腹带加压包扎,及时处理咳嗽、腹胀、排便困难等引起腹压增高的因素,预防切口感染。

③粘连性肠梗阻:鼓励并协助患者早期活动,如病情平稳,术后24h即可开始床上活动,争取尽早下床活动,以促进机体和胃肠道功能的恢复,防止肠粘连。

(4)心理护理:急性肠梗阻患者发病突然,腹痛剧烈,易产生紧张、焦虑、恐惧的心理。医护人员要理解、体贴、关心、安慰、鼓励患者,尽量满足患者的适当要求。了解患者的认知水平和心理状态,向患者及其家属讲解相关知识,解答患者的各种疑问,尽量减轻患者的疼痛不适,以取得配合。

【健康指导】

1. 出院后注意饮食调节,勿暴饮暴食。少食刺激性强的食物,应进食高蛋白、高维生素、易消化吸收的食物。饭后忌剧烈活动。

2. 注意保持大便通畅,避免用力排便。

3. 指导患者自我监测,如出现腹痛、腹胀等不适症状及时就医。

四、重型急性胆管炎

重型急性胆管炎又称急性梗阻性化脓性胆管炎(acute obstructive suppurative cholangitis,AOSC)是胆道感染疾病中的严重类型。AOSC 是在胆道梗阻的基础上,并发胆道系统的急性化脓性细菌感染,机械性梗阻常见因素以胆管结石,其次为胆道蛔虫、肝胆管结石、胆管狭窄等。

【病因及发病机制】

常见原因包括原发性胆管结石和肝内胆管结石,其次为胆道狭窄和胆道蛔虫,胆管肿瘤亦可。胆道发生梗阻时,胆盐不能进入肠道,易造成细菌移位致急性化脓性炎症。

【病情评估】

1. 病史　多有胆道感染或胆道手术史。

2. 临床表现

(1)约50%患者出现烦躁不安,神志淡漠,嗜睡,神志不清,昏睡或昏迷。

(2)起病急,有夏科三联征(腹痛、寒战和高热、黄疸),伴恶心、呕吐等消化道症状。

(3)体温高热或不升;脉搏快(120/min 以上);血压下降;神志改变,呈休克状态。

(4)右上腹肌紧张、压痛、肝大、胆囊大,触痛,肠胀气明显。

3. 辅助检查

(1)白细胞高达 $20 \times 10^9/L$ 以上,核左移,血清胆红素升高,代谢性酸中毒。

(2)血细菌培养呈阳性。

(3)超声检查示胆囊、肝增大,胆管扩张,内有蛔虫。

(4)CT 或 MRI 显示胆管内有结石或蛔虫影。

【救治及护理】

1. 救治要点

(1)支持疗法,迅速扩充血容量,恢复有效循环血量。纠正水电解质紊乱及酸中毒,补充维生素 K 和维生素 C。

(2)解痉止痛。

(3)联合应用抗生素。

(4)抗休克。

(5)保护肝、肾功能。

(6)减低胆管压力,行经鼻胆管置管引流。

(7)手术治疗,掌握手术时机,以挽救患者。

2. 护理措施

(1)一般护理

①环境:患者应置于抢救室或 ICU,保持病房清洁、空气清新、温湿度适宜。给予床旁监测,密切观察病情的变化。

②体位:指导患者卧床休息,血压平稳给予半卧位。

③建立两条静脉通路:遵医嘱输血补液抗休克治疗。

④病情观察:观察意识、生命体征、腹部体征及皮肤黏膜情况。监测呼吸功能,维持有效气体交换。监测血常规、电解质、血气分析等结果。准确记录出入量,必要时监测中心静脉压及每小时尿量。

(2)症状护理:AOSC 发病急骤,多数患者就诊时间较晚,来院时往往病情复杂而危重。患者为突发性剑突下或右上腹胀痛或绞痛、寒战、高热,体温持续升高 $39 \sim 40℃$,呈弛张热,脉搏细弱,可有恶心、呕吐、多数患者出现黄疸等。在尚未出现黄疸之前已出现神志淡漠,昏迷症状,甚至短期内发生感染休克。

①抗休克:严密观察生命体征的变化,快速建立静脉输液通道,遵医嘱进行补液扩容,迅速恢复有效循环血量。纠正休克及水电解质和酸碱平衡紊乱,监测电解质、酸碱平衡情况,确定补液的种类和量,合理安排补液的顺序和速度。做好交叉配血准备。留置尿管并观察每小时尿量。可遵医嘱应用血管活性药物。

②腹痛:根据患者为突发性剑突下或右上腹胀痛或绞痛,按医嘱给予解痉、镇静、镇痛药物。禁用吗啡,防止引起 Oddi 括约肌痉挛。

③寒战、高热、黄疸:高热时给予物理降温、药物降温,降温同时注意保暖,以免加重寒战。遵医嘱合理应用足量有效的抗生素,以控制感染。黄疸用清水清洗或炉甘石洗剂擦拭局部可稍微止痒。

④恶心、呕吐:患者禁食。留置胃管持续胃肠减压减轻腹胀以防误吸,观察引流液的色、性状,记录液体量。

⑤观察和护理:妥善固定各个引流管,尤其 T 型引流管,以防滑脱;每日更换各种引流袋,严格无菌操作,管袋接口部位用碘酒、乙醇消毒;观察引流管的通畅情况及引流液的色、性状,记录液体量。

(3)并发症护理

①出血护理:术后早期出血,多由止血不彻底,或结扎线脱落所致。术后应严密观察患者的生命体征变化,如果患者血压下降、脉搏细弱、面色苍白等症状,或者出血量每小时大于 100ml,及时报告医师,立即配合抢救。

②胆漏护理:注意观察腹腔引流情况,如果患者切口处有黄绿色液体引出,每小时 50ml 以上,应及时报告医师给予处理。长期大量胆漏者,遵医嘱及时补充水、电解质,维持体内水、电解质及酸碱平衡。能进食的患者,给予高蛋白、高糖类、高维生素、低

脂肪饮食。

(4)心理护理:医护人员要理解、体贴、关心、安慰、鼓励患者,尽量满足患者的适当要求。了解患者的认知水平和心理状态,向患者及其家属讲解相关知识,解答患者的各种疑问,尽量减轻患者的疼痛不适,以取得配合。

【健康指导】

1. 尽早发现胆囊炎、胆结石,积极治疗胆道感染。

2. 注意饮食调节,进食高热量、高蛋白、高维生素、低脂肪饮食,宜少食多餐,每餐不宜吃得过饱。

3. 带引流管出院的患者,注意日常穿着宽松的衣服,防止管道受压;洗澡时,可用塑料薄膜覆盖引流管,以防感染;避免牵拉管道致其脱出。

4. 定期复查,若再次出现腹痛、黄疸、发冷发热等情况,应立即到医院就诊。

五、肾损伤

肾脏位于肾窝,受到周围组织和脏器的良好保护,不易受到损伤。肾损伤(injury of kidney)常是胸、腹、腰或骨盆严重多发性损伤的一部分,分为开放性损伤和闭合性损伤,肾本身病变也可造成严重的自发性破裂。前者多因刀刃、弹片等锐器所致,病情多复杂严重;后者临床更多见,其中上腹部或腰背部受到外力撞击或挤压是肾损伤最常见原因。

【病因及发病机制】

1. 直接暴力　肾区受到直接打击,患者可能会跌倒在坚硬的物体上,或被挤压于两个外来暴力的中间。如撞击、跌倒、肋骨骨折等。

2. 间接暴力　间接暴力包括对冲击伤、突然暴力扭转等,如人自高处跌落,双足或臀部着地,由于剧烈的震动而伤及肾脏。

3. 穿刺伤　常为贯通伤,可损伤全肾或其一部分,通常伴发腹腔、胸腔等其他内脏损伤。

4. 自发破裂肾　肾脏无明显外来暴力而自发破裂,这类"自发性"的肾破裂常由肾脏已有病变引起,如肾盂积水、肿瘤、结石和慢性炎症等。

【病情评估】

1. 病史　上腹部或腰背部外伤史。

2. 临床表现

(1)疼痛:肾包膜下血肿、出血、尿外渗等可引起患侧腰、腹部疼痛,也可引起腹膜刺激征等。

(2)血尿:绝大多数的患者都有此症状。血尿量的多少与肾脏损伤的程度和范围并不一致,如肾蒂断裂、肾动脉血栓形成等可只有轻微血尿或无血尿。血尿大多在损伤后立刻出现,但亦可在损伤初期血尿停止后2～3周内再度出现继发性血尿。

局部肿块、尿液外渗等使伤侧腰部或腹部包块,导致明显的触痛和肌紧张。严重肾裂伤、肾蒂断裂或合并其他脏器损伤时,因严重出血可导致失血性休克。

3. 辅助检查

(1)实验室检查:尿常规可见大量红细胞。血红蛋白与血细胞比容持续降低提示有活动性出血。

(2)影像学检查:腹部X线片可见下位肋骨或腰椎横突骨折,肾区阴影增大。CT检查可了解肾脏的形态,损伤的部位和程度,肾周围血肿及尿外渗的范围,对侧肾及其他脏器等情况。静脉肾盂造影可见肾脏形态增大,肾盂、肾盏充盈缺损,肾脏不显影或造影剂外溢可明确肾脏损伤的情况。肾动脉造影可了解伤肾血运及有无肾动脉损伤或栓塞。

【救治及护理】

1. 救治要点

(1)防治休克:无论有无休克,入院时均应尽快建立输液通道,镇静止痛,绝对卧床休息。休克者需迅速抢救严密监测患者的生命体征,在抗休克的同时尽快进行必要的检查,确定伤情,并做好急诊手术探查的准备。

(2)非手术治疗:适用于肾挫伤、轻度撕裂伤或无其他脏器合并损伤的患者,包括绝对卧床休息、抗感染、补充血容量、合理应用止血、镇痛药物等。

(3)手术治疗

①手术指征:开放性肾脏创伤,尤其是枪伤或锐器伤;伴有腹腔脏器伤,或疑有腹腔内大出血或弥散性腹膜炎;经积极抗休克治疗生命体征仍未改善,提示大出血;尿路造影等客观检查提示有明显造影剂外溢,有较大肾实质破裂或肾盂损伤;肾动脉造影显示有肾动脉损伤或栓塞;非手术治疗过程中腰腹部肿块不断增大,肉眼血尿逐渐加重,血红蛋白和血细胞持续降低;明显肾周围感染;严重肾裂伤、肾破裂、肾盂破裂或肾蒂伤。

②手术方式:先控制肾蒂出血,清除肾周围血肿及尿外渗后再探查处理肾脏。a.肾脏裂伤修补术:肾脏裂伤范围较局限,整个肾脏血运无障碍者。b.肾脏部分切除术:肾的一极严重损伤,其余肾组织无损伤或虽有裂伤但可以修补者。c.肾血管修补或肾血管重建术:肾蒂血管撕裂、断裂、血栓形成者。d.肾切除术:肾脏严重碎裂伤、严重肾蒂伤血管无法修补或重建者;肾损伤后肾内血管血栓已广泛形成者;肾脏创伤后感染、坏死及继发性大出血者。注意在伤肾切除前,必须明确对侧肾脏功能良好,方可进行切除。

2. 护理措施

(1)一般护理

①环境:患者应置于抢救室或 ICU,病房空气清新、温湿度适宜。给予床旁监测,密切观察病情变化。

②休息:嘱其绝对卧床休息 2～4 周,即使血尿消失仍需继续卧床休息至预定时间。通常损伤后 4～6 周,肾挫裂伤才趋于愈合,过早下床或下床活动过多有可能出现再度出血。

③吸氧:严重肾损伤发生休克时,遵医嘱采取不同给氧方式和氧流量给予患者氧气吸入。

④建立静脉通道:遵医嘱及时输液,合理安排输液种类及速度,必要时输血,以维持有效循环血量,维持水电解质及血容量的平衡。

⑤病情观察:严密监测血压、脉搏、呼吸、神志并正确记录;每2～4h留取尿液于试管内,观察尿液的量、颜色、性状,若尿液颜色逐渐加深,提示出血加重;定时测量体温和血白细胞计数,判断有无继发感染;观察腰、腹部肿块的大小变化;观察疼痛的部位、程度、范围与性质变化。

(2)症状护理

①出血、血尿、渗血、渗尿:嘱患者绝对卧床休息;遵医嘱及时输液、输血,维持有效循环血量;严密观察血尿颜色深浅的变化、腰腹部肿块的大小及腹膜刺激征的轻重,动态检测血红蛋白和红细胞,如发现出血、血尿、渗血及渗尿情况,及时通知医师并协助处理。

②感染:保持手术切口清洁干燥,切口及引流管处敷料渗湿时应及时更换,严格遵守无菌技术操作;观察引流物的量、色、性状及气味,各引流管要定时挤压保持通畅;定时测量体温,若患者出现体温升高并伴有血白细胞计数升高,提示出现感染征象,遵医嘱给予物理或药物降温,并合理应用抗生素。

③疼痛:腰腹部疼痛明显者,可遵医嘱给予镇痛、镇静药,以减轻疼痛,避免躁动而加重出血。

(3)心理护理:主动关心、安慰患者和家属帮助其稳定情绪,针对产生焦虑、恐惧、情绪不稳定等心理反应的原因,正确引导和及时纠正异常的心理变化,减轻疾病的应激反应,以有效缓解其焦虑和恐惧。向患者和家属讲解疾病及手术相关知识及注意事项,鼓励其配合各项诊治与护理活动。

【健康指导】

1. 肾损伤非手术治疗患者出院后应保证伤后绝对卧床休息 2~4 周,防止继发出血。在此期间,患者应适时变换体位,并做好皮肤护理预防压疮的发生。

2. 非手术治疗、病情稳定后的患者,出院后 3 个月不宜从事体力劳动或竞技运动;行肾切除术后的患者须注意保护健肾。

3. 嘱患者进食高蛋白、高热量、高维生素饮食,如瘦肉、牛奶、水果、蔬菜等;饮水应适量,以免加重患者负担。

4. 不使用对肾功能有损害的药物,如氨基糖苷类抗生素。

5. 指导患者自我监测病情的方法,并定期复查。若发现异常情况,应及时就医。

第7章

环境及理化因素损伤

第一节 中 暑

中暑(heat illness)是在高温、湿度大及无风的环境下,机体体温调节中枢功能障碍、汗腺功能衰竭和水、电解质丧失过多,从而引起以心血管和(或)中枢神经系统功能紊乱为主要表现的一种急性热损伤性临床综合征,又称急性热致疾病。临床上,根据中暑的症状轻重、发病机制及临床表现将其分为先兆中暑、轻度中暑和重度中暑,其中重度中暑又可分为热痉挛、热衰竭和热射病。

【病因及发病机制】

1. 病因

(1)产热增加:在高温、湿度大或烈日暴晒等环境下,长时间从事强体力劳动或长时间运动强度较大,如田间劳作、体育运动等,机体产热大于散热,发生热蓄积,若没有及时进行防暑降温,极容易中暑。

(2)散热减少:温度高(>32℃)、湿度大(>60%)、辐射强、通风不良时,如果衣物覆盖过多、过紧,机体散热小于产热,造成热量蓄积。

(3)热适应能力下降:机体在热负荷增加时会产生应激反应,通过神经内分泌的各种反射调节来适应环境变化,以此维持正常的生命活动。老年人、产妇、糖尿病患者、心血管疾病患者、下丘脑病变者及久病卧床者等人群,其热适应能力下降,更容易发生代谢紊乱而造成中暑。

2. 发病机制　正常生理状态下,机体的产热、散热维持着动态平衡,体温得以保持相对稳定。当外界环境温度增高时,蒸发散热几乎是机体散热的唯一方式,一旦机体产热大于散热或散热受阻,散热绝对或相对不足,则会产生热蓄积,导致中暑,引起组织损害和器官功能障碍。

3. 病理生理

(1)排汗量急剧增加,血液中的钠离子和氯离子丢失过多,如果得不到及时补充则可能引起肌肉痉挛。

(2)体内水和盐大量丢失,血液浓缩,血容量不足,引起体内循环衰竭。

(3)体温调节功能失调,汗腺功能衰竭出现汗闭,导致热量蓄积而中暑。

【病情评估】

1. 病史　询问患者有无引起机体产热增加、散热减少或热适应不良的原因存在,如有无高温或露天作业史、未及时补充水分等。

2. 临床表现　根据临床表现、症状轻重可将中暑分为先兆中暑、轻度中暑、重度中暑。

(1)先兆中暑:在高温、通风不良的环境下工作一定时间后,出现出汗、口渴、头晕、头痛、胸闷、眼花、耳鸣、恶心、四肢无力、全身疲乏、体温正常或略有升高,不超过38℃。此时如果及时将患者转至阴凉通风处休息,补充水分和盐,短时间内即可恢复。

(2)轻度中暑:除上述表现加重外,体温升高到38℃以上,出现面色潮红、大量出汗、心悸、皮肤灼热等或面色苍白、全身皮肤湿冷、血压下降、脉率增快等周围循环衰竭的早期表现。此时如果得到及时有效的处理,常于3～4h内恢复。

(3)重度中暑:除具有轻度中暑症状外,还伴有高热、痉挛、晕厥和昏迷。在临床上还将重度中暑分为以下几种类型。

①热痉挛:又称中暑痉挛,多见于健康青壮年。大量出汗后,

盐分补充不足,使血液中钠、氯浓度降低而引起肌肉痉挛性、对称性、阵发性疼痛。以腓肠肌痉挛最为多见,患者神志清楚,无明显体温升高。

②热衰竭:又称中暑衰竭。此型最常见,多见于抵抗力低、慢性疾病患者。多由大量出汗导致失水、失盐,血容量不足而引起周围循环衰竭。主要表现为多汗、疲乏无力、头痛、头晕、口渴、恶心、呕吐及皮肤苍白、出冷汗、脉搏细速、血压下降、昏厥或意识模糊等明显脱水征象,体温正常或轻度升高,无明显中枢神经系统损害表现。

③热射病:又称中暑高热。是一种致命性急症,多见于高温环境中老年、体弱者。典型表现为:高热、无汗、神志障碍,直肠温度超过 41℃,甚至高达 43℃。早期表现为头痛、头晕、全身乏力、多汗,继而体温迅速升高,出现皮肤干热发红,无汗、谵妄和昏迷,可有抽搐,脉搏加快,血压下降等表现。严重者可出现休克、心力衰竭、脑水肿、肺水肿、弥散性血管内凝血及肝、肾功能损害等严重并发症,甚至死亡。热射病是中暑最严重的类型。

临床上根据发病时患者所处状态和发病机制分为劳力型热射病和非劳力型热射病两种类型。劳力型热射病多见于健康青壮年,从事高温作业或剧烈体育运动,产热多于散热。由于头部直接受日光照射,头部温度较体温高,又称为日射病。非劳力型热射病,多见于老年人、儿童、有基础疾病者,特别是在高温环境下居住,或在拥挤和通风不良的城市居住的老年人,其体温调节中枢功能障碍引起散热减少、体温急剧增高,产生严重的生理和生化异常。

【救治及护理】

1. 救治要点

(1)现场急救

①脱离高温环境:迅速使患者脱离高温环境,转移到通风良好的阴凉处或安置于 20～25℃空调房间内,静卧休息,帮助患者

松开或脱去外衣,增加散热,以利于患者体温尽快恢复正常。

②迅速有效降温:轻者可反复用冷水擦拭全身,体温低于38℃时可暂停擦拭。可用扇子、电风扇或空调帮助降温,口服含盐清凉饮料或淡盐水。体温持续在38.5℃以上者,可服用水杨酸类解热药物。

通常先兆中暑和轻度中暑者经现场救护后均可恢复正常,但对疑为重度中暑或重度中暑者应立即转送医院。

(2)医院急救

①先兆轻症中暑:迅速使患者脱离高温环境,并将其转移至阴凉通风处,脱去衣服静卧,口服凉盐水或清凉含盐溶液。也可将其安置在 20～25℃的空调房间内。有虚脱者应静卧,静脉补给冰生理盐水、葡萄糖盐水和氯化钾及维生素 C。若体温持续在38.5℃以上,可服用解暑药。

②重症中暑:物理降温:将患者置于通风环境里,有条件者可安置在 20～25℃的空调室内。在患者头颈部、双侧腋下和腹股沟等大动脉处放置湿冷毛巾或冰袋,或将患者置于 25℃的水流中(除头部外),注意水温不可过低,禁忌用水冲洗心前区避免诱发心脏骤停;也可用 95％乙醇加等量冰水做全身皮肤擦浴。药物降温:地塞米松 10～20mg 静脉注射,能有助于降温,改善机体反应性;氯丙嗪 25～50mg 加入 500ml 的冰葡萄糖盐水中静脉滴注1～2h。输液速度应先稍慢,患者适应后可适当加快速度,观察血压变化,如收缩压<90mmHg 时,应减慢滴速或停药。支持疗法:纠正水、电解质平衡紊乱、防治重要器官功能衰竭,合理应用抗生素预防感染。

2. 护理措施

(1)病情观察:严密监测口温及肛温、脉搏、血压;注意意识、皮肤颜色、温度、湿度及末梢循环状况;注意瞳孔大小及对光反应的有无及灵敏程度;注意有无肌肉抽搐及病理反射等;检查心、肺脑、肾等重要脏器功能情况,及时发现并防治休克、DIC 及水、电解质失调等;同时观察与高热并存的其他症状,如出汗、恶心、呕吐、头晕头痛症状等。

(2)降温护理

①物理降温:将患者置于 20～25℃ 通风良好的房间,用 30%～50% 的酒精,或者 4℃ 左右的冰水(老人、新生儿、昏迷、休克、体弱或伴心血管疾病者禁用)、自来水、井水等进行全身擦浴,在降温过程中,用力按摩四肢皮肤,使皮肤血管扩张,加速血液循环,促进散热。在头、颈、腋下、腹股沟大动脉处放冰袋,放置位置准确,及时更换并防止出现冻伤。给予冷水擦浴时,刚开始时水温不要过凉,以防寒冷刺激导致血管收缩,使散热减慢,或引发寒战,产热增多。给昏迷、休克、心力衰竭的危重患者降温时,可采用电冰毯降温。昏迷患者还可采取头部冰槽或冰帽降温,迅速降低颅内高温,尽快恢复意识,注意及时放水和添加冰块。

②药物降温:药物降温应与物理降温同时进行。遵医嘱采用氯丙嗪 25～50mg 加入 300～500 ml 生理盐水(或 5% 葡萄糖生理盐水)内,1～2h 内静脉滴注。如果在 2～3 h 后体温无下降趋势或下降不明显,可按上述剂量重复给药,每日总量不能超过 5 mg/kg。必要时可再加异丙嗪或冬眠合剂等。

③观察体温:降温过程中注意肛温、血压、心率变化,并且每 5～10 分钟测量一次。如肛温降至 38℃ 左右时,应立即擦干身体,裹以布巾,收缩压降至 90mmHg 以下应停药,并向医师报告。

(3)症状护理

①在日射病患者头部置冰袋或冷水敷料。

②热痉挛患者可口服含盐清凉饮料,重者静脉输入 4℃5% 葡萄糖生理盐水 1000～2000 ml 或更多。开始时 2h 内每分钟 120 滴,以后改成每分钟 80 滴(有心肺疾病患者,应根据病情决定每分钟滴数),以补充钠、氯离子和水分,纠正出汗过多后血液浓缩导致的全身肌肉痉挛。也可静脉缓慢推注 10% 葡萄糖酸钙 10～20ml 或肌内注射地西泮等。

③对于周围循环衰竭者应输入血浆或血浆代用品(如右旋糖酐-70),或静脉输入生理盐水、葡萄糖溶液与氯化钾等以纠正体内水、电解质丧失过多引起的休克。低钠血症严重者可给予 3％高渗盐水 100 ml,必要时 2h 后重复 1 次。年老体弱的患者输液速度不宜过快(16～30/min)以防肺水肿。

④保持患者呼吸道通畅,危重者可行高压氧治疗。呼吸衰竭者应注射呼吸中枢兴奋药,如洛贝林、尼可刹米。做好气管插管或人工辅助呼吸的准备。

⑤脑水肿时,除降温外,还应快速静滴 20％甘露醇溶液、呋塞米等。

⑥抽搐者可用地西泮和氯丙嗪;抽搐频繁者,可以用 10％水合氯醛 15 ml 保留灌肠,异戊巴比妥 0.2～0.4g 溶于生理盐水中缓慢静脉滴注,必要时可使用人工呼吸机,以求改善症状。

⑦昏迷者应按时翻身、拍背、吸痰,预防肺部感染和压疮。

⑧重要脏器功能损伤者,使用保肝、保肾药物,早期使用皮质激素、极化液等。疑有肾衰竭、弥散性血管内凝血或继发感染时应该给予相应处理。

第二节　淹　溺

淹溺又称溺水,是人淹没于水或其他液体中,由于液体、污泥、杂草等物堵塞呼吸道或由于咽喉、气管受强烈刺激造成反射性喉痉挛,引起窒息、缺氧,严重者呼吸、心搏骤停甚至死亡。淹溺是意外死亡的常见原因之一。

【病因及发病机制】

1. 病因

(1)不会游泳者意外落水、潜水意外、车船交通事故、洪涝灾害或投水自杀。

(2)游泳时力气耗竭,或受冷水刺激发生肢体抽搐及肢体被植物缠绕造成浮力下降。

（3）跳水时头撞硬物发生颅脑外伤。

（4）入水前过量饮酒或使用过量镇静药物，或游泳时心脏、脑血管、癫痫及其他不利于游泳的疾病急性发作。

2. 分类　人淹没于水中，因为紧张、恐惧而本能地引起反应性屏气和挣扎，避免水进入呼吸道。由于缺氧，不能坚持屏气而被迫深呼吸，从而使大量水进入呼吸道和肺泡，阻滞气体交换，加重全身缺氧和二氧化碳潴留，引起严重缺氧、高碳酸血症及代谢性酸中毒。

（1）根据发生机制，可将淹溺分为干性淹溺和湿性淹溺。

①干性淹溺：约占淹溺者的 10%。因受到强烈刺激，引起喉头痉挛，造成窒息。呼吸道和肺泡几乎无水或杂物吸入。

②湿性淹溺：约占淹溺者的 90%。呼吸道和肺泡充满大量水分或杂物，使得气体交换受损，发生窒息，继而出现心跳、呼吸骤停。

（2）根据溺水后吸入的液体，可将淹溺分为淡水淹溺和海水淹溺。

①淡水淹溺：淡水因渗透压低而可由肺泡迅速进入血液循环造成血容量增多导致肺水肿，同时，低渗液体致使肺泡表面活性物质减少，阻碍气体交换，产生严重缺氧。可造成红细胞破坏，溶血，高钾血症和脏器的组织细胞水肿、功能不全。此外，高血钾可致心搏骤停，以及溶血所致的血红蛋白堵塞肾小管引起急性肾衰。

②海水淹溺：吸入高渗海水后水分自血管渗入肺泡致急性肺水肿和血液水分减少，引起血液浓缩。高渗血症可导致血容量不足，组织灌注不良。同时，海水中含有的钙盐、镁盐所致的高钙血症可导致心动过缓，传导阻滞，甚至心搏骤停；高镁血症则有中枢神经抑制及扩张血管、降低血压等作用。

【病情评估】

1. **病史**　详细了解淹溺发生的时间、地点和水源性质及现场施救情况。注意观察有无合并伤(如头部有无遭受硬物撞击、骨折等),以便及时诊治。

2. **临床表现**　从水中救出后患者出现暂时性窒息,但尚有大动脉搏动称为近乎淹溺,淹溺后窒息合并心脏停搏者称为溺死。前者临床表现个体差异大,与溺水的时间长短、吸入水量多少、吸入水的性质及器官损害范围有关。后者主要表现为神志丧失,呼吸停止及大动脉搏动消失,处于临床死亡状态。

(1)症状:近乎淹溺者可出现头痛或视觉障碍、剧烈咳嗽、胸痛、呼吸困难、咳粉红色泡沫样痰等症状。海水淹溺者口渴明显,最初数小时可伴有寒战、发热。

(2)体征:皮肤发绀,颜面青紫肿胀,眼球结膜充血,口鼻充满泡沫、泥沙、杂草等。近乎淹溺者常有精神状态,如烦躁不安、昏迷、肌张力增高及抽搐等;除此之外,还有呼吸浅快、不规则或停止;肺部布满湿啰音,偶有喘鸣音;脉搏细速或不能触及、心律失常、心音微弱或消失;腹部膨胀,四肢厥冷等。合并骨折或头、颈部损伤时有相应体征。

3. **辅助检查**

(1)血、尿检查:白细胞计数常有轻度增高,淡水淹溺者可有血渗透压降低、红细胞溶解、低钠、低氯、高钾血症。血和尿中检出游离血红蛋白。海水淹溺者血液浓缩,可有轻度高钠、高氯血症。重者出现 DIC 的实验室检测指标。

(2)动脉血气分析:患者有不同程度的低氧血症、高碳酸血症,约 75% 病例有明显混合型酸中毒。

(3)心电图检查:常表现为窦性心动过速、非特异性 ST 段和 T 波改变,病情严重时可有室性心律失常、完全性心脏传导阻滞。

(4)X 线检查:胸片常呈斑片状浸润,肺门阴影扩大并加深,肺间质纹理增粗,偶可呈现典型肺水肿征象。约 20% 病例胸片无异常发现。怀疑合并颈椎损伤、骨折等时,应进行 X 线检查。

【救治及护理】

1. 救治要点

(1)现场急救

①迅速将淹溺者救离水面,施救者应保持镇静,尽量脱去衣裤,尤其是鞋靴,迅速从淹溺者背后接近,以防止被淹溺者紧紧抱住;一手托其头或颈,将面部托出水面或抓住腋窝仰游,将其救上岸。

②保持呼吸道通畅:海水淹溺首先需要控水,大量海水存在于患者的呼吸道和肺泡,可造成肺组织伤害,应该迅速将其排出。膝顶法:急救者一腿跪地,另一腿屈膝,将淹溺者腹部置于急救者屈膝的大腿上,使头低位,随即用手平压背部使呼吸道和胃内的水倒出。肩顶法:急救者抱起淹溺者的腰、腹部顶在急救者肩上,使背部朝上,头部下垂,以倒出水。抱腹法:急救者从淹溺者背后,双手从其腋下穿过抱住其腰腹部,使背部在上,头胸部下垂,抖动淹溺者,以倒出水。注意事项:倒水时间控制在 1min 以内,以免延误心肺复苏等急救措施的进行;使淹溺者头胸部处于下垂位置,便于积水流出;谨防胃内容物吸入肺内。

对于干性淹溺来说,患者因声门闭锁没有吸入水,因此无须控水。对于湿性淹溺来说,绝大多数淹溺者属于低渗淹溺(淡水淹溺),这部分患者即使通过呼吸道吸入了大量水分,也已经进入血液循环,另外根据呼吸道体积的计算,如果灌满水分,大约 150ml,不需控水。

迅速清除口鼻腔中的污物、分泌物及其他异物;有义齿者取出义齿,将舌拉出。对牙关紧闭者,可先捏住两侧颊肌,继而再用力将口启开,解领口及内衣并松开腰带,保持呼吸道通畅。

③心肺复苏:对呼吸心搏骤停者清理呼吸道后应立即心肺复苏。

④迅速转送医院,搬运患者过程中注意有无头、颈部损伤或

其他严重创伤,怀疑有颈部损伤者要给予颈托保护。转运途中救护不中断。

(2)医院急救

①维持呼吸、循环功能:保持呼吸道通畅,清除口鼻内分泌物,给予高流量吸氧,根据情况行气管插管或气管切开。为呼吸、心搏骤停患者立即进行心肺复苏。患者心搏恢复后,往往会出现血压不稳定或低血压状态,注意有无低血容量,掌握输液的速度和量,必要时行中心静脉压监测,以指导输液治疗。

②防治低体温:冷水淹溺者及时复温对预后非常重要。可酌情采用体外或体内复温措施。被动复温:将患者置于温暖环境,换上干爽衣裤,覆盖保暖毯。主动复温:应用热水袋、热辐射等加热装置进行体外复温,有条件者可行体内复温法,如采用加温加湿给氧、加温静脉输液(43℃)等方法。复温速度要求稳定、安全,重度低温患者复温速度应加快。患者体温恢复到 30~32℃ 即可停止复温。

(3)对症治疗:纠正患者低血容量,对于淡水淹溺者,可使用2%~3%氯化钠溶液 500ml 静脉滴注,限制入水量;对于海水淹溺者,可用 5%葡萄糖溶液、右旋糖酐或血浆静脉滴注,严格控制氯化钠入量。应给予抗生素预防或治疗肺部感染。防止脑水肿,可使用大剂量皮质激素和脱水药。肺水肿的处理,在给患者吸氧时,将 20%~30%乙醇置于氧气湿化瓶内,以降低肺泡泡沫的表面张力,使泡沫破裂以改善换气功能。防治和及时治疗肾衰竭。

2. 护理措施

(1)并发症护理:加强对肺水肿、肺部感染、急性肾衰竭、脑水肿等并发症的护理。

①肺水肿:密切观察患者的生命体征,遵医嘱护理。

②肺部感染:溺水时,由于一些泥沙、杂草、呕吐物等吸入气管,极易发生肺炎、肺脓肿等。应早期遵医嘱合理使用抗生素静脉滴注;做好口腔护理;注意使患者卧于合适的体位,定期翻身叩

背协助排痰,清醒者鼓励其进行有效咳嗽、做深呼吸等。

③急性肾衰竭:详细记录 24h 液体出入量,注意观察尿液的量、性状、颜色,发现血红蛋白尿立即通知医师并配合处理,适当增加液体量,使尿量每小时不少于 30~50ml。

④脑水肿:密切观察患者的生命体征、意识状况和瞳孔变化,及早使用冰帽降温以使脑复苏。对患者采取复温措施时其头部不能增温。

(2)心理护理:溺水者清醒后常伴有恐惧、麻木、反应迟钝、淡漠等不同程度的精神症状,应关心、体贴患者,尤其对有意溺水者应注意保护其隐私,掌握其情绪和心理变化,进行心理辅导,提高其心理承受能力,从而配合医疗护理,尽快康复。

第三节 电 击 伤

电击伤又称触电,是一定量的电流或电能量(静电)通过人体引起全身或局部组织不同程度的损伤或器官功能障碍,重者可致呼吸、心搏骤停甚至死亡。高电压还可以引起电热灼伤。闪电(雷击)伤属于电击伤的一种。

【病因及发病机制】

1. 病因　电击伤常见的原因很多,多数是由于人们对于安全用电的知识掌握的不全面,盲目自行检修电线、电器,用湿手接触电器、在大树下躲避雷雨或是由于电器绝缘性能降低以及意外灾害事故所导致。

2. 发病机制　在接触电流时,人体作为导电体即成为电路中的一部分。电击通过产热和电化学作用引起人体器官生理功能障碍(如抽搐、心室颤动、呼吸中枢麻痹或呼吸停止等)和组织损伤。电击伤对人体造成的危害程度与接触电压的高低、电流强弱、电流类型等有密切关系。影响触电危害程度的因素包括以下几种。

(1)电流种类:同样电压下,交流电比直流电的危险性大 3～4倍。直流电使肌肉痉挛性收缩,迫使人体远离电源;交流电使肌肉强直、持续抽搐,能"牵引住"接触者,使其手不容易脱离,因此交流电危害更大。

(2)电流强度:通常通过人体的电流越强,造成的损害越重,危险也越大。

(3)电压高低:电压越高,流经人体的电流量越大,机体受到的损害就越严重。

(4)电阻大小:电压恒定时,电阻越小,通过的电流越大,造成的损伤越大。人体电阻依次增大的顺序为神经、血液、肌肉、内脏、皮肤、肌腱、脂肪、骨骼。电流在体内通常沿电阻小的组织前行,引起各组织损伤。

(5)电流接触时间:电流对人体的损害程度与接触电源的时间成正比。通电时间越长,机体造成的损伤越重。

(6)通电途径:电流通过人体的途径不同造成的伤害也不同。电流从上肢或头顶进入,通过心脏由下肢流出,或从一手流入另一手流出,可导致心室颤动;从一侧下肢进入,通过腹部从另一侧下肢流出,危害性较小。如果电流经过心脏、脑干、脊髓,则后果严重。

【病情评估】

1. **病史**　向触电者或陪护人员询问有无接触电史,了解触电时间、地点、电源情况等,利于指导治疗及护理。

2. **临床表现**

(1)局部表现:低压电损伤面小,通常不损伤内脏,伤口在电流进入点和流出点,烧伤皮肤呈焦黄或褐黑色,有时可见水疱,呈椭圆形或圆形,边缘规则整齐,分界清楚。高压电损伤面积不大,伤口深,可达肌肉、血管、神经和骨骼,有"口小底大、外浅内深"的特点。电流可造成血管壁变性坏死或血管栓塞,可引起组织变性坏死、出血。

（2）全身表现

①轻型：患者表现为精神紧张、惊恐、四肢软弱、全身乏力、痛性肌肉收缩、表情呆滞、面色苍白，对周围事物失去反应，通常很快能恢复。

②中型：头痛、头晕、呼吸浅快，心跳加速，可有短暂昏迷，意识不清，血压无明显改变。

③重型：神志清醒者有极度恐慌、心悸、呼吸心跳加快，可立即昏迷；严重者甚至发生呼吸、心跳停止，瞳孔散大，如不及时复苏，可发生死亡。

（3）并发症：可引起短期精神异常、心律失常、肢体瘫痪、继发性出血、永久性失明或耳聋、高血钾、酸中毒、急性肾功能衰竭等。

3. 辅助检查

（1）心电图：查看患者有无心室颤动。

（2）X线检查：检查患者有无骨折。

（3）肝、肾功能检查：检查患者肝肾功能是否有所损伤。

（4）血、尿常规检查：检查患者有无出现血红蛋白或肌红蛋白尿。

（5）血清肌酸磷酸激酶（CPK）检查：检查患者 CPK 可有增高。

【救治及护理】

1. 救治要点

（1）现场急救

①迅速脱离电源：根据触电现场情况，采用最安全、最迅速的办法脱离电源：拉开电源闸刀或拔除电源插头切断电源；应用绝缘物和干燥的木棒、竹竿等将电线挑开；用不导电物体如干燥的绳子、围巾或干衣服等拧成条状套在触电者身上将其拉开；如在野外或远离电源及存在电磁场效应的触电现场，不能接近触电者、不便将电线挑开时，可用干燥绝缘的木柄刀等物将电线斩断，中断电流，并妥善处理残端。注意：避免给触电者造成其他伤害。

急救者切勿直接接触触电患者，防止自身触电而影响抢救工作的进行。

②检查患者生命体征：神志清醒，呼吸心跳存在者，就地平卧休息 1～2h，严密观察，防止继发休克或心力衰竭。心跳、呼吸停止者立即心肺复苏。

③检查患者其他损伤：处理电击伤时，除保护好电灼烧创面，还应注意有无其他损伤。如触电后弹离电源或自高空跌下，常并发颅脑外伤、四肢和骨盆骨折等，应采取适当的安全措施予以保护，搬运过程中注意保护患者颈部、脊柱和骨折处。注意事项：现场抢救中，尽量不随意移动患者，转运途中抢救措施不中断。

（2）医院急救

①保持呼吸道通畅，监测生命体征，配合医师抢救，呼吸停止者立即气管插管，给予机械通气。

②维持有效循环及水、电解质平衡。给予进一步生命支持，低血容量性休克和组织严重电烧伤的患者，尽快建立静脉通路，根据医嘱迅速补液，补液量比同等面积烧伤者多，恢复循环血容量。心室颤动者应尽早行电除颤。监测心律失常、心肌损伤情况。

③脑水肿的防治。在心肺复苏的同时，注重脑复苏，应用脱水利尿药、冬眠低温疗法、激素治疗、能量合剂等减轻脑水肿，改善脑细胞代谢。创面处理局部电烧伤与烧伤创面的处理相同。

④筋膜松解术和截肢。肢体受高压电热灼伤，引起的局部水肿和小血管内血栓形成，可使电热灼伤远端肢体发生缺血性坏死，因此必要时需要进行筋膜松解术，减轻灼伤部位周围压力，改善肢体远端血液循环。严重者可能需要截肢。

⑤对症处理。预防感染，发生厌氧菌感染时，应注射破伤风抗毒素以防止发生破伤风。防治应激性溃疡、急性肾衰竭等。加强基础护理，如口腔、皮肤护理以预防口腔感染和压疮等。注重健康教育，普及安全用电知识，特别是学龄前儿童和小学生的安

全用电知识教育;普及触电急救的现场处理,提高自我保健意识。

2. 护理措施 严密观察病情,定时监测生命体征,注意患者呼吸频率,观察患者的神志变化,尤其是电击后的精神兴奋症状。注意有无合并伤和全身情况,注意患者的皮肤及创面,定时更换创面敷料,保持创面干燥、清洁,配合医师做好抢救工作。清醒患者给予高热量、高蛋白、高维生素饮食,昏迷患者给予鼻饲流质饮食。

加强基础护理。病情严重者注意口腔护理、皮肤护理,预防口腔炎和压疮。保证患者充足的睡眠和休息。给予患者体贴、关心、爱护,增加患者的安全感,消除其恐惧的心理。鼓励患者保持乐观心态,积极面对,战胜疾病。

第四节　重症烧伤

烧伤是由于热力(火焰、灼热气体、热液、固体)、电流化学物质(强酸、强碱等)、激光、放射线等作用于人体所造成的损伤,是一种常见的、复杂的外伤性疾病。

【病因及发病机制】

1. 病因 烧伤的常见病因是热力如高温气体、液体及金属、石块等,此外强酸、强碱电流化学物质、激光、放射线等造成的特殊原因烧伤也有发生。

2. 根据面积和深度分类

(1)轻度烧伤:成人烧伤面积≤9%,小儿总面积<5%的二度烧伤。

(2)中度烧伤:成人二度烧伤总面积10%~29%或三度烧伤面积≤10%;小儿烧伤总面积5%~15%或三度烧伤面积<5%。

(3)重度烧伤:成人烧伤总面积30%~49%或三度烧伤面积11%~20%;小儿烧伤总面积5%~15%或三度烧伤面积5%~10%。总面积<31%但伴有全身情况严重或休克或有合并复合

伤,中、重度吸入性损伤者亦为重度烧伤。

(4)特重度烧伤:成人烧伤总面积＞50％,或三度烧伤面积＞20％;小儿烧伤总面积＞5％,三度烧伤面积＞10％。或存在较重的吸入性损伤、复合伤等。

3. 病理生理变化　全身表现主要为有效循环血量减少,血液浓缩,血黏度增加,电解质改变,代谢改变,免疫功能降低。局部表现主要为皮肤毛细血管扩张、充血,血浆渗至细胞间隙形成水肿,严重者可形成水疱,同时部分上皮细胞可发生变质、坏死。重度烧伤可直接引起蛋白质凝固,组织脱水甚至碳化,皮肤形成焦痂及深层组织的坏死。

【病情评估】

1. 病史　向烧伤者或陪护人员询问了解烧伤时间、地点、烧伤源情况等,以利于指导治疗及护理。

2. 临床表现

(1)一度烧伤:又称红斑性烧伤,干燥、灼痛、无水疱,仅伤及表皮浅层的一部分,但生发层健在,因而增殖再生能力活跃,常于3～5d 愈合,不留瘢痕。

(2)浅二度烧伤:伤及整个表皮和部分乳头层。红肿明显,疼痛剧烈,有大小不一的水疱。由于生发层部分受损,上皮的再生有赖于残存的生发层及皮肤附件,如汗腺及毛囊的上皮增殖。如无继发感染,一般经1～2 周愈合,亦不留瘢痕,但有色素沉着。

(3)深二度烧伤:烧伤深及真皮乳头层以下,水肿明显,痛觉迟钝,水疱较小。但仍残留部分真皮及皮肤附件,愈合依赖于皮肤附件上皮,特别是毛囊突出部内的表皮祖细胞的增殖。如无感染,一般需3～4 周愈合,常留有瘢痕。临床变异较多。

(4)三度烧伤:又称焦痂性烧伤。一般指全层皮肤的烧伤,痛觉消失,无水疱,呈蜡白或焦黄色甚至炭化,形成焦痂。表皮、真皮及皮肤附件全部毁损,创面修复依赖于手术植皮或皮瓣修复。

(5)四度烧伤:烧伤深及肌肉、骨骼甚至内脏器官,创面修复依赖于手术植皮或皮瓣修复,严重者需截肢。

(6)浅度烧伤:包括一度烧伤和浅二度和部分较浅的深二度烧伤,创面在伤后21d内自行愈合的烧伤。

(7)深度烧伤:包括较深或伴感染的深二度烧伤、三度烧伤和四度烧伤,通常需要手术治疗。深二度烧伤表皮发白或棕黄,创面微湿或红白相间,感觉迟钝,可见粟粒大小的红色小点,一般需3~4周愈合;三度烧伤局部表现可为苍白、黄褐色、焦黄,严重者呈焦灼状或炭化,皮肤失去弹性,触之硬如皮革,干燥无渗液,感觉差,需要手术植皮治疗,愈合后有瘢痕。

【救治及护理】

1. 救治要点

(1)现场急救

①现场急救的关键是迅速去除致伤因素,创面用大量冷水冲洗后用清洁敷料包扎,尽量减轻继发性损伤,若有心跳、呼吸骤停者应立即行有效的心肺复苏。

②患者如果有剧痛、烦躁不安,可给予镇静镇痛药,颅脑损伤或呼吸困难者慎用。

③严重烧伤患者早期复苏需遵循CAB方案。C:心血管功能维护,有条件者尽早建立静脉通道;A:保持呼吸道通畅;B:维持正常呼吸功能;口渴者可饮用淡盐水或烧伤饮料,但不可大量饮用,更不可喝白开水,以免发生呕吐及水中毒。

④伤员经急救后应迅速地转送到就近医院,尽量避免长途转运和反复搬动。转运过程中应注意保持呼吸道通畅,注意神志、脉搏、呼吸及尿量情况。

(2)医院急救

①早期清创术:首先予以患者适当的镇痛措施,剃除烧伤部位及附近的毛发,清除创面上的污物,用高效皮肤消毒剂清洁创面上的污物、清洁创面及周围正常皮肤,最后用无菌敷料轻轻拭干创面后覆盖,并同时观察生命体征变化。

②创面感染:清洁创面,根据创面感染的不同程度和深度采取相应的清创术,如创面清洗、剥痂术、大面积切削痂术等。药物处理,常用外用药包括磺胺嘧啶锌、诺氟沙星、氯己定硝酸银、新黄霉素以及其衍生物或混合剂。

③烧伤休克:静脉补液是防治烧伤休克的有效措施。国内常用的烧伤补液公式为:二、三度烧伤面积(%)×体重(kg)×1.5ml+2000ml=第 1 个 24h 的补液总量(ml),其中晶体和胶体液之比为 2:1,三度烧伤面积广泛者可按 1:1 掌握。烧伤后第一个 8h 输入计划总量的一半,后两个 8h 各输入计划总量的 1/4 量。伤后第二个 24h 补充晶体和胶体体液为第 1 个 24h 的半量,但仍需补给基础需要量 2000ml。口服补液。对烧伤较轻、静脉补液有困难者或面临大批患者时,可酌情给予适当的口服液。吸氧。给氧是烧伤早期治疗的重要措施之一,有利于组织修复,根据具体情况予以患者不同流量不同方式的吸氧。心功能辅助治疗。严重烧伤心率明显增快达 140/min 以上,特别是补液开始较迟或补液不足,经心电图证实有心肌缺血性损害时,应考虑药物治疗以维护心脏功能,降低外周血管阻力。在补足血容量之后,可应用 α 受体阻滞药改善微循环血流和增强组织灌注,纠正酸碱平衡紊乱,激素治疗。如果休克严重,经大量液体治疗不能好转,特别是有肺水肿、脑水肿的威胁时,可考虑使用激素。

④烧伤患者出现败血症:及时清除和杜绝感染源。常见感染灶包括外源性和内源性,如感染的创面、化脓性血栓性静脉炎、肺炎等。合理应用抗生素。大面积深度烧伤创面大、病程长,需及早、长期使用抗生素,其应用原则是"及时、足量、联合"用药。严格的保护性隔离。重点在于严格消毒接触隔离、接触创面的物品敷料,工作人员注意无菌操作,房间内定时通风,保持环境干燥,限制人员流动,注意污物处理等。全身支持疗法是烧伤感染的防治基础,以改善机体防御功能。

⑤烧伤创面的处理:a.包扎疗法:有保护创面、减少污染及时

引流创面渗液作用。创面涂一层抑菌药物;创面敷盖一层生物敷料如人工皮,戊二醛猪皮等;创面紧贴一层凡士林油纱布等,外层平铺12层左右的吸水性良好的干纱布或棉垫;用绷带由远心端向近心端适当加压包扎。适合四肢,特别是手、足创面;感染创面需用药物或引流者;创面需用抗生素防治感染者;冬季无取暖设备者;儿童或精神病患者不合作者。b.暴露疗法:将创面暴露于温暖、干燥的空气中,促使创面结痂,造成不利于细菌生长的条件,控制或减轻感染。室温以 $32\sim34℃$ 为宜,相对湿度保持在 40%,室内消毒,空气净化或层流,降低空气中细菌的指数。适合头面部、颈部、躯干、会阴及臀部创面;大面积烧伤为了保痂,做到有计划地处理创面;污染较重,特别是铜绿假单胞菌或真菌感染创面。c.半暴露疗法:在清创后创面敷盖单层抗菌湿纱布或生物人工薄膜,再暴露于空气中。半暴露疗法适用于体表各个部位,适合浅二度、深二度感染或无感染创面。d.湿敷疗法:创面外敷 $1\sim4$ 层湿纱布,每隔 $5\sim10min$ 用生理盐水、氯己定、抗生素等浸润 1 次,保持纱布潮湿,定期更换湿纱布。湿敷疗法应用较局限,常用在肉芽水肿创面需手术植皮前,用 $3\%\sim5\%$ 盐水湿敷;深二度创面感染,坏死分泌物较多,此方法可利于去除坏死组织及脓液,清洁创面,促进早日愈合。严重感染不能靠全身性抗生素控制,需局部应用抗生素,如庆大霉素液湿敷,以控制创面铜绿假单胞菌。

2. 护理措施

(1)维持患者有效呼吸,保持呼吸道通畅,及时清除呼吸道分泌物,指导并鼓励其进行有效咳嗽和深呼吸,促进排痰。密切观察其呼吸情况,出现异常及时通知医师并协助处理。

(2)维持有效循环血量,迅速建立静脉通道,遵医嘱补充各种液体,如病情许可,给予含盐的饮料口服。

(3)按专科疾病护理常规做好创面护理和并发症防治。

(4)动态观察病情变化,监测生命体征、意识、尿量、尿色的变化。观察末梢循环、烦渴症状有无改善,准确做好抢救记录。

(5)营养支持,予以高蛋白、高能量、高维生素、清淡饮食,少量多餐,以保证足够的营养。

(6)及时安慰患者及家属,给予心理支持。

第8章

急性中毒

第一节　概　　述

急性中毒是指毒物在短时间内大量进入人体,迅速引起症状,造成组织器官器质性或功能性损害甚至危及生命。根据毒物的毒理学特点及对靶器官作用结果,可选择性地引起中枢、消化、循环、血液、泌尿、内分泌、生殖系统甚至酶系统等功能性或器质性损害。

【病因及中毒机制】

1. 病因

(1)生活性中毒:误食、意外接触有毒物质、用药过量、自杀或谋害。

(2)医源性中毒:诊断或治疗时用错药物、剂量过大或给药方法错误等。

(3)职业性中毒:生产过程中与有毒物质密切接触,又不注意劳动保护,可发生中毒。

2. 中毒机制

(1)局部化学损伤:强酸、强碱等腐蚀性化学物质可吸收组织中的水分,并与蛋白质或脂肪结合,使细胞变性、坏死,引起局部刺激、腐蚀或坏死。

(2)缺氧:一氧化碳、硫化氢、氰化物等窒息性毒物可阻碍氧的吸收、转运和利用。脑和心肌对缺氧敏感,容易发生损害。刺激性气体可引起喉头水肿、喉痉挛等,妨碍氧气吸入而引起缺氧。

(3)抑制酶的活性:部分毒物由于其本身或代谢产物能够抑制酶的活性而产生毒性作用,如氰化物抑制细胞色素氧化酶的活性,重金属可抑制含巯基酶的活性,有机磷农药可抑制胆碱酯酶活性等。

(4)中枢神经抑制作用:有机溶剂(如苯类)和吸入性麻醉药(如乙醚)可通过血-脑脊液屏障作用于中枢神经系统,抑制脑功能。

(5)干扰细胞膜的生理功能:四氯化碳经代谢产生的自由基,作用于肝细胞膜中脂肪酸,产生过氧化物,引起脂质过氧化,由此导致线粒体和内质网变性,肝细胞死亡。

(6)竞争受体:如阿托品通过竞争性阻断毒蕈碱受体产生毒性作用。

3. **毒物的分类**　根据来源和用途分为工业性毒物、药物、农药和有毒动植物。

中毒可分为急性和慢性两大类,主要由接触毒物的毒性、剂量、浓度、侵入途径和时间决定。前者指短时间内吸收超限量毒物,发病急骤,症状严重,变化迅速,如不积极治疗可出现发绀、呼吸困难、休克、昏迷等症状,甚至引起死亡。后者指长时间吸收小量毒物,起病缓慢,病程较长,缺乏中毒的特异性诊断指标,容易误诊、漏诊。

4. **毒物的吸收、代谢及排泄**

(1)毒物的吸收途径:毒物主要通过呼吸道、消化道、皮肤和黏膜等途径侵入人体。烟、粉尘、雾、蒸汽、气体的形态由呼吸道吸入;肺泡的吸收能力很强,仅次于静脉注射的吸收速度。生活性中毒,毒物大多数是经口食入,由胃肠道吸收,也可经口咽黏膜吸收。由皮肤进入的毒物很少,主要是少数脂溶性毒物,如苯胺、四乙铅、有机磷农药等可通过完整的皮肤、黏膜侵入,脂溶性越大越容易穿透皮肤。毒蛇咬伤时,毒液可经伤口进入体内。

(2)毒物的代谢过程:毒物被吸收后进入血液,分布于全身。

肝、肾积聚的毒物最多。肝脏是毒物在体内代谢转化的主要场所,毒物在肝脏内通过氧化、还原、水解、结合等反应进行代谢。大多数毒物经代谢后毒性降低;但也有少数毒物经代谢后毒性反而增加,如对硫磷(1605)氧化成对氧磷,其毒性比原毒物毒性大数倍。

(3)毒物的排泄途径:气体和易挥发的毒物吸收后,小部分以原型经呼吸道排出,大多数经肾脏从尿中排出;很多重金属如铅、汞、锰以及生物碱由消化道排出;少数毒物可经皮肤排出,有时可引起皮炎。此外,有些毒物可随唾液、乳汁排出;有些毒物排出缓慢,蓄积在体内某些器官和组织内,当再次释放入血时可产生再次中毒。毒物从体内排出的速度与毒物的溶解度、挥发性、血液循环状态等密切相关。

【病情评估】

1. **病史** 详细询问职业史、生活史和中毒史。职业史包括工种、接触毒物的种类、时间、数量、中毒途径及发病情况等。对生活性中毒,如怀疑有服毒的可能性时,要了解患者的生活情况、精神状态、长期服用药物的种类、剂量、时间等。怀疑食物中毒者,应询问进餐情况、进餐时间和同时进餐者有无相同症状,并收集剩余食物送检。此外,还需对中毒患者的基本情况有一定的了解,如患者年龄、体重、既往病史、吸烟、服药和有遗传性疾病等相关情况。

2. **临床表现** 各种中毒症状和体征取决于各种毒物的毒理作用、进入机体的途径、剂量和机体的反应。

(1)神经系统

①中毒性脑病:见于毒鼠强、有机磷等中毒。神经毒物直接作用于中枢神经系统,使脑实质受损而引起急性中毒性脑病。主要表现为颅内压增高症状,如血压升高、脉搏减慢、喷射状呕吐、不同程度的昏迷、谵妄、惊厥等意识障碍,严重者可发生脑疝。

②中毒性周围神经病变:见于铅、砷等中毒。毒物作用于周

围神经系统可引起周围神经病变,表现为肢体瘫痪、肌纤维颤动、感觉异常等。

(2)呼吸系统:见于氯气、甲醛等中毒。从呼吸道吸入的有毒气体可引起严重的刺激症状,如咳嗽、声嘶、胸痛、呼吸困难等,严重者可发生中毒性肺水肿。经其他途径中毒者可引起呼吸节律、频率、深浅度及血氧饱和度的改变,严重者可引起心搏骤停。

(3)循环系统:各种毒物均有可能引起心率与血压的改变,乌头碱类、洋地黄、毒蕈碱、有机磷毒物等可引起心率减慢;阿托品、可卡因、肾上腺素或拟肾上腺素等可引起心率加快;表现为血压升高的有肾上腺素及拟肾上腺素药、血管收缩药等;表现为血压下降的有亚硝酸盐类、镇静安眠药、麻醉药及各种降压药等。强酸、强碱引起严重化学灼伤后可致血浆渗出,发生低血容量性休克。

(4)消化系统:几乎所有毒物均可引起呕吐,腹泻,流涎,腹绞痛等,见于毒蕈碱、有机磷中毒。呕吐物或洗胃液呈特殊颜色的有紫红色(高锰酸钾)、蓝色或绿色(铜盐、镍盐)、粉红色(钴盐)、黄色(硝酸盐、苦味酸)。

(5)血液系统:中毒损害表现为白细胞减少、再生障碍性贫血、溶血性贫血和出血等。见于苯的氨或硝基化合物、亚硝酸盐类、农药杀虫药、杀鼠药、除草醚、砜类、蛇毒、毒蕈等中毒。

(6)泌尿生殖系统:主要表现为肾缺血、肾小管坏死、肾小管堵塞等。见于毒蕈、斑蝥、酚和磺胺等中毒。

(7)皮肤黏膜:一氧化碳中毒和氰化物中毒时皮肤黏膜可呈樱桃红色。氧合血红蛋白不足和抑制呼吸中枢的毒物可引起皮肤黏膜发绀。腐蚀性毒物接触皮肤时可直接引起皮肤黏膜灼伤。有机磷毒物、毒扁豆碱、新斯的明等胆碱酯酶抑制药,毛果芸香碱等拟胆碱药及毒蘑菇中毒可引起皮肤多汗或潮湿。

(8)瞳孔:有机磷类和氨基甲酸酯类杀虫药、毒蘑菇、氯丙嗪、阿片类、交感神经抑制药、拟胆碱药和巴比妥类药(早期)可致瞳孔缩小。抗胆碱药、醚、抗组胺药、苯丙胺类、可卡因、樟脑、乌头碱、巴比妥类药(后期)等可导致瞳孔扩大。

(9)气味:急性中毒患者的衣物、呼出气体、口腔、呕吐物及排泄物可有特殊气味。如有机磷农药中毒者有特殊的蒜臭味;硫化氢类中毒可有蛋臭味,氨或硝酸铵中毒时有尿(氨)味;乙醇、甲醇、异丙醇及其他醇类中毒时有酒味。

3. **辅助检查** 尽快收集剩余食物、毒物、药物及含毒物的标本,如呕吐物、胃内容物、血液、大小便及其他可疑物品等,进行毒物分析。必要时肝、肾功能进行生化检查,同时进行特异性的实验室检查,如全血胆碱酯酶活力、碳氧血红蛋白、高铁血红蛋白测定等。

【救治及护理】

急性中毒的特点是发病急骤,进展迅速,且病情多变。因此,医护人员必须争分夺秒地进行有效救治。

1. **救治要点**

(1)立即终止接触毒物:呼吸道吸入中毒者,应立即将患者撤离中毒现场,转移到空气新鲜、通风良好的地方;接触性中毒者立即脱去污染衣物,以大量的流动温水彻底冲洗受污染的皮肤,阻止毒物继续损伤皮肤或吸收。必要时可反复冲洗,避免用热水,防止体表血管扩张而促进毒物吸收;眼部毒物污染应立即用清水或生理盐水冲洗;消化道中毒者立即停止摄入。

(2)清除尚未吸收的毒物:常用的方法有催吐、洗胃、导泻等。早期清除毒物可使病情改善,预后效果好。

①催吐:适用于神志清醒、能合作、胃内尚有毒物存留的中毒患者。宜在洗胃前催吐,可起到减少吸收、迅速清除毒物的作用。

催吐方法:用压舌板或手指刺激咽后壁或舌根诱发呕吐;也可用药物引发患者呕吐。空腹服毒者要先饮水 500ml,再施行催吐。如此反复进行,直至胃内容物完全吐出为止。

催吐的禁忌证:误服强酸、强碱及其他腐蚀性毒物中毒;昏迷、惊厥状态；原有高血压、冠心病、门脉高压等疾病者；年老体弱、妊娠妇女。

②洗胃：洗胃应尽早进行，通常在服毒 6h 内洗胃有效。由于部分毒物可滞留于胃内，故超过 6h 者仍有洗胃的必要。对昏迷、惊厥患者洗胃时注意保护呼吸道，避免发生误吸。根据毒物不同选择不同种类的洗胃液，服用腐蚀性毒物者应予以牛奶、蛋清等以保护胃黏膜；敌百虫中毒时禁用碳酸氢钠洗胃；硫磷、乐果等有机磷农药中毒时禁用高锰酸钾，以防止毒性增强；对不明毒物可选择清水或生理盐水（温度为 35~37℃）洗胃。洗胃过程中应密切注意患者生命体征的变化。

洗胃的禁忌证：食管胃底静脉曲张、上消化道出血或胃穿孔；严重的心脏疾病或主动脉瘤患者；急性中毒伴惊厥未控制者；腐蚀性毒物中毒者。

③吸附剂：活性炭具有颗粒小、表面积大、含小孔多等特点，具有很强的吸附作用，为广谱解毒药，可吸附毒物，减少毒物的吸收，如吸附巴比妥类、吗啡类等很多毒物，可有效阻止毒物的吸收。成人用量为 50g，儿童应减量，置于水中制成混悬液，经口服或胃管注入，也可在洗胃后置 30g 于胃中。之后再吸出，可反复多次。

④导泻：可促使肠腔内残留毒物排出。常用盐类泻药，如硫酸镁或硫酸钠，洗胃完毕后由胃管内注入 50% 硫酸钠 30~60ml 或 50% 硫酸镁 40~50ml，可促使毒物迅速从肠道排出。硫酸镁吸收过多，可引起中枢神经系统抑制，故肾功能不全或昏迷患者不宜使用。脂溶性毒物中毒忌用油类（如橄榄油等），以免促进毒物的吸收。可应用山梨醇或甘露醇，其特点是作用快、维持时间长。严重脱水或口服腐蚀性毒物中毒者禁用导泻。

（3）促进已吸收毒物的排出

①氧疗：一氧化碳中毒时，吸氧可促使碳氧血红蛋白解离，加速一氧化碳排出。一氧化碳中毒首选的方法为高压氧治疗。

②利尿和改变尿液酸碱度:很多毒物可由肾脏排泄,加速利尿可促进毒物排出。改变尿液的 pH 可使毒物由尿排出。

③血液透析:主要用于清除血液中分子量较小和非脂溶性、蛋白结合率低的毒物。通常在中毒 12h 内透析。亦可同时进行腹膜透析。

④血流灌注:对水溶性、脂溶性毒物均有吸附作用。将患者血液通过含有活性炭或交换树脂的滤毒罐,使毒物吸收后再把净化的血输回患者体内。

⑤血浆置换:将人体内含有毒素或毒物的血液或血浆分离并弃掉,补充正常的血浆或代用液。主要用于清除游离或与蛋白结合的毒物,特别是生物毒如蛇毒、蕈中毒及砷中毒等。

(4)特效解毒药的应用:见表 8-1。

表 8-1　常见特效解毒药

解毒药	适用范围
阿托品	有机磷杀虫药中毒
氯解磷定、碘解磷定、双复磷	有机磷杀虫药中毒
纳洛酮	吗啡、阿片类中毒
亚甲蓝(美蓝)	亚硝酸盐、苯胺、硝基苯中毒
乙酰胺(解氟灵)	氟乙酰胺、氟乙酸钠中毒
二巯丙醇	砷、汞、金、锑中毒
依地酸钙钠	铅中毒
硫代硫酸钠、亚硝酸钠	氰化物中毒

(5)对症治疗:急性中毒的重症患者往往出现多脏器功能障碍,对症支持治疗非常重要。例如,呼吸衰竭时应用机械通气;肾衰竭可应用血液净化技术;出现感染时恰当应用抗感染药;惊厥时应用抗惊厥药物;出现休克时在补液的基础上应用血管活性药

物;脑水肿时应用甘露醇等脱水治疗。同时,应加强营养支持,根据病情给予相应的肠内或肠外营养,以提高机体的抵抗力,安全度过危险期。

2. 护理措施

(1)病情观察:对中毒患者需密切观察其生命体征。做好心脏监护,及时发现心律失常、心搏骤停;维持水电解质平衡。昏迷患者还应做好其皮肤护理,以防压疮的发生。保持患者的呼吸通畅。记录24h出入量,如观察患者的尿量、每日进食及饮水量、呕吐、腹泻情况、皮肤弹性等,避免平衡失调的情况发生。

(2)一般护理

①饮食护理:在病情允许的情况下,应多食高蛋白、高糖类、高维生素的无渣饮食。腐蚀性中毒者应早期给予乳类等流质饮食。

②对症护理:当中毒者处于昏迷状态时,应根据需要给予相应的营养支持,以提高机体的抵抗力。出现惊厥时应使用抗惊厥药物,脑水肿时应用甘露醇行脱水治疗等。

③口腔护理:有机磷杀虫药对口腔黏膜的刺激性,造成黏膜损害,使用阿托品治疗,患者唾腺分泌减少,口腔自净能力减退;插胃管或气管插管时对口腔或咽喉部黏膜的损害,故易导致口腔感染。因此,昏迷患者每天口腔护理1~2次,神志清醒患者给予盐水或清水漱口,以清洁口腔,消除异味,预防感染。

④洗胃护理:口服中毒者,应立即洗胃,并且要彻底。洗胃液的温度应控制在35℃左右,每次灌入量以300~500ml为宜,且注意吸引管的通畅。昏迷患者洗胃时,采用去枕平卧,头偏向一侧,防止分泌物误吸,引起窒息。中毒毒物不明的患者,应抽取胃内容物,及时送检,同时选用温开水或生理盐水洗胃;毒物性质明确后,再采用对抗剂洗胃。洗胃过程中密切观察病情变化。

(3)心理护理:急性中毒治疗期及恢复期,应做好患者的心理护理,特别是对自杀的患者要及时进行心理疏导。

第二节 急性一氧化碳中毒的救护

一氧化碳(CO)中毒俗称煤气中毒。CO 为含碳物质不完全燃烧产生的无色、无臭、无味、无刺激性的气体。CO 是最常见的窒息性气体,在中毒早期不易察觉。

【病因及中毒机制】

1. **中毒原因** 通风不良或防护不当可使空气中一氧化碳浓度超过允许范围。人体吸入空气中 CO 浓度超过 0.01% 时,即有急性中毒的危险;空气中一氧化碳浓度达 12.5% 时,有爆炸的危险。失火现场空气中 CO 浓度达到 10% 时,也可引起中毒。

(1)职业中毒:炼钢、炼焦、烧窑等工业生产中,水煤气含 30%~40%,炉门关闭不严或管道泄漏及煤矿瓦斯爆炸时都会产生大量 CO。

(2)生活中毒:煤炉产生的气体中 CO 含量高达 6%~30%。门窗紧闭,烟囱堵塞、漏气、倒风,火炉无烟囱,以及密闭空调车内滞留时间过长,在通风不良的浴室内使用燃气加热器淋浴等,都可发生 CO 中毒。

2. **中毒机制** CO 中毒主要引起组织缺氧,CO 吸入体内后,85% 与血液中红细胞的血红蛋白(Hb)结合,形成稳定的氧合血红蛋白(COHb),CO 与 Hb 的亲和力比氧与 Hb 的亲和力大 240 倍,COHb 不能携带氧,且不易解离(解离度为氧与 Hb 的 1/3600)。又由于血中 CO 使氧离曲线左移,致使组织缺氧加重。CO 还可影响细胞内氧的弥散,抑制细胞呼吸。中枢神经系统对缺氧最为敏感,使受累脑内小血管麻痹、扩张。脑内三磷腺苷在无氧情况下迅速耗尽,严重者有脑水肿,继发脑血管病变及皮质或基底节的局灶性缺血性坏死以及广泛的脱髓鞘病变,导致少数患者发生迟发性脑病。

【病情评估】

1. 病史　注意了解中毒时患者所处的环境、停留时间、突发昏迷情况。

2. 临床表现

(1)急性 CO 中毒的症状:急性中毒的表现随着中毒的程度而有所不同,故将急性 CO 中毒分为轻、中、重三度。

①轻度中毒:血液中 COHb 的含量在 $10\%\sim20\%$。患者可感头痛、头晕、四肢无力、恶心、呕吐、耳鸣、心悸,少数患者可出现短暂的昏厥,原有冠心病患者可出现心绞痛。此时如能及时脱离中毒环境,吸入新鲜空气,上述症状数小时即可消失。

②中度中毒:血液中 COHb 的含量在 $30\%\sim40\%$。除上述症状外,可出现胸闷,呼吸困难,昏迷,面色潮红,口唇呈樱桃红色,脉搏快,多汗,如抢救及时,可迅速清醒,数天内完全恢复,通常无后遗症状。

③重度中毒:血液中 COHb 的含量高于 50%。患者出现深昏迷,各种条件反射消失,抽搐,血压下降,呼吸抑制,脉搏微弱,最后可因脑水肿,呼吸循环衰竭而危及生命。

(2)中毒后迟发脑病表现:急性 CO 中毒患者意识障碍恢复后,经过 $2\sim60d$ 假愈期,可出现下列临床表现。

①精神障碍:记忆力减退、反应迟钝、定向力丧失、计算力显著下降、生活不能自理,或有幻觉、错觉、语无伦次、行为失常、兴奋冲动、打人毁物等表现。部分患者可发展为痴呆综合征。

②锥体外系症状:可出现震颤麻痹综合征。患者表情淡漠,四肢呈铅管状或齿轮样,肌张力增高,动作缓慢,步行时双上肢失去伴随运动或出现书写过小与静止性震颤,少数患者可出现舞蹈症。

③锥体系神经损害:表现偏瘫,假性延髓麻痹、病理反射阳性或小便失禁。

④大脑皮质局灶性功能障碍:表现失语、失明、失写、失算等,

或出现继发性癫痫。

3. 辅助检查

(1)血液 COHb 测定

加碱法:取患者血液 1～2 滴,用蒸馏水稀释,再加 10%氢氧化钠溶液 1～2 滴混匀,混液保持淡红色不变,正常血液则呈绿色。

分光镜检查法:为定量测量的方法,取血数滴,加入蒸馏水 10ml,用分光镜检查,可见特殊吸收带。

(2)脑电图检查:可见弥散性低波幅慢波,与缺氧性脑病进展相平行。

(3)头部 CT 检查:脑水肿时可见大脑皮质下白质有病理性密度减低区。

【救治及护理】

1. 治疗要点

(1)现场急救:将患者迅速移至空气清新地方,并迅速打开门窗进行通风、换气,断绝煤气来源。轻症患者可迅速恢复;重症患者采取平卧位,解开衣扣,松开腰带,保持呼吸道通畅,注意保暖,如发生呼吸心搏骤停,应立即进行心肺脑复苏。

(2)医院急救

①迅速纠正缺氧:氧疗能加速 COHb 解离和 CO 排出。患者脱离中毒现场后应立即给氧,有条件者最好尽快行高压氧治疗,通常轻度中毒治疗 5～7 次,中度中毒 10～20 次,重度中毒 20～30 次。无高压氧舱时可用鼻导管或面罩高浓度给氧,流量 8～10L/min,以后根据病情采用持续低流量吸入,清醒后改为间歇给氧。持续给氧时间一般不超过 24h。对呼吸停止者,应及时进行人工呼吸或用呼吸机维持呼吸;危重患者可采用血浆置换。

②积极防治脑水肿:重度中毒后 2～4h 即可显现脑水肿,24～48h 达高峰,并可持续数天,应及早采取脱水、激素治疗及降温等措施。脱水最常用的是 20%甘露醇快速静脉滴注,也可用呋

塞米、布美他尼等。脱水过程中注意水、电解质平衡,适当补钾。地塞米松或氢化可的松静脉滴注,肾上腺皮质激素能降低机体的应激反应,减少毛细血管通透性,有助于缓解脑水肿。对于频繁抽搐、脑性高热或昏迷时间长(超过 10～20h)者,首选地西泮 10～20mg 静脉注射,并给予头部降温为主的冬眠疗法。

③促进脑细胞代谢:常用能量合剂如三磷腺苷、辅酶 A、细胞色素 C,还可用甲氯芬酯(醒脑静)、胞磷胆碱、脑活素等。

④对症治疗,防治并发症和后发症:对昏迷者注意保持呼吸道通畅,必要时行气管切开术;抽搐者可选用地西泮、苯巴比妥钠、水合氯醛等,但禁用吗啡。有高热者给予物理降温或冬眠降温;防止肺部和泌尿系统感染,预防压疮。注意观察神经系统和心脏等并发症。

2. 护理措施

(1)病情观察:生命体征,重点观察呼吸和体温;密切观察高热和抽搐患者,防止坠床和自伤;观察患者瞳孔大小、出入液量、液体滴速等,防治脑水肿、肺水肿及水、电解质代谢紊乱;观察患者的神经功能,防止受伤和皮肤损害。

(2)一般护理:昏迷患者经抢救苏醒后应绝对卧床休息,观察 2 周,避免精神刺激。准确记录出入量,注意液体的选择与滴速。重度中毒昏迷并高热和抽搐者应该给予头部降温为主的冬眠疗法。注意观察患者神经系统的表现及皮肤、肢体受压部位损害情况,有无急性痴呆性木僵、癫痫、失语、惊厥、肢体瘫痪等。降温和解痉的同时应注意保暖,防止自伤和坠伤。防治脑水肿、肺水肿及水、电解质代谢紊乱等并发症发生。

(3)预防并发症的护理:合理使用抗感染药,预防和控制肺部感染。要注意保暖,保持呼吸道通畅,及时清除口腔和咽部分泌物及呕吐物,防止吸入窒息。

(4)心理护理:护士应提供有关病情的相关资料,引导患者正确认识自己的疾病,适应疾病带来的变化并鼓励患者表达内心的感受,真诚耐心地倾听,表示理解和同情,增强战胜疾病的信心。对于中毒性痴呆患者,要态度温和、耐心、细心地照顾患者,尊重患者的人格。

第三节 有机磷杀虫药中毒的救护

有机磷农药属于有机磷酸酯或硫代硫酸酯类化合物,是目前我国应用最广、用量最大的一类农药。该类农药多数具有大蒜味,难溶于水而溶于有机溶剂,可经呼吸道、消化道及皮肤侵入体内,引起急性中毒。有机磷杀虫药单剂与混剂引起的急性中毒患者位居我国所有化学物质中毒的首位,且死亡率高。

【病因及中毒机制】

1. 中毒原因 职业性中毒接触史常较明确,多由生产、运输、使用过程中不遵守操作规程或不注意个人防护所致,经皮肤或呼吸道途径吸收中毒。生活性中毒多为误服、自服或食用被农药污染的瓜果、蔬菜所致,常以口服中毒途径为主。

2. 毒物代谢及中毒机制 有机磷类杀虫药吸收后迅速分布于全身各器官,主要在肝脏进行氧化和水解,氧化后产物毒性常增强,水解后毒性降低;代谢产物 24h 内经尿排出,少量通过肺、肠道排出,体内无蓄积。

有机磷类杀虫药中毒机制,主要是抑制体内的胆碱酯酶的活性。正常情况下,胆碱能神经递质乙酰胆碱被胆碱酯酶水解而失活,有机磷类杀虫药与体内胆碱酯酶迅速结合,使其成为磷酰化胆碱酯酶,从而失去水解乙酰胆碱的能力,致使组织中的乙酰胆碱过量蓄积,引起胆碱能神经先兴奋后抑制的一系列毒蕈碱样(M 样)、烟碱样(N 样)和中枢神经系统(CNS)症状,严重者可致昏迷死亡。

3. 病理生理 人体传出的胆碱能神经(包括运动神经,交感、副交感神经的节前纤维,副交感神经及部分交感神经的节后纤维)的传导,靠其末梢在与细胞连接处释放乙酰胆碱以支配效应器官的活动。中枢神经系统的某些部位如大脑皮质感觉运动区,特别是皮质深部的锥体细胞、尾核、丘脑等神经元间冲动的传递,也有乙酰胆碱参与。胆碱能神经传递必须与胆碱能受体结合产生效应。胆碱能受体分为毒蕈碱型及烟碱型:前者分布于胆碱能神经节后纤维所支配的心肌、平滑肌、腺体等效应器官;后者分布于自主神经节及骨骼肌的运动终板内。在正常情况下,释放的乙酰胆碱在完成其生理功能后,迅速被存在于组织中的乙酰胆碱酯酶分解而失去作用。

当有机磷进入人体后,以其磷酰基与酶的活性部分紧密结合,形成磷酰化胆碱酯酶而丧失分解乙酰胆碱的能力,以致体内乙酰胆碱大量蓄积,并抑制仅有的乙酰胆碱酯酶活力,使中枢神经系统及胆碱能神经过度兴奋,最后转入抑制和衰竭状态。

【病情评估】

1. 病史 护理人员在询问病史时,应主动与家属交流,了解患者近来生活、工作情况及情绪的变化。有机磷类杀虫药的来源、种类、服用剂量及具体时间,如污染(手套破损、衣服污染)、设备不当经呼吸道或皮肤吸收;施药人员操作不当,配药浓度过高或手直接接触毒物;生活中误服、自服或摄入被药污染的水源或食物;也有误用有机磷类杀虫药灭虱、治癣等原因引起中毒者。

2. 临床表现 急性中毒发病时间与毒物种类、剂量和侵入途径密切相关。经皮肤吸收中毒,通常在接触后 2～6h 后发病,经呼吸道吸入或口服后多在 10min～2h 出现症状。中毒后的主要表现如下。

(1)毒蕈碱样症状:该症状出现最早,主要表现为平滑肌痉挛和腺体分泌增加,如恶心、呕吐、腹痛、多汗、流涎、瞳孔缩小、呼吸困难、呼吸道分泌物增加、肺水肿等。

(2)烟碱样症状:主要表现为瞳孔明显缩小、肌束颤动、牙关紧闭、抽搐、肌力减退、呼吸肌麻痹等。

(3)中毒后"反跳"现象:有机磷类杀虫药中毒,经急救后临床症状好转,可在数日至 1 周突然再次表现为面色苍白、大汗、肌束颤动、瞳孔缩小、胸闷、血压升高、心率减慢、肺部出现湿啰音、昏迷等,甚至发生肺水肿或突然死亡。"反跳"的机制目前不是十分清楚,可能与洗胃不彻底、残留毒物继续吸收、阿托品减量太快或停药过早、复能药用量不足等有关。

(4)中枢神经系统症状:主要表现为头晕、头痛、倦怠、乏力、烦躁不安、谵妄、昏迷等。

(5)局部损害:敌敌畏、美曲膦酯、对硫磷、内吸磷接触皮肤后可引起过敏性皮炎,并可出现水疱和剥脱性皮炎,有机磷农药溅入眼部可引起结膜充血和瞳孔缩小。

(6)其他症状:①迟发性神经病:重度中毒者症状消失后 2～3 周,可发生迟发性神经损害,初为感觉神经受累,后累及运动神经。②中间综合征:中毒者中毒后 1～4d 突然发生死亡,死亡前可先有颈、上肢和呼吸肌麻痹,也可累及脑神经,出现眼睑下垂、眼外展障碍和面神经麻痹。

3. 辅助检查

(1)全血胆碱酯酶活力(ChE)测定:是有机磷中毒的特异性标志,正常人血胆碱酯酶活力为 100%,低于 70% 则属异常,轻度中毒时胆碱酯酶活力为 50%～70%;中度中毒时胆碱酯酶活力为 30%～50%;重度中毒时胆碱酯酶活力< 30%。

(2)尿中有机磷类杀虫药代谢产物的测定:如对硫磷、苯硫磷中毒经体内氧化分解为对硝基酚由尿排出;接触氯硫磷、异氯硫磷者,在尿中可查到对硝基氯酚;美曲膦酯中毒后,尿中可出现三氯乙醇含量增高。

(3)毒物分析:将呕吐物、首次洗胃液、血、尿、便等标本送去检验。

4. 中毒程度

(1)轻度中毒:以毒蕈碱样症状为主,血胆碱酯酶活力为

70%～50%。

(2)中度中毒:除轻度中毒症状外,尚有大汗淋漓、瞳孔明显缩小、呼吸困难等烟碱样中毒症状,血胆碱酯酶活力为49%～30%。

(3)重度中毒:除上述症状外,出现中枢神经系统受累和呼吸衰竭表现,少数患者有脑水肿,血胆碱酯酶活力<30%。

【救治及护理】

1. 救治要点

(1)现场急救:首先使患者脱离中毒现场,立即清除气道内分泌物,保持气道通畅并给氧,对呼吸衰竭者,应用机械通气辅助呼吸;心搏骤停时立即进行心脏复苏如胸外按压、电除颤等;同时立即用大号静脉留置针行静脉穿刺,开放静脉通道以保证抢救成功;脑水肿昏迷时应快速静脉输注甘露醇并给予糖皮质激素等治疗。

(2)医院急救

①迅速清除毒物:立即使患者脱离中毒现场,脱去污染衣物。用生理盐水或肥皂水彻底清洗污染的皮肤、毛发、外耳道、手部(先剪去指甲),并用温水洗净。眼部污染时,除敌百虫污染必须用清水冲洗外,其他均可先用2%碳酸氢钠液冲洗,再用生理盐水彻底冲洗。至少持续10min,洗后滴入1%阿托品1～2滴。口服中毒者用清水、2%碳酸氢钠溶液或1:5000高锰酸钾溶液(对硫磷中毒忌用)反复洗胃,直至洗液呈清水样为止,用50%硫酸钠导泻。

②解毒药的应用:应用原则为早期、足量、联合、重复用药。

阿托品:为抗胆碱药,能与乙酰胆碱争夺胆碱受体,起到阻断乙酰胆碱作用,清除或减轻毒蕈碱样和中枢神经系统症状,改善呼吸中枢抑制。但其对烟碱样症状和恢复胆碱酯酶活力无作用。抢救治疗中,阿托品应早期、足量、反复给药,根据病情每10～30min或1～2h给药一次,直到毒蕈碱样症状明显好转或患者出现"阿托品化"表现,再逐渐减量或延长间隔时间。

胆碱酯酶复能药:肟类化合物能使被抑制的胆碱酯酶恢复活性,称为胆碱酯酶复能药,常用药物有碘解磷定(PAM-I)、氯解磷定(PAM-Cl)、双复磷(DMO_4)和双解磷(TMB_4)等。胆碱酯酶复能药对解除烟碱样作用明显,但对毒蕈碱样症状作用较差,也不能对抗呼吸中枢的抑制,所以复能药与阿托品合用,可取得协同效果。合用时,两种药物各选一种,切勿两药或三种药同时应用。

解磷注射液:是一种含有抗胆碱药和复能药的复方注射液,既对毒蕈样碱、烟碱样和中枢神经系统症状有较好的对抗作用,又对失活的胆碱酯酶有较强的复活作用,起效快,作用时间长。

对症治疗:有机磷中毒主要致死原因有肺水肿、休克、心脏损害,特别是中枢性呼吸衰竭和急性肺水肿,应加强对重要脏器的监护,保持呼吸道通畅,吸氧或使用机械辅助呼吸,发现病情变化及时处理。

2. 护理措施

(1)病情观察:加强生命体征的监测,如体温、血压、心率、呼吸等。严密观察患者的神志、瞳孔的变化。了解全血胆碱酯酶活力测定的结果,以便于掌握治疗和护理的效果。

注意观察药物使用情况:①阿托品:轻度中毒可用复能药,中度以上中毒必须复能药与阿托品并用。②胆碱酯酶复能药:首次应足量给药,应注意复能药在碱性溶液中不稳定,易水解成有剧毒的氰化物,应禁止与碱性药物配伍使用。③解磷注射液:在应用过程中需注意观察患者的不良反应,如面红、口干、心率增快等症状。注射该药物时,应确定针头在血管内方可给药,不宜使用肌内用药。

(2)一般护理:迅速将患者远离中毒环境。①洗胃护理:口服中毒者,应立即洗胃,通常选用1%~2%碳酸氢钠溶液、1:5000高锰酸钾溶液、0.45%盐水进行洗胃。洗胃时,一次的灌入量不宜过多,出入量应相等。洗胃过程中密切观察患者的意识、生命体征等情况。②维持有效通气功能:清除呼吸道分泌物,保持呼吸通畅,充分给氧,必要时建立人工气道或呼吸机辅助呼吸。③饮食护理:患者24h内绝对禁食,以后可根据患者的病情给予流食、半流食或普通饮食。饮食以清淡、温冷食物为主。

(3)心理护理:根据不同的心理特点予以心理指导,关心、体贴、不歧视患者,与家属共同安慰患者,为其提供情感上的支持。

第四节 急性酒精中毒的救护

急性酒精中毒指饮入过量的乙醇或乙醇饮料后所引起的中枢神经系统兴奋及随后的抑制状态。严重者可引起呼吸衰竭及循环衰竭。还可影响肝内糖的代谢而导致低血糖。急性酒精中毒是生活中的常见病、多发病,是内科急症之一。此病发病急,变化快,病因通常较明确,诊断不难,故重在治疗。

【病因及中毒机制】

1. 病因　多由过量饮酒引起。误服其他含乙醇的制剂也可引起中毒。

2. 中毒机制　大多数成人引起中毒症状的乙醇饮用量为75～80g,而致死量则为250～500g。饮入的乙醇80%由小肠上段吸收,饮酒后2h可全部吸收人血液。90%乙醇在肝脏内代谢、分解,大部分氧化成二氧化碳和水,其余一小部分可经尿液、汗液、唾液以及呼吸道排出。除引起中枢神经抑制外,还可影响糖代谢,抑制糖原异生,糖异生受阻后可出现低血糖。

【病情评估】

1. 病史　有一次性过量饮酒史、长期酗酒史、接触大量乙醇蒸气或皮肤直接接触较大量乙醇的病史。注意观察患者的意识状态、呼吸等有无强烈酒味。

2. 临床表现　急性中毒一般可分三期:兴奋期、共济失调期、昏迷期。

(1)兴奋期:主要表现为头晕、乏力、自控力丧失,自感欣快、言语增多,有时粗鲁无礼,易感情用事,喜怒无常,有时说话滔滔不绝,有时则寂静入睡,颜面潮红或苍白,呼气带酒味。

(2)共济失调期:兴奋后出现动作不协调,步态不稳,精神错乱,动作笨拙、语无伦次,眼球震颤、躁动、复视。

(3)昏迷期:主要表现沉睡,颜面苍白、体温降低、皮肤湿冷、口唇微绀,瞳孔正常或散大,严重者昏迷、心动过速、二便失禁,因呼吸衰竭死亡。咽部反射减弱,饱餐后呕吐,导致吸入性肺炎或窒息而死亡。

3. 辅助检查

(1)定量检查:中毒标准为气相色谱法测定血中乙醇含量达到 $500\sim1000$ mg/L。

(2)定性检查:用 Vitali 法检测血、尿、呕吐物等标本,呈红色反应,为阳性。

【救治及护理】

1. 救治要点

(1)维持呼吸和循环功能:患者若有恶心、呕吐,应及时清除呕吐物,保持呼吸道通畅,防止窒息。若有呼吸抑制时给予氧疗,若有血压下降、面色苍白、皮肤湿冷等应迅速扩容、升压和保暖。

(2)迅速清除尚未吸收的乙醇:对于摄入大量乙醇而仍能配合者,可饮温水催吐,通常不主张洗胃。因为大多数患者在入院之前已经反复呕吐多次,而乙醇在胃肠道的吸收快,超过 2.5h 洗胃的意义不大。

(3)促进已吸收的乙醇排出

①补液及利尿:葡萄糖和 B 类维生素能加速乙醇在体内的氧化,补液和利尿有利于乙醇的代谢及排泄。

②透析疗法:乙醇在体内清除是以 $200\sim300$ mg/L 恒定速率排泄。血液透析可有效清除体内乙醇,可用于昏迷期患者。

(4)特殊治疗:目前尚无针对乙醇受体的特异解毒药。纳洛酮是阿片样物质的特异性拮抗药,能促进乙醇在体内转化而有促醒作用。用法:0.4～0.8mg 静脉注射,根据病情 15～30min 后可重复给药,总药量可达 3～5mg。

(5)对症支持治疗:出现脑水肿的患者可酌情使用脱水药、利尿药、糖皮质激素等。酒醒后可给予无刺激性流质饮食及对症治疗。胃部不适者,口服氢氧化铝凝胶、硫糖铝片等胃黏膜保护药。呕吐或呕血者使用质子泵抑制药如奥美拉唑 40mg 静脉注射,每日 1～2 次。对多语躁狂、过度兴奋的患者可给予水合氯醛 10ml 保留灌肠,或地西泮 10mg 肌内注射。进入昏睡期患者应避免用镇静药,禁用巴比妥类药物。

2. 护理要点

(1)病情观察:密切观察患者的生命体征、意识状态、瞳孔变化。对于有外伤史患者,必要时进行颅脑 CT 检查。

(2)一般护理

①保持呼吸通畅:使患者处于头低左侧卧位,呼吸抑制者,给予呼吸兴奋药,必要时气管插管,呼吸机辅助呼吸。

②饮食:清淡新鲜、富含营养、易消化吸收、维生素含量丰富为原则。

③保暖与安全:注意保暖;患者出现烦躁不安、意识不清、兴奋等状态时,应做好安全防护工作,防止发生意外。

(3)心理护理:住院期间亲属的陪伴及安慰很重要,有利于疾病恢复。

【健康指导】

充分认识酒的危害,切勿酗酒。不要空腹饮酒。饮酒过量时,用催吐法尽快从胃内排出,减轻中毒。大量饮酒或长期饮酒者,应定期检查肝功能。

第五节　急性镇静催眠药物中毒的救护

镇静催眠药物是中枢神经系统抑制药,具有镇静和催眠作用,小剂量时可使人处于安静或嗜睡状态,大剂量可麻醉全身,包括延脑中枢。一次服用大剂量可引起急性镇静催眠药中毒。

【病因及中毒机制】

1. 病因　镇静催眠药物最常见的为苯巴比妥类和苯二氮䓬类,中毒原因常为药物的滥用、误服和自杀自服,中毒途径绝大多数是口服,少数为静脉或肌内途径。

2. 中毒机制

(1)苯二氮䓬类:苯二氮䓬类的中枢神经抑制作用与增强 γ-氨基丁酸(GABA)能神经的功能有关。在神经突触后膜表面有由苯二氮䓬受体、GABA 受体及氯离子通道组成的大分子复合物。苯二氮䓬类与苯二氮䓬受体结合后,可增强 GABA 与其受体结合的亲和力,使氯离子通道开放,从而增强 GABA 对突触后的抑制功能。

(2)巴比妥类:对 GABA 能神经有与苯二氮䓬类大致相似的作用,苯二氮䓬类主要选择性作用于边缘系统和间脑,影响情绪和记忆力。巴比妥类的分布较广泛,主要作用于网状结构上行激活系统,使整个大脑皮质产生弥散性的抑制,中毒量引起意识障碍,以至延髓的呼吸中枢麻痹。另外,非巴比妥非苯二氮䓬类的镇静催眠药物,对中枢神经系统作用与巴比妥类相似。

(3)吩噻嗪类:主要作用于网状结构,能减轻焦虑、紧张、幻觉、妄想和病理性思维等精神症状,大剂量可导致延髓的呼吸和血管运动中枢麻痹。该类药物还具有抑制脑干血管运动和呕吐反射,阻断 α 肾上腺素能受体、抗组胺及抗胆碱等作用。

【病情评估】

1. 病史　是否有服用大量镇静催眠药史,有无长期滥用催眠药史,了解用药种类、剂量及服药时间,既往是否常服该药物,服药前或服药后同时是否服用其他药物和食物,如农药、乙醇等,有无与家人或其他人争吵、生气等情绪变化。

2. 临床表现　根据中毒程度分轻度、中度和重度中毒,重度中毒主要表现为呼吸、心血管和神经系统抑制的症状和体征。

(1)轻度中毒:主要症状是嗜睡、头晕、疲乏无力、注意力不集中、记忆力减退、神志恍惚、反应迟钝、言语不清、步态不稳、眼球震颤、判断和定向障碍。

(2)中度中毒:可出现沉睡、强刺激虽能唤醒,但不能答问,随后进入昏睡状态。呼吸略变浅慢,唇、手指、眼球可有震颤,血压低、体温不升等。

(3)重度中毒

①中枢神经系统抑制:由嗜睡到深昏迷,意识障碍可持续 1 周左右,体温低,常在 34～35℃之间,早期可有四肢强直,腱反射亢进,肌张力增高、踝阵挛阳性、瞳孔由小变大、震颤等。后期则各种反射消失。

②呼吸系统抑制:本类药物中毒均有不同程度呼吸抑制,开始表现为呼吸浅而慢,逐渐出现呼吸困难和呼吸性酸中毒,严重时可致呼吸停止。

③心血管系统抑制:本类药物能引起容量血管扩张,心输出量减少,导致有效循环血容量减少,出现血压下降,脉搏增快及尿量减少等,重者出现休克、尿闭、氮质血症、心搏骤停和肾衰竭。

3. 辅助检查　取患者血液、尿液或胃内容物送检进行定量或定性分析;也可进行动脉血气分析及肝、肾功能等检查。

【救治及护理】

1. 救治要点

(1)迅速清除毒物

①口服中毒:神志清醒者,可首先使用催吐法清除毒物,昏迷者宜插管洗胃,洗胃液宜选用温清水,服药时间超过 4～6h 者,虽洗胃效果不佳,但服药剂量大者,仍有洗胃必要。洗胃后经胃管注入药用炭 50～100g 加 100ml 水制成的混悬液,并用硫酸钠 10～15g 导泻,以减少药物吸收。忌用硫酸镁导泻,因镁有加重中枢神经系统抑制的作用。

②静脉或肌内注射中毒:可采用利尿、血液净化等,促进药物排出。

(2)促进已吸收药物的排出

①大量补液:静脉补充 5% 葡萄糖液或生理盐水每天 2000～3000ml。

②利尿:选用快速利尿药或甘露醇,呋塞米按 1mg/kg 静脉注射,每 6 小时重复使用,使尿量达 300～400ml/h,用药前应注意水及电解质平衡,此法对中、长效苯巴比妥类药物中毒效果较好。

③碱化尿液:采用 5% 碳酸氢钠 150～250ml 静脉注射,使尿 pH 达 7.5～8.0,可促进巴比妥类药物经肾脏排出。

④透析:重症患者经上述治疗效果不佳可采用血液或腹腔透析。

⑤血液灌流:严重大量苯巴比妥类药物中毒,可行血液灌流,可缩短患者中毒昏迷时间,效果较透析为好。

(3)氟马西尼是中枢性苯二氮䓬类药物特效拮抗药,其通过竞争抑制苯二氮䓬受体而阻断苯二氮䓬类药物的中枢神经系统作用。剂量:0.3mg 缓慢静脉注射,需要时每隔 10min 重复注射;由于半衰期短,单次给药患者清醒 45min 后可再次昏迷,通常疗效于 1～3h 逐渐消失,故可反复给药,总量可达 5mg。禁忌证:苯二氮䓬类成瘾、癫痫发作、三环类抗抑郁药过量者。

(4)本类药物中毒的主要致死原因为呼吸和循环衰竭,因此加强生命支持治疗、维持有效的气体交换和有效血容量是抢救成功的关键。深昏迷伴呼吸抑制者,保持呼吸道通畅,应使用呼吸兴奋药,宜尽早气管插管,必要时气管切开,实施人工呼吸;纠正低氧血症,维持酸碱平衡;无自主呼吸者及时行心肺复苏术;对出现低血压者,应首先扩容,必要时使用血管活性药物,如多巴胺静脉滴注。

(5)对症治疗低温者,应注意保暖;心律失常者,予以心电监护,在纠正水与电解质平衡的基础上,给予抗心律失常药物治疗;

昏迷、抽搐者可用脱水和利尿药物,以减轻脑水肿;纳洛酮为阿片受体的竞争拮抗药,能有效拮抗镇静安眠药产生的意识和呼吸抑制,每次 0.4～0.8mg 静脉注射,可根据病情间隔 15min 后重复一次,以后每隔 1～2h 注射 0.4mg,直至意识转清醒;可预防性应用抗生素,以防继发感染。

2. 护理措施

(1)病情观察

①定时测量体温、脉搏、呼吸、血压,密切观察意识状态、瞳孔大小、对光反射、角膜反射,如果瞳孔散大、血压下降、呼吸变浅或不规则,常提示病情恶化,应及时向医师报告,以便采取紧急处理措施。

②记录 24h 出入量,并做好病程记录。

(2)一般护理

①迅速清除毒物

催吐、洗胃、导泻:对神志清醒者可行催吐法,但催吐过程中注意观察病情变化,防止催吐物误入气管致窒息和吸入性肺炎,故应将患者头偏向一侧,每次呕吐后清洁口腔,神志不清者应尽早插胃管,插管时和洗胃过程中密切观察病情变化,防止呼吸和心搏骤停。

促进已吸收毒物的排出:补液、利尿、碱化尿液、透析、血液灌流等,应注意患者水电解质、酸碱平衡,补液速度不宜过快,避免使用大剂量利尿药等。

②保持呼吸道通畅:患者取仰卧位头偏向一侧或侧卧位,可防止舌向后坠阻塞气道。有呕吐物或痰液时,应及时用吸痰器吸出,必要时可行气管切开或使用呼吸机。

③吸氧:脑组织缺氧可促进脑水肿,加重意识障碍,故应持续氧吸入,氧流量应为 2～4L/min。

昏迷时间超过 3～5d,患者营养不易维持者,可由鼻饲补充营养及水分。通常给予高热量、高蛋白易消化的流质饮食,避免刺激性、油腻性食物,并做好口腔护理。

(3)对症护理:低温者注意保暖;高热者予以物理降温;昏迷、抽搐者应控制抽搐,做好安全防护措施,防止外伤。应用脱水和利尿药,以减轻脑水肿,定时翻身、按摩,以防止压疮和呼吸道感染发生。

(4)减少并发症的护理:按昏迷护理常规进行护理,以减少并发症。①定时吸痰、拍背,可减少肺部感染;②每2～3小时翻身一次,用温热毛巾擦洗皮肤,骨突出部局部按摩,以防压疮发生;③做好口腔护理,每天2次口腔清洗,张口呼吸者可用湿纱布盖在口鼻部,以吸入湿润空气;④放置导尿管者要每周换一次,并定时用无菌生理盐水冲洗膀胱,同时注意清洗尿道外口分泌物;⑤每次大便后用高锰酸钾溶液冲洗肛门。

(5)心理护理:自杀急性中毒者,常有精神异常的表现;慢性中毒多因失眠长期服催眠药导致药物过量。因此,护理人员应始终陪伴患者,与其交流、沟通,建立良好护患关系,增加患者的信任感和安全感,向患者解释失眠的原因,教会患者避免失眠的方法,了解患者的心理状态和心理需求。同时,做好患者家属、亲友以及同事的工作,帮助患者树立信心,使其较快地回归社会和家庭。对自杀患者应有专人陪伴,以防止再度自杀。

3. 健康指导

(1)向失眠者普及睡眠紊乱的原因及避免方法的常识。失眠者自身因素常为过度紧张或强脑力劳动或精神受到应激原刺激导致。午睡时间过长或夜尿过多也可致失眠,环境因素多为外界吵闹、噪声使患者不能入睡。避免方法:脑力过度疲劳或处于应激状态者,晚上要做些轻松的工作,睡前沐浴或用热水洗脚,睡前可喝热牛奶一杯,禁饮有兴奋作用的饮料。白天坚持锻炼,运动种类可步行、慢跑、体操等,对减轻应激反应、促进睡眠有一定的帮助。保持睡眠的规律性,按时上床,早睡早起有利健康。午睡半小时左右较合适。尽量避免外界环境干扰。偶尔服用催眠药,但不能长期服用,失眠者应采取心理及物理疗法为主。

(2)对已服用催眠药患者的指导。向患者解释长期服用各类催眠药均可产生耐受性,久用后会产生依赖性,且在治疗剂量时常有不良反应如轻度头晕、乏力、困倦等。嘱咐患者首先不要长期服用催眠镇静药,已服用者在撤药过程中要逐渐减量,严防突然停药。

(3)药物管理及预后。药学、医护人员应加强对镇静催眠药管理、严格按适应证用药。家庭中有情绪不稳定或精神不正常者,家属对该类药物一定要妥善保管,以免发生意外。轻度中毒无须治疗可以恢复,中度中毒经治疗通常 1～2d 可恢复,重度中毒可能需要 3～5d 才能清醒,死亡率低于 5%。

第9章

脏器功能衰竭

第一节 急性心力衰竭

心力衰竭是各种心脏疾病致心功能不全的一种综合征。绝大多数情况下,是指心肌收缩力下降使心排血量不能满足机体代谢的需求,器官、组织血液灌注不足,同时出现肺循环和(或)体循环瘀血表现的一组临床综合征。

【病因】

由于以下病因造成心脏收缩力突然严重减弱或心排血量急剧减少,左心室舒张末压力迅速升高,肺静脉回流不畅,引起肺静脉压和肺毛细血管压力突然明显增高,当肺毛细血管渗透压超过4.8kPa（36mmHg)时,则有大量浆液由毛细血管渗出至肺间质和肺泡内,发生急性肺水肿,严重者左心室排血量急剧下降,同时出现心源性休克。

1. 急性广泛性心肌损害 急性大面积心肌梗死、急性心肌炎等。

2. 急性心脏压力负荷增加 高血压危象、急进型(恶性)高血压、重度主动脉瓣狭窄等。

3. 急性心脏容量负荷增加 输液过量过快(儿童和老年人多见)、急性乳头肌功能不全、急性瓣膜损害。

4. 急性机械性心排血受阻 重度二尖瓣狭窄、带蒂左心房黏液瘤及左心房附壁血栓等。

5. 其他 严重心律失常、机械性心包填塞等。

【病情评估】

1. 临床表现 急性左心衰竭起病急,病情可迅速发展至危重状态。常表现为急性肺水肿,突发的严重呼吸困难、端坐呼吸、喘息不止、烦躁不安并有恐惧感,呼吸频率可达 30～50/min;频繁咳嗽并咳出大量粉红色泡沫样痰;心率快,可触及交替脉,心尖部常可闻及奔马律;两肺布满湿啰音和哮鸣音。面色青灰、口唇发绀、皮肤湿冷。血压在开始时可升高,舒张压＞90mmHg,以后可降至正常或出现心源性休克,严重者可发生心源性晕厥和心搏骤停。

2. 辅助检查

(1)脑钠肽:血液中脑钠肽(BNP)增高的程度与心力衰竭的严重程度呈正相关,可作为评定心力衰竭的进程和判断预后的指标。

(2)心电图:可帮助了解有无心律失常、急性心肌缺血等。

(3)X 线检查:可确定心影大小及外形,结合观察肺瘀血、肺动脉高压及肺部病变情况,可大致判断心力衰竭的程度。

(4)超声心动图:可显示左心房、左心室肥大,心室壁运动幅度明显减低,左心室射血分数减低及基础心脏病表现等。

(5)动脉血气分析:可显示 PaO_2 呈不同程度降低。急性肺水肿早期,因过度换气,可致 $PaCO_2$ 降低,出现呼吸性碱中毒,因组织缺氧产生无氧代谢,导致代谢性酸中毒。

(6)血流动力学监测:肺动脉楔压(PAWP)＞18mmHg,且随病情加重而升高,心脏指数(CI,是将由心脏泵出的血容量除以体表面积得出的数值)则相反。

【救治及护理】

1. 急救护理 急救原则是迅速改善组织供氧,减轻心脏负荷,增加心排血量,去除诱因,治疗病因,尽快改善症状和稳定血流动力状态,同时避免或减少心肌损害因素。

(1)保持呼吸道通畅,床边备吸痰器,及时清除呼吸道分泌物,分泌物较多时头偏向一侧。开放气道,立即给予 6~8L/min 的高流量氧气吸入,病情严重者可给予面罩给氧或正压通气治疗,以上措施不能缓解时可给予气管插管,呼吸机辅助呼吸。给氧时可加入 20%~30%乙醇湿化,以减少肺泡内的泡沫张力。通过氧疗应将血氧饱和度维持在 95%~98%。

(2)迅速开放两条静脉通道,严格控制输液速度,输液滴数原则上应≤30 滴/min,休克抢救情况下除外。

(3)遵医嘱正确使用强心、利尿等药物,观察各种药物疗效与不良反应。

①吗啡:观察患者有无呼吸抑制或心动过缓,有神志不清、慢性肺部疾病、颅内出血、低血压休克者禁用。

②快速利尿药,注意观察尿量及生命体征的变化。

③给予血管扩张药及升压药,根据血压调整剂量,维持收缩压在 100mmHg,对原发性高血压者血压降低幅度(绝对值)以不超过 80mmHg 为度,使用硝酸甘油、硝普钠时要避光,使用血管活性药物时严密观察血压的变化,预防静脉炎的发生。

④洋地黄制剂,使用时应注意稀释,静脉推注速度超过 5min,并注意心率变化。

2. 护理措施

(1)病情观察:严密监测血压、呼吸、血氧饱和度、心率、心电图,检查血电解质、血气分析等。观察患者意识,精神状态,皮肤颜色、温度及出汗情况,肺部呼吸音的变化,详细记录液体出入量。

(2)一般护理

①合理休息:患者取坐位,双下肢下垂。心力衰竭的护理要避免患者过度劳累,下午要增加数小时卧床;保证患者夜间睡眠充足,采用高枕或半卧位姿势睡眠。

②防寒保暖:注意防寒保暖,防止上呼吸道感染诱发心力衰竭。

③饮食护理:患者每日摄入食盐控制在5g以下,重度心力衰竭者在1g以下,适当控制水分摄入。少食多餐,每日4～5顿,切忌吃饱。

④吸氧:有效的保持气道开放,立即给予高流量鼻导管氧气吸入。肺部听诊有湿啰音时,在湿化瓶内加入20％～30％的乙醇,有利于消除肺泡内的泡沫。病情严重者给予面罩加压给氧,必要时给予气管插管,呼吸机辅助通气。

⑤建立静脉通道:使用周围静脉留置针迅速建立静脉通道,并保持通畅,输注血管活性药过程中密切观察血压,根据血压调整用量及输液速度,控制总液量,准确记录出入量。

⑥沟通:从感情上帮助心力衰竭患者,使其保持良好的心情,树立战胜疾病的信心。

(3)并发症护理:因洋地黄的治疗量和中毒量相近,且无已知的解毒药,故应用此药时要注意给药方法,仔细核对剂量,密切观察洋地黄的中毒症状。

①用药指征:每次应用洋地黄前应测量脉搏,必要时听心率。婴儿脉率低于100/min,幼儿低于80/min、学龄儿低于60/min时,应报告医师决定是否停药。

②按时按量服药:洋地黄应单独服用,如患者服药后呕吐,要与医师联系,决定补服或通过其他途径给药。

③疗效指标:心率减慢、肝缩小、呼吸改善、尿量增加、安静、食欲好转等。

④毒性反应:心率过慢、心律失常、恶心呕吐、食欲减退、视物模糊、嗜睡、头晕等,出现上述症状应先停服洋地黄,报告医师处理。

(4)心理护理:恐惧或焦虑可导致交感神经系统兴奋性增高,使呼吸困难加重。医护人员在抢救时须保持镇静,操作熟练,忙而不乱,必要时可由家属陪伴,提供情感支持。

第二节　急性呼吸衰竭

急性呼吸衰竭是指原肺呼吸功能正常,因各种肺部发展的病变,在短时间内引起严重气体交换障碍,产生缺氧或合并二氧化碳潴留。因病变发展迅速,机体未能有很好的代偿,如不及时抢救,会危及患者生命。

【病因及发病机制】

1. 病因　引起急性呼吸衰竭的病因多数为呼吸系统疾病,但也常因其他系统疾病引起。常见如下。

(1)各种导致气道阻塞的疾病:急性病毒或细菌性感染,或烧伤等物理化学性因子所引起的黏膜充血、水肿,造成上呼吸道急性梗阻。异物阻塞也是引起急性呼吸衰竭的原因之一。

(2)引起肺实质浸润的疾病:各种重症肺炎、误吸胃内容物、淹溺或化学毒性物质,以及某些药物也可引起严重肺实质炎症而发生急性呼吸衰竭。

(3)肺水肿:各种严重心脏病、心力衰竭引起的心源性肺水肿;非心源性肺水肿,如高原肺水肿、复张性肺水肿。急性呼吸窘迫综合征(ARDS)为此种肺水肿的代表性症状。此类疾病可造成严重低氧血症。

(4)肺血管疾病:肺栓塞是引起急性呼吸衰竭的一种重要病因。

(5)胸壁胸膜疾病:如胸壁外伤、自发性气胸或创伤性气胸、大量胸腔积液等,均有可能引起急性呼吸衰竭。

(6)神经肌肉系统疾病:即使肺本身并无病变,因神经或肌肉系统疾病造成肺泡通气不足,也可发生呼吸衰竭。例如,催眠药物或 CO 中毒,呼吸中枢抑制;颅脑损伤、脑炎、脊髓外伤使呼吸肌麻痹;多发性神经炎、脊髓灰质炎等周围神经性病变;多发性肌炎、重症肌无力等肌肉系统疾病,造成肺泡通气不足而呼吸衰竭。

2. 发病机制

(1)通气功能障碍:肺泡通气不足指单位时间内肺泡的新鲜空气量减少。

(2)通气与血流比例失调:是引起低氧血症最常见的病理生理学改变。

(3)肺内静-动脉分流:肺动静脉瘘或如肺泡萎陷、肺不张、肺炎和肺水肿、肺部病变等,均可导致肺内分流量增加。

(4)肺泡气体弥散障碍。

(5)氧耗量:氧耗量增加是呼吸功能不全时加重缺氧的原因之一。发热、寒战、抽搐和呼吸困难均将增加氧耗量。

3. 病理生理 外呼吸包括通气和换气两个基本环节。

(1)肺泡通气不足:当二氧化碳产生增加时,需通过增加通气量来维持正常的二氧化碳分压。当肺通气不足时,进出肺气体减少,导致氧分压下降,二氧化碳分压升高,使流经肺泡毛细血管的血液不能充分动脉化,从而导致缺氧和二氧化碳潴留。

(2)弥散障碍:肺内气体交换是通过气体弥散实现的,气体弥散量取决于弥散面积、肺泡膜厚度和通透性、气-血接触时间和气体分压差等。当肺实变和肺不张时,弥散面积减少导致弥散障碍,通常以低氧血症为主。

(3)肺泡通气与血流比例失调:当肺泡通气不足,而血流正常时,流入该区的静脉血不能氧合;当肺泡血流不足或减少时,则该区气体不能充分利用。

(4)肺循环短路增加:支气管扩张、先天性肺动脉瘘等病变,可增加解剖分流,使静脉血掺杂显著增多而引起血液运载气体异常。

【病情评估】

1. 临床表现 急性呼吸衰竭的症状主要是缺氧所致的呼吸困难和多器官功能障碍。呼吸困难表现为呼吸频率、节律、幅度的改变。早期为呼吸频率加快,病情发展严重时出现呼吸困难,患者主诉胸闷、呼吸费力;呼吸道梗阻时辅助呼吸肌活动增强,出现三凹征;呼吸中枢受损时,呼吸频率减慢且有节律紊乱,如潮式呼吸、间断呼吸。发绀是缺氧的典型表现,口唇、甲床出现发绀。精神神经症状表现为精神错乱、狂躁、昏迷、抽搐。循环系统症状有早期心率加快、血压升高;严重缺氧,酸中毒时出现循环障碍、血压下降、心律失常、心搏骤停。消化系统可有呕血、黑粪、黄疸等。

2. **辅助检查**

(1)动脉血气分析:仅有缺氧,$PaO_2 < 60mmHg$,为Ⅰ型呼吸衰竭;缺氧合并二氧化碳潴留,PaO_2 下降伴 $PaCO_2 > 50mmHg$,为Ⅱ型呼吸衰竭;pH 正常或下降。分别说明机体的代偿和失代偿状态。

(2)胸部 X 线:弥散性或局限性浸润灶。

3. **其他检查** 包括血常规、血电解质、肝肾功能检查等。

【救治及护理】

1. **救治要点** 以保护呼吸道通畅,纠正缺氧和二氧化碳潴留,防治并发症为救治原则。

(1)通畅气道,改善通气:保证呼吸道通畅是进行各种呼吸支持治疗的必要条件。患者昏迷时,取仰卧位,头后仰托起下颌并将气道打开;清除气道内分泌物及异物;解除支气管痉挛;必要时应建立人工气道。

(2)合理用氧:任何类型的呼吸衰竭都存在低氧血症,故氧疗是呼吸衰竭的重要治疗措施,但不同类型的呼吸衰竭其氧疗的指征和给氧方法不同。原则是Ⅱ型呼吸衰竭应该给予低浓度(<35%)持续吸氧;Ⅰ型呼吸衰竭则可给予较高浓度(>35%)吸氧。

急性呼吸衰竭的给氧原则:在保证动脉血氧分压(PaO_2)迅速提高到 60mmHg 或血氧饱和度(SpO_2)达 90%以上的前提下,尽量降低吸氧浓度。给氧过程中如果呼吸困难缓解、心率减慢、发绀减轻,表示氧疗有效;如果呼吸过缓或意识障碍加深,须警惕二氧化碳潴留。

(3)机械通气护理:呼吸机的使用提高了呼吸衰竭抢救的成功率,但也对医护人员提出了较高要求。

①必须掌握机械通气指征:严重缺氧和(或)二氧化碳潴留危及生命;意识障碍;呼吸不稳定;气道分泌物多且有排痰障碍;有误吸可能;合并多器官功能衰竭患者。

②通气前充分准备:呼吸机清洁、性能稳定,急救物品齐备。

③通气过程中密切监测病情:监测生命体征、SpO_2 的变化,观察呼吸机的运行,遵医嘱定时复查血气指标,以动态观察通气效果;注意无菌操作,妥善固定呼吸机管道,预防并及时发现并发症。

④用药护理:使用抗感染药控制呼吸道感染;使用呼吸兴奋药(如尼可刹米、洛贝林等)时,必须保持呼吸道通畅,否则会促发呼吸肌疲劳,进而加重二氧化碳潴留;脑缺氧、脑水肿未纠正而出现频繁抽搐者慎用。对烦躁不安、夜间失眠患者,Ⅱ型呼吸衰竭患者慎用镇静药,以防止引起呼吸抑制。

⑤纠正酸碱平衡失调:急性呼吸衰竭患者常容易合并代谢性酸中毒,应及时纠正。慢性呼吸衰竭常有二氧化碳潴留,导致呼吸性酸中毒,宜采用改善通气的方法纠正。如果呼吸性酸中毒的发生发展过程缓慢、机体常以增加碱储备来代偿,到呼吸性酸中毒纠正后,原已增加的碱储备会使 pH 升高,对机体造成严重危害。因此,在纠正呼吸性酸中毒的同时需给予盐酸精氨酸和氯化钾,可防止代谢性碱中毒的发生。

2. 护理要点

(1)病情观察

①观察意识、生命体征的变化及尿量和皮肤的色泽,监测动脉血气指标。

②观察痰液性状、量、颜色。

③观察有无肺性脑病、酸碱平衡紊乱、心力衰竭等并发症。

（2）一般护理

①卧床休息：通常取半卧位或坐位，有利于改善呼吸状态。

②给予吸氧：根据血氧采取控制性吸氧。

③建立静脉通道：严格掌握输液速度及输液量。

④饮食：宜进食高蛋白、高脂肪、低糖类，以及适量多种维生素和微量元素的饮食；必要时行静脉营养治疗。

⑤出入液量：记录 24h 出入量，注意电解质尤其是血钾的变化。

⑥生活护理：保持皮肤和口腔的卫生，定时翻身，防止压疮发生。

⑦沟通：采用语言与非语言的沟通方式，了解患者的心理需求，提供必要的帮助。

（3）并发症护理

①呼吸系统感染：是最常见的医院内感染。加强患者营养，药物的选择应综合临床和痰培养结果全面分析。严格执行无菌技术操作及消毒隔离。

②呼吸性碱中毒：当辅助通气水平过高，或采用辅助控制通气模式的患者自主呼吸频率过快时可导致过度通气，出现呼吸性碱中毒，尤其是Ⅱ型呼吸衰竭的患者，应特别注意。

③氧中毒：长时间吸入高浓度氧可使体内氧自由基过多，导致组织细胞损伤和功能障碍，称为氧中毒。吸氧浓度应根据血气分析指标和缺氧情况调节，氧浓度大于 70%，吸氧时间通常不超过 24h。

④肺损伤：以气压伤最常见。肺损伤与高容通气有关，而非高压造成，主张将"气压伤"改为"容积伤"。因此，控制潮气量可以预防气压伤的发生，目前倾向于选择接近正常自主呼吸的潮气量（6～8ml/kg），尽量使用平台压不超过 30～35cmH$_2$O。

（4）心理护理：应多了解和关心患者的心理状况，特别是对建立人工气道和使用机械通气的患者,应经常巡视,让患者说出或写出引起或加重焦虑的因素,指导患者应用放松、分散注意力等方法,缓解其紧张和焦虑情绪。

第三节 急性肾衰竭

急性肾功能衰竭(ARF)是各种原因导致肾功能在短时间(几小时至几天)内急剧地进行性下降而出现的临床综合征。临床上主要表现为血肌酐和尿素氮迅速升高,水、电解质和酸碱平衡紊乱,以及全身各系统并发症。常伴有少尿(<400ml/d)或无尿(<100ml/d)。

【病因】

1. **肾前性肾衰竭** 严重脱水、出血,常使肾血流量及滤过率降低,尿量减少;实验证明,肾滤过率减少30%不会引起器质性肾损害;尿量减少的同时尿浓度或渗透压增加,尿钠浓度降低(钠钾比下降),血尿素氮由于滤过的尿素逆向弥散而有所上升;肾血流恢复时这种征象可完全逆转,尿量可恢复正常;如果滤过率继续降低,尿量保持在下降水平,则渗透压减少,钠钾比增高,此时可出现部分肾小管坏死;治疗的方针是保持足够的血容量、血压及全身水分。如肾脏缺血加重或时间延长,则可发生弥散性肾小管坏死及肾梗死;病灶如果为点状散在性,则有恢复希望,如果皮质坏死严重,则大都不可逆。

2. **肾性肾衰竭** 引起肾实质病变的因素又可分肾毒素和肾缺血两类。肾性急性肾衰竭可由肾小管疾病所致,常以肾小管坏死最为常见,肾缺血、肾中毒(药物、重金属、蛇毒、造影剂等)异型输血后、轻链肾病及高钙血症等均可引起肾小管损伤。

3. **肾后性肾衰竭** 主要为尿路梗阻引起,患者多有结石病史,或由于输尿管炎性水肿引起梗阻。肾后性梗阻常出现完全无尿,而急性肾小管坏死大都为少尿。

【病情评估】

1. **临床表现** 急性肾小管坏死是急性肾衰竭最常见的类型。以急性肾小管坏死为例,简述急性肾衰竭的临床表现,目前多根据临床过程可分为起始期、持续期和恢复期。

(1)起始期:此期患者尚未发生明显的肾实质损伤,可能处于急性肾衰竭高危阶段或损伤阶段。起始期的长短依病因和程度的不同而不同,通常为数小时到数天,此时肾病常为可逆性;但随着肾小管上皮发生明显损伤,肾小球滤过率突然下降,可出现容量过多,并出现电解质和酸碱平衡紊乱的症状和体征,则进入持续期。

(2)持续期:此期已处于损伤阶段或衰竭阶段,通常为 1~2 周,也可更长。肾小球滤过率保持在低水平。许多患者可出现少尿(< 400ml/d),部分甚至无尿(<100ml/d)。但也有些患者可没有少尿症状,尿量在 400ml/d 以上,称为非少尿型急性肾损伤。随着肾功能减退,临床上均可出现一系列尿毒症的临床表现。①消化系统:食欲缺乏、恶心、呕吐、腹胀、腹泻等,严重者可发生消化道出血。②呼吸系统:除感染的并发症外,因容量负荷过多,可出现呼吸困难、咳嗽、憋气、胸痛等症状。③心血管系统:包括高血压、心律失常、低血压、心肌病变、充血性心力衰竭的表现等。急性左心衰竭是持续期急性肾小管坏死患者常见的死亡原因。④神经系统:可出现意识障碍、躁动、谵妄、抽搐、昏迷等尿毒症脑病症状。⑤血液系统:可表现为轻、中度贫血,并可有出血倾向。⑥水、电解质和酸碱平衡紊乱:可表现为水中毒、代谢性酸中毒、高钾血症等。其中高钾血症会抑制心脏导致心搏骤停,是急性肾衰竭患者在此期间的首位死因。⑦感染:感染是急性肾衰竭常见并发症,常见感染部位包括肺部、尿路、腹腔及手术部位。

(3)恢复期:肾小管细胞再生、修复,肾小管完整性恢复。肾小球滤过率逐渐恢复正常或接近正常,此期尿量呈进行性增加,少尿或无尿患者尿量进入 500ml/d,即进入恢复期。部分患者出现多尿,每日尿量超过 2500ml,通常持续 1～3 周,继而再恢复正常。多尿期有时由于排钾过多或使用排钾利尿药、摄入减少等造成低血钾,如血清钾<3mmol/L 时患者可出现疲乏、恶心、呕吐、腹胀、肠蠕动减弱或消失,严重者可出现呼吸肌麻痹、定向力障碍及嗜睡、昏迷。心电图可见 T 波宽而低、Q-T 间期延长、出现 U波,甚至出现心室颤动、心搏骤停。肾小管重吸收功能较肾小球滤过功能恢复迟缓且滞后,多数肾小管功能完全恢复需 3 个月以上。少数患者可遗留不同程度的肾结构和功能损伤。

2. 辅助检查

(1)血液检查:可有轻、中度贫血,血浆尿素氮和肌酐进行性上升,高分解代谢者上升速度较快,横纹肌溶解者肌酐上升更快。血清钾浓度常高于 5.5mmol/L。血 pH 常低于 7.35,HCO_3^- 低于 20mmol/L。血钠、血钙浓度降低,血清磷浓度升高。

(2)尿液检查:尿液外观多浑浊,尿色深。尿蛋白多为(＋)～(＋＋),以中、小分子蛋白质为主,可见肾小管上皮细胞、上皮细胞管型、颗粒管型、少许红细胞、白细胞等。尿比重降低且固定,多在 1.015 以下,尿渗透浓度低于 350mmol/L,尿与血渗透浓度之比低于 1.1,尿钠增高,多在 20～60mmol/L,尿肌酐与血肌酐之比常低于 10。滤过钠排泄分数(FENa)可反映肾排出钠的能力,即 FENa-(尿钠/血钠)/(尿肌酐/血肌酐)×100％,急性肾小管坏死者 FENa 常大于 1。肾衰指数[尿钠/(尿肌酐/血肌酐)]常大于 1。尿液指标检查必须在输液、使用利尿药和高渗药物之前,否则结果有偏差。

(3)影像学检查:首选尿路超声检查,以排除尿路梗阻和慢性肾病。腹部 X 线片有助于发现肾、输尿管和膀胱部位结石。CT检查对评估尿路梗阻更具有优势。CT 血管造影和 MRI 血管造影可明确有无肾血管病变。

(4)肾活组织检查:是重要的诊断手段。在排除肾前性及肾后性原因后,对没有明确致病原因的急性肾衰竭,如无禁忌证,都应尽早行肾活组织检查。

【护理措施】

1. 病情观察 严密观察有无左心衰竭、肺水肿及肾功能的改变等,备好抢救药品。有急性肺水肿时,及时吸氧,液化瓶内放75%乙醇。准确记录24h出入量,特别是尿量。无尿者应限制钠盐及水的摄入,每日600～800ml。监测生命体征、尿量、血尿素氮、血肌酐及血电解质的变化,发现异常,及时报告医师。

2. 一般护理

(1)将患者置单间,保持室内空气新鲜、清洁,定期进行空气消毒。

(2)给予高糖、低脂肪、低蛋白、低盐易消化饮食。

(3)绝对卧床休息,有抽搐昏迷者应采取保护措施,防止坠床。烦躁不安者,应用镇静药,保持呼吸道通畅。

(4)对贫血或出血者,按医嘱输新鲜血时,滴速宜慢,观察有无输血反应。

(5)及时准确应用各种药物,并观察用药效果。

(6)禁用库存血,学会自测尿量、体重。定期随访,监测肾功能、电解质等。

(7)注意口腔卫生,经常漱口,避免口腔溃烂及口腔炎。加强皮肤护理,预防压疮发生。

(8)指导患者合理安排活动和休息,严格遵守饮食计划,加强营养,避免发生负氮平衡;注意个人卫生,避免感冒。

3. 症状护理

(1)少尿期护理:绝对卧床休息,注意肢体功能锻炼。严格限制液体进入量,按医嘱准确输入液体。预防感染,做好口腔及皮肤护理,严格无菌操作。饮食护理,既限制入量又适当补充营养,食用低钾、低钠、高热量、高维生素及适量蛋白质。如行腹膜透析或血透治疗,按腹透、血透护理常规进行。

（2）多尿期护理：以安静卧床休息为主。嘱患者多饮水或按医嘱及时补液和补充钾、钠等，防止脱水、低钾和低钠血症的发生。多尿期供给足够热量和维生素，蛋白质可逐日加量。

（3）恢复期护理：控制及预防感染，给予高热量、高蛋白饮食，鼓励逐渐恢复活动，防止出现肌肉无力现象。

（4）血液透析的护理：指导患者采取舒适体位，尽量延长静脉置管使用时间，保证及时透析。透析过程中严密观察病情变化，持续监测生命体征，每 30 分钟测血压 1 次。透析前后测量体重，准确记录出入液量，保持 24h 内出入平衡。透析后注意观察有无出血情况，并注意血压变化。

4. 并发症护理

（1）感染：由于患者抵抗力低下和各种操作复杂等原因，可能出现感染，应避免各种诱因，产生的感染遵医嘱给予抗生素。

（2）水电解质紊乱：密切监测血液生化指标，遵医嘱补液。

（3）出血：见于原发病、肝素应用及血液透析时。做好病情观察、透析中的护理，及时给予止血、输血等抢救措施。

（4）左心衰竭、肺水肿：注意输液速度不可过快。心力衰竭及时采取超滤透析或连续性肾脏替代治疗，同时给予强心治疗。

5. 心理护理　应鼓励患者消除顾虑和恐惧心理，如需进行血液透析，应向患者说明血液透析治疗目的，血液透析的过程及透析后可能出现的情况，使患者有充分的心理准备，消除紧张心理，配合治疗。急性期绝对卧床休息，症状减轻后适当增加活动量。加强和患者沟通，增加患者康复的信心，加强护理，使患者保持良好的心理状态。

【健康指导】

1. 按医嘱服药，不使用肾毒性药物，用药前一定要咨询医师，不随便用药。

2. 接触毒性物质的人员，要有安全可靠的防护措施。

3. 进营养丰富的饮食，避免伤肾的食物。

4. 预防感冒,注意劳逸结合。

5. 定期随访,并教会测量和记录尿量的方法。

6. 若有感染与创伤,要及时有效地就医。

第四节　急性肝衰竭

急性肝衰竭(acute liver failure,ALF)是由多种原因导致的肝突然严重的损伤而出现进行性胆红素升高、凝血机制障碍及意识改变的一种临床综合征,病死率极高。我国引起急性肝衰竭的主要病因是肝炎病毒,其中以甲、乙、丙型肝炎病毒引起者最常见。在欧美国家,急性肝衰竭的主要原因是由药物引起,如对乙酰氨基酚、异烟肼、利福平、抗代谢药、化疗药物等。

【病情评估】

1. 临床表现

(1)急性肝衰竭的早期症状

①黄疸:黄疸出现后在短期内迅速加深,持续时间长,2～3周黄疸仍不退,黄疸出现后病情无好转。

②持续低热:病初可有低热,黄疸出现后体温下降至正常。如果黄疸同时伴有持续性低热,提示有肝细胞坏死或内毒素血症。

③消化道症状:表现为频繁恶心呕吐、呃逆、明显腹胀、肠鸣音消失、肠麻痹。

④出血倾向:如皮肤瘀斑、紫癜、鼻出血、牙龈出血,少数有上消化道出血等。

⑤腹水:因清蛋白半衰期较长,通常在病后2～3周才出现低清蛋白血症。病程超过2～8周者多有腹水。

⑥性格改变:如原性格开朗,突变为忧郁。肝性脑病征兆有睡眠节律颠倒、不能构思、定向障碍、行为怪癖、随地便溺等,继而出现意识障碍,进入肝昏迷。

(2)急性肝衰竭的晚期症状:主要表现为肝性脑病,继而出现下列急性肝衰竭症状。

①感染:以呼吸道感染最常见,其他有泌尿感染,多为革兰阴性杆菌、革兰阳性球菌感染,也可有厌氧菌及真菌感染。

②脑水肿:当患者出现踝阵挛、锥体束征阳性时,提示已有脑水肿;或有球结膜水肿、瞳孔散大固定,呼吸变慢、节律不规则,视盘水肿,均为脑水肿表现。

③电解质酸碱平衡紊乱:如低钠、低钙、低镁、低钾血症,呼吸性碱中毒,代谢性碱中毒和代谢性酸中毒等。

④凝血功能障碍和出血:最常见的是皮肤黏膜出血和胃肠道出血,还可出现注射或穿刺部位渗血,如紫癜、瘀斑及牙龈、结膜、胃肠道等出血,甚至颅内大出血。

⑤肾衰竭:有高尿钠、等渗尿及肾小管坏死表现。与内毒素血症、肝细胞坏死、利尿药应用不当、胃肠出血导致低血容量及低血压等因素有关。

2. 辅助检查

(1)血常规:血清蛋白开始可正常,发病约 10d 后动态下降;血胆固醇、血钾可降低,血氨可增高。

(2)凝血酶原时间:超过 3.5s,凝血酶原活动度 $<40\%$,胆碱酯酶明显降低。

(3)血清胆红素:迅速增高或平均每日上升 $17.1\mu mol/L$,同时,病初显著增高的丙氨酸转氨酶反而动态明显下降,出现"胆酶分离"现象。

(4)氨基酸谱分析:芳香族氨基酸(AAA)增高,支链氨基酸(BCAA)下降,BCAA/AAA<1.2(正常值为 $3.0\sim3.5$)。

(5)血清肝炎病毒标志物检测:相关病毒抗原抗体或核酸阳性,但在暴发性乙型肝炎的肝衰竭,因体内发生快速消除病毒所致强烈免疫应答,HBsAg 可为低滴度,HBeAg 及 HBV-DHA 检出率低,甚至抗 HBs 可阳性。

【救治及护理】

1. 病情观察

(1)生命体征的观察:每 4 小时测生命体征一次,15～30min 巡视一次,密切观察病情变化,及早发现并发症。

(2)神志意识的观察:应密切观察患者的性格改变和行为异常变化,安全护理并密切观察,警惕肝性脑病的发生,协助医师及早处理以控制病情变化。

(3)黄疸进展的观察:观察患者皮肤、巩膜黄染程度和尿色深浅的变化,做好皮肤护理,用温水擦洗,禁止刺激性肥皂液、沐浴露等。如出现食欲缺乏、全身乏力、高度腹胀、顽固性呃逆,提示病情加重,应尽早采取治疗措施。

(4)腹水和尿量的观察:每日测腹围,每周同一时间测体重,准确记录 24h 液体出入量,以便动态观察腹水消长情况,定期测血电解质,维持水、电解质平衡,如出现少尿、无尿症状,应防止肝肾综合征的发生。

(5)出血的观察:患者若有皮肤瘀斑或出血点、齿龈出血、鼻出血等,提示凝血功能较差,如有胃灼热感、恶心、黑粪等症状,则提示有上消化道出血的可能,应尽早做好抢救准备工作。

2. 一般护理

(1)环境:将患者置于抢救室或 ICU,温湿度适宜,给予心电监护,备好抢救用物及设备。

(2)饮食护理:给予高热量、低脂、低盐、易消化的流质或半流质饮食,少量多餐,合理调整食谱,有腹水和肾功能不全患者应控制钠盐摄入量。有肝性脑病先兆者,忌食动物蛋白,可少量食用植物蛋白,防止血氨增高而致昏迷,有消化道出血者应禁食。保持大便通畅,有利于清除肠内含氮物质。发生便秘者可口服或鼻饲 50%硫酸镁 30～50ml 导泻,也可用生理盐水或弱酸溶液灌肠。

(3)合理使用抗生素:抗生素必须现配现用,以保证药物的稳定性,同时要注意禁忌。

(4)皮肤护理:保持皮肤清洁、干燥,及时更换床单及衣裤,保持床单位清洁舒适。昏迷患者,定时翻身、拍背。黄疸较深、瘙痒严重者,可给予抗组胺药物,避免抓破皮肤,避免使用肥皂液等碱性液体防止刺激皮肤,温水擦身、剪短指甲。

(5)注意休息:绝对卧床休息,腹水者取半卧位,定时更换体位,防止发生压疮,病室内保持安静、空气新鲜,集中时间治疗,严格限制探视,保证患者得到充分的休息,病室内定期消毒。

(6)口腔护理:观察口腔有无牙龈出血,禁止使用硬毛牙刷刷牙;观察口腔黏膜有无真菌感染,饭前饭后可用5%碳酸氢钠漱口,昏迷者给予口腔护理,每日2次,并防止误吸。

(7)安全防护:对昏迷患者,给予安全防护措施,如用床档约束带固定四肢,必要时用床单固定,慎用镇静药,以免加重肝性脑病的症状。

3. **感染护理** 患者免疫功能低下,容易合并感染,特别容易发生肺部和腹腔感染,需密切观察病情,定时测量体温,有症状及时向医师汇报,及时处理。必要时合理应用抗感染药。昏迷患者定时翻身拍背,防止压疮及肺部感染的发生。黄染较深、瘙痒严重者可给予抗组胺药物,协助患者温水擦身、剪短指甲,避免抓破皮肤引起感染。床边设置消毒洗手液;病室定期消毒,医疗废物与生活垃圾用感染性垃圾袋双包装单独处理,防止院内感染。

4. **降低血氨** 灌肠可清除肠内积血,使肠内保持酸性环境,减少氨的产生和吸收。协助患者取左侧卧位,用温水150ml加食醋50ml灌肠,每日1~2次,或乳果糖50ml加温水100ml保留灌肠,肝性脑病者禁用肥皂水灌肠。

5. **并发症护理**

(1)肝性脑病:注意安全,防止坠床、摔伤等。保持呼吸道通畅,遵医嘱给予吸氧,氧流量以1~2L/min为宜。清理肠道,给予30%食醋灌肠,每日2次,酸化肠道以减少氨的产生和吸收。加强基础护理,做好皮肤、口腔、眼部的护理。给予留置尿管,准确记录尿量。

(2)消化道出血:禁食水,平卧,头偏向一侧,配合医师进行抢救。密切观察病情变化,15~30min测量生命体征一次,观察呕吐物及粪便的颜色、性状及量,并准确记录24h出入量。遵医嘱给予止血药,保护胃黏膜药,输新鲜全血,纠正酸中毒。出血停止,粪隐血试验阴性后,可给予温、凉的流质食物,应以柔软、易消化食物为宜,避免再次出血。注意保暖。

6. 心理护理　多与患者及家属沟通,讲解疾病的有关知识,使其正确理解自己的病情而积极配合治疗。各项操作做到娴熟、轻柔,增加患者对医护人员的信赖。患者意识恢复后,应指导患者保持安静,保持乐观情绪,消除恐惧心理,增强战胜疾病的信心,以最佳的心理状态配合治疗。

【健康指导】

1. 使患者对本病的发生、发展及治疗护理全过程有初步了解,并将病情好转情况及时通知患者,调动患者求生的积极性,增强战胜疾病的信心。

2. 向患者及家属介绍肝病和肝性脑病的有关知识,以及导致和避免肝性脑病的各种诱发因素的基本做法。

3. 指导患者养成良好的饮食习惯,禁食高盐、高脂、刺激性较强的食物。

第五节　多器官功能障碍综合征

多器官功能障碍综合征(multiple organ dysfunction syndrome,MODS),是指机体在经受严重创伤、感染、大手术等急性损伤因素24h后,同时或序贯出现两个或两个以上器官或系统的可逆性功能障碍。

【病因及发病机制】

1. 病因　引起多器官功能障碍的病因很多,往往是综合性的,多因素的。通常可归纳为以下几类。

(1)败血症及严重感染:败血症时菌群紊乱、细菌移位及局部感染病灶是产生 MODS 的主要原因之一。临床上以腹腔脓肿、急性坏死性胰腺炎、化脓性梗阻性胆管炎、绞窄性肠梗阻等,更易导致肺、肝、肾及胃肠道等脏器功能的衰竭。

(2)低血容量休克:各脏器常因血流不足而呈低灌流状态,组织缺血、缺氧,损害各器官的功能。创伤大出血和严重感染引起的休克更易发生 MODS。目前创伤或休克后器官缺血和再灌注损伤在 MODS 发病中的作用是研究的热点之一。

(3)严重创伤、烧伤和大手术后:MODS 最早发现于大手术后,严重创伤、烧伤及大手术后患者,在有无感染的情况下均可发生 MODS,常引起肺、心、肾、肝、消化道和造血系统等脏器功能的衰竭。

(4)大量输液、输血及药物使用不当:大量输液,容易引起急性左心衰竭、肺间质水肿;大量输血后微小凝集块可导致肺功能障碍,凝血因子的缺乏能造成出血倾向;长期大量使用抗生素亦能引起肝肾功能损害、菌群紊乱;去甲肾上腺素等血管收缩药物的大剂量使用,加重微循环障碍;大剂量激素的应用易造成免疫抑制、应激性溃疡出血、继发感染等不良反应。

(5)诊疗失误:主要是对病情判断错误,特别是一些器械损伤,如在呼吸机使用时 PEEP 等使用不当造成心肺功能障碍;内镜检查导致穿孔并发症高浓度吸氧致使肺泡表面活性物质破坏、肺血管内皮细胞损害;血液透析和床旁超滤吸附中可造成不均衡综合征,引起血小板减少和出血。

(6)毒物和中毒:急性化学性中毒通常通过呼吸道侵入人体内,急性期时可出现全身性炎症反应综合征(SIRS)和呼吸窘迫综合征(RDS),主要表现在肺衰竭,最终出现其他器官的损伤而导致 MODS。

2. 发病机制 MODS 的发病机制非常复杂,涉及神经、体液、内分泌和免疫等诸多方面,目前 MODS 的确切发病机制尚不明确,失控的 SIRS 很可能在 MODS 发生中起主要作用,失控的 SIRS 发病机制如下。

(1)缺血-再灌注损伤假说:认为各种损伤导致休克引起的器官缺血和再灌注的过程是 MODS 发生的基本环节,它强调各种休克微循环障碍如果持续发展,都能造成生命器官血管内皮细胞和器官实质细胞缺血、缺氧和功能障碍。目前随着分子生物学和细胞生物学的研究深入,人们提出了缺血再灌注过程中,内皮细胞和白细胞相互作用引起器官实质细胞损伤的观点,即血管内皮细胞(EC)能通过多种凝血因子和炎症介质,与多形核白细胞(PMN)相互作用产生黏附连锁反应,导致器官微循环障碍和实质器官损伤。从而使缺血-再灌注损伤假说得到发展和完善,具体有组织氧代谢障碍、氧自由基损伤、白细胞和内皮细胞的相互作用。

(2)炎症失控假说:炎症是机体的重要防御反应,MODS 是由于机体受到创伤和感染刺激而发生的炎症反应过于强烈导致促炎抗炎失衡,从而损伤自身细胞的结果。其参与 MODS 的炎症失控反应过程的基本因素分为刺激物、炎症细胞、介质、靶细胞和效应几部分。

(3)肠道细菌、毒素移位假说:严重创伤、休克、缺血-再灌注损伤、外科手术应激等均可导致肠黏膜屏障功能破坏,从而致使肠道的细菌和毒素的移位,最终导致细菌损伤和器官功能障碍。但迄今尚无临床资料说明预防肠道屏障衰竭是否能防止 MODS 发生,肠道是否的确是 MODS 的始动器官,还有待于进一步研究证明。

(4)两次打击和双项预激假说:该学说把创伤、休克等早期致伤因素视为第一次打击,在该次打击时,虽然各种免疫细胞及其多种炎症介质也参与了早期的炎症反应,但其参与的程度是有限的,然而打击过程长,炎症细胞被激活,处于一种"激发状态"。如果病情进展或再次出现病损侵袭,则构成第二次打击,此次打击的突出特点是炎症和应激反应具有放大效应,即使打击的强度小于第一次打击,也能造成处于激发状态的炎症细胞更为剧烈发生反应,从而超量的释放细胞和体液介质。如此还可以导致"三级"甚至更多级别的新的介质产生,从而形成"瀑布样反应"。这种失控的炎症反应不断发展,最终导致组织细胞损伤和器官功能障碍。

(5)应激基因假说:应激基因反应是指一类由基因程序控制,能对环境应激做出反应的过程应激基因,通常根据它们的应激刺激物来命名,如热休克反应、急性期反应、紫外线反应,氧化应激反应等。应激基因反应是细胞基本机制的一部分,能促进创伤、休克、感染、炎症等应激打击后细胞代谢所需的蛋白合成。应激基因这种细胞反应的类型也表现在内皮细胞中,当血管内皮细胞受内毒素攻击后,能导致细胞程序化死亡或凋亡。细胞功能改变,是导致机体不再能对最初或以后的打击做出反应,是发生MODS 的直接原因。

【临床表现】

1. 循环系统紊乱 由于多种炎性介质对心血管系统均有作用,故循环系统是最易受累的系统。几乎所有病例至少在病程的早、中期会出现"高排低阻"的高动力型的循环状态。心排出量可达 10L/min 以上,外周阻力低,并可因此造成休克而需要用升压药来维持血压。这类患者实际上普遍存在心功能损害。

2. 高代谢状态 全身感染和 MODS 通常伴有严重营养不良,其代谢模式有三个突出特点。

(1)持续性高代谢:代谢率可达到正常的 1.5 倍以上。

(2)耗能途径异常:在饥饿状态下,机体主要通过分解脂肪获得能量。但在全身性感染时,糖的利用受到限制,机体则通过分解蛋白质获得能量;脂肪利用可能早期增加,后期下降。

(3)对外源性营养物质反应差:补充外源营养并不能有效地阻止自身消耗,提示高代谢对自身具有"强制性"又称"自噬代谢"。高代谢所造成的蛋白质营养不良将严重损害器官的酶系统的结构和功能；另外，支链氨基酸与芳香族氨基酸失衡可使后者形成假神经介质，进一步导致神经调节功能紊乱。

3. 组织细胞缺氧　临床主要表现是"氧供依赖"和"乳酸性酸中毒"。

【救治及护理】

1. **救治要点**　控制原发病，加强器官功能支持，免疫和炎症反应调节治疗等。

(1)控制原发病：及时有效的处理感染、休克等原发病，防治缺血再灌注损伤和休克。

(2)器官功能支持：合理进行氧疗，尽早改善循环功能，改善肾脏灌注，预防应激性溃疡的发生，予以营养支持。

(3)合理应用抗生素，免疫和炎症反应调节治疗、激素治疗等。

2. **护理措施**

(1)病情观察：MODS 患者器官功能改变早期常无特异性或典型表现，出现明显或典型症状时往往器官功能已受损严重，难以逆转。因此，护士应熟悉 MODS 的诱因和发生、发展过程，掌握 MODS 器官功能变化各期的常见表现，做好生命体征和辅助检查的监测，积极协助医师早期发现病情变化，预防器官衰竭。

①感染患者应监测体温，每日 4 次，体温异常及时报告医师。

②监测尿量、尿色、性状，每日尿量低于 400ml 时，应立即告知医师。

③监测心率(律)、血压，及时发现心律失常和血压变化。观察呼吸频率和节律，有助于及时发现呼吸衰竭。

④严密观察神志、意识水平，及时发现有无中枢神经系统功能障碍。

⑤耐心听取患者关于腹痛、腹胀的主诉，观察患者有无呕血或黑粪。

⑥详细体检,及时发现有无皮肤和黏膜出血点、瘀斑和黄染,观察皮肤的色泽、温度和湿度,观察面色有无苍白、口唇和甲床有无发绀。

(2)一般护理

①室内温、湿度适宜和空气清新。根据病情选择合适的体位,如果无禁忌通常选择床头抬高 $30°\sim45°$ 半卧位。

②遵医嘱正确、合理给药,保证治疗措施有效进行。

③对烦躁、昏迷患者应采取保护性措施,如约束、使用床档等。

(3)症状护理:遵医嘱做好对各器官功能的支持和护理,评估患者对各种器官功能的支持和保护效果,严密监测患者呼吸功能、循环功能、中枢神经系统功能、肾功能、肝功能、胃肠功能和凝血功能等,及时发现器官功能变化并配合医师采取相应的处理措施,尽量维持或促进各器官功能的恢复,减少器官损害程度,降低死亡率。不同器官功能障碍的护理要点如下。

①呼吸衰竭患者护理:保持呼吸道通畅,保证有效给氧,必要时行气管内插管或气管切开术;及时有效吸痰,防止坠积性肺炎或肺不张;做好机械通气的护理,根据病情变化设置呼吸机通气模式和参数;严密观察肺部体征,呼吸音微弱提示气道堵塞,注意气道湿化和雾化,及时、彻底清除呼吸道分泌物。

②肾功能障碍患者的护理:注意血压变化,监测出入量、血清钾、血尿素氮、血肌酐等指标,排除肾前性或肾后性少尿;行透析患者按血液滤过护理常规护理。

③肝功能障碍患者的护理:灌肠时忌用肥皂水;预防肝昏迷,熟悉肝昏迷的诱因和早期表现,早发现早处理;预防继发感染和出血。

④中枢神经系统功能障碍患者的护理:注意识别和观察患者呼吸、神志和瞳孔的变化,及时判断中枢神经系统的功能状态。

⑤休克患者的护理:严密观察和监测患者的末梢循环状态;

创伤性休克患者注意伤口情况,及时做好术前准备,建立两条或三条静脉通路,遵医嘱进行补液、输血;感染性休克伴有高热者,给予物理降温,同时应用有效抗感染药,注意观察药物疗效及不良反应;中毒性休克患者,迅速洗胃或做血液滤过,减少毒物吸收,促进毒物排出。

(4)防止感染:早期、正确采集血、尿、痰等标本,进行细菌培养和药物敏感试验,为治疗提供依据;监测各辅助检查指标的变化,尽早使用足量的抗感染药控制感染;应加强口腔护理、气道护理、会阴护理、静脉导管护理和皮肤护理等;严格执行无菌技术、手卫生、探视等院内感染管理制度。

(5)心理护理:加强与患者交流沟通,了解患者的精神心理反应,消除患者焦虑、恐惧等不良情绪,使患者树立信心,配合治疗。

第10章

常见急危重症护理

第一节　呼吸系统急危重症

一、急性呼吸窘迫综合征

急性呼吸窘迫综合征(acute respiratory distress syndrome, ARDS)是多种原因引起的急性、进行性呼吸衰竭,常为多种疾病的严重并发症之一。ARDS晚期多诱发或合并多脏器功能障碍综合征,甚至多脏器功能衰竭(multiple organ failure, MOF),病情凶险,预后恶劣,病死率高达50%~70%。

【病因及病理生理】

1. 病因

(1)肺内因素:肺内因素是指对肺直接损伤的因素,包括吸入胃内容物、毒气、烟尘及长时间吸入纯氧等;肺挫伤;各种病原体引起的重症肺炎、淹溺。我国最主要的危险因素是重症肺炎。

(2)肺外因素:肺外因素包括各种类型的休克、败血症、严重的非胸部创伤、药物(如麻醉品)中毒、急性重症胰腺炎等。

2. 病理生理　肺毛细血管内皮细胞和肺泡上皮细胞损伤,肺泡透明膜通透性增加,引起肺间质和肺泡水肿;肺泡表面活性物质减少,导致小气道塌陷和肺泡不张。

【病情评估】

1. 病史　心源性呼吸困难、肺源性呼吸困难、血液系统病史和其他疾病史。

2. 临床表现　起病多急骤,典型临床经过可分四期。

(1)损伤期:损伤后 4～6h,患者出现呼吸增快,但无典型呼吸窘迫症状。X 线胸片无阳性表现。

(2)相对稳定期:损伤后 6～48h,患者逐渐出现呼吸困难、呼吸频率加快、低氧血症及二氧化碳分压降低,X 线胸片可见肺纹理增多、模糊和网状浸润影。

(3)呼吸衰竭期:损伤后 24～48 h,患者出现呼吸困难、窘迫和出现发绀,常规氧疗无效,呼吸频率可达 35～50/min,胸部听诊可闻及湿啰音。X 线胸片两肺有散在斑片状阴影或呈磨玻璃样改变,可见支气管充气征。血气分析氧分压和二氧化碳分压均降低,常呈代谢性酸中毒和呼吸性碱中毒(代酸呼碱)。

(4)终末期:极度呼吸困难和严重发绀,出现神经精神症状。X 线胸片示融合成大片状浸润阴影,支气管充气征明显。血气分析示严重低氯血症、高碳酸血症,常有混合性酸碱失衡,最终可发生循环功能衰竭。

3. 辅助检查　血氧饱和度、动脉血气、X 线、CT、心电图、血常规和特殊检查(肺动脉造影、肺功能检查、支气管激发试验或运动试验、支气管舒张试验、峰值呼气流速)等。肺功能检查包括通气功能、换气功能、呼吸调节功能及肺循环功能等的检查,对于早期检出肺、气道病变,评估病情的严重程度及预后,评定药物或其他治疗方法的疗效、诊断肺功能等方面具有重要意义。

【救治及护理】

1. 救治要点

(1)治疗原发病:是治疗 ADS 的重要原则,应积极寻找原发病并给予治疗。

(2)氧疗:高浓度吸氧(大于 50%),维持血氧分压 60～70mmHg。

(3)机械通气:对于昏迷者行气管插管术或切开术,采用机械通气,加强气道的管理。

（4）做好皮肤护理：防止发生压疮，按时翻身变换体位，以免加重肺部感染。每 1～2 小时翻身、叩背一次，及时吸痰，防止呕吐物或口腔分泌物吸入肺内。

（5）液体管理：保持水、电解质平衡，遵医嘱及时输入新鲜血液及补充液体，输入量不宜过多，每日液体输入量应限制在 1500～2000 ml，滴数不宜过快，以防诱发或加重病情，要求液体出入量呈轻度负平衡（－500 ml）。动态测量中心静脉压，正常值为 5～12 cmH₂O，低于 5 cmH₂O 提示血容量不足，如果高于 15～20 cmH₂O 提示心功能明显衰弱，应通知医师，并监护心肺功能。

（6）口腔护理：加强口腔护理及时清除呕吐物和分泌物，以防窒息。

2. **护理措施**

（1）病情观察

①观察意识及生命体征变化。

②准确记录 24 h 液体出入量，尤其是尿量的变化。

③观察呼吸频率、节律及深度变化，呼吸困难的程度，有无呼吸窘迫、气促、发绀等症状，如伴有烦躁、出汗、焦虑，应及时向医师报告。

④遵医嘱随时测定血气指标，根据血氧分压调节呼吸机给氧流量，进行心电图检查及有关生化检查等，协助医师监测各项生命指标的动态变化。

（2）一般护理

①卧床休息：卧床休息可减少体力消耗、降低耗氧量，通常取半卧位或坐位，借助辅助呼吸机的功能，有利于改善呼吸状态。

②给予吸氧：根据患者基础疾病、呼吸衰竭类型以及呼吸困难程度选择合适的吸氧方法，观测呼吸的频率、节律变化。认真填写病情记录，抢救过程中的治疗和用药及护理、交接班记录等。

③用药护理：建立静脉通路，严格掌握输液速度及输液量，了解药物药理作用及可能出现的不良反应。

④饮食:宜给予高蛋白、高脂肪、低糖类含多种维生素和微量元素的饮食,保证营养物质的摄入。

⑤出入液量:准确记录 24h 的出入量,静脉输液时速度不宜过快,注意电解质尤其是血钾的变化。

⑥生活护理:保持皮肤和口腔的卫生,1～2h 定时翻身,防止压疮发生。

⑦沟通:采用语言与非语言的沟通方式,了解其心理需求,提供必要的帮助。

(3)症状护理

①呼吸困难:取坐位或半坐位。病室内保持温度为 22～24℃,相对湿度为 50%～70%,空气洁净清新。观察呼吸的频率、节律、深浅度、比例的变化及水电解质、酸碱平衡情况。

②咳嗽、咳痰:观察咳嗽频率、时间,痰液颜色、量和性状。嘱患者多饮水,以湿润呼吸道。指导患者深呼吸和有效咳嗽。协助翻身、拍背,鼓励患者咳出痰液。遵医嘱给予雾化吸入治疗。

③发绀:绝对卧床,减轻心脏负担,减少耗氧量。呼吸困难给予高枕卧位或半卧位,给予高浓度($FiO_2 > 50\%$)文丘里面罩吸氧。给予营养丰富易消化的饮食,少量多餐,防止过饱。密切观察病情,注意体温、脉搏、呼吸、发绀发生的部位、程度,有无烦躁、呼吸困难等,必要时采动脉血进行血气检查。注意呼吸衰竭早期症状,保持呼吸道通畅,备好呼吸兴奋药,及时通知医师。

(4)并发症护理

①氧中毒:长时间吸入高浓度氧使体内氧自由基过多,导致组织细胞损伤和功能障碍,称为氧中毒。主要表现为呼吸系统毒性作用,长时间吸入高浓度氧后,患者出现咳嗽、胸闷、氧分压下降等表现。吸氧浓度可根据血气分析和缺氧情况调节,氧浓度大于 70%,一般不超过 24h。

②呼吸性碱中毒:当辅助通气水平过高,或采用辅助控制通气模式的患者自主呼吸频率过快时,可导致过度通气,出现呼吸

性碱中毒,对于Ⅱ型呼吸衰竭的患者应特别注意。

③气压伤:正压通气时肺泡内压明显升高,可使肺泡壁和胸膜脏层破裂出现气胸、纵隔气肿、皮下气肿等气压伤。这与高容通气有关,而非高压造成,主张将"气压伤"改为"容积伤",因此控制潮气量可以预防气压伤的发生,目前倾向于选用接近正常自主呼吸的潮气量($6\sim8ml/kg$),尽量使用平台压不超过 $30\sim35cmH_2O$。

(5)心理护理:ARDS 患者常会产生紧张、焦虑情绪。应多了解和关心患者的心理状况,特别是对建立人工气道和使用机械通气的患者,应经常巡视,指导患者放松、分散注意力,以缓解患者的紧张和焦虑。

【健康指导】

1. 疾病知识指导　采用通俗易懂的语言,向患者及家属讲解疾病的发生、发展和转归。

2. 呼吸锻炼指导　教会患者有效咳嗽、咳痰技巧,如缩唇呼吸、腹式呼吸等方法,提高其自我护理能力,延缓肺功能恶化。

3. 用药指导　出院时应将使用药物的剂量、方法和注意事项告诉患者;指导并教会低氧血症的患者及家属学会合理的家庭氧疗方法及注意事项。

4. 活动与休息　根据患者的具体情况指导患者制订合理的活动与休息计划,避免耗氧量较大的活动,并注意休息。

二、大咯血

咯血是指声门以下呼吸道和肺病变血管破裂出血并经口咳出。一次咯血量$>300ml$ 或 $24h>500ml$ 为大咯血,是呼吸系统常见急危症。大咯血患者的主要死亡原因是窒息,其次为失血性休克。$24h$ 咯血量超过 $1000ml$ 者,死亡率约为 80%。

【病因及发病机制】

引起咯血的病因众多,其中主要是呼吸系统疾病,肺结核居首位,约占 $1/3$,其次为支气管扩张,支气管肺癌亦居前列。炎症和肿瘤破坏支气管或病灶处的毛细血管,使血管破裂或通透性增加。常见病因有以下几类。

1. 支气管疾病:支气管扩张、支气管肺癌、支气管内膜结核等。

2. 肺和肺血管疾病:肺结核、肺炎、肺脓肿、肺瘀血或肺水肿(包括二尖瓣狭窄)等,为较常见的咯血病因。

3. 全身性疾病:如血液病、钩端螺旋体病、流行性出血热、替代性肺出血-肾炎综合征。

【病情评估】

1. 病史

(1)区分咯血与呕血。

(2)咯血发作的过程、前驱症状、咯血量、次数、性状及伴随症状和原发病等。

(3)注意发病年龄,如青壮年咯血多见于肺结核、支气管扩张症;40岁以上有长期大量吸烟史应高度警惕支气管肺癌。

(4)有无发热、胸痛、呼吸困难及其程度与咯血之间的关系。

(5)有无全身出血倾向与黄疸表现等。如血小板减少性紫癜、白血病、血友病、再生障碍性贫血、流行性出血热、系统性红斑狼疮等均可引起咯血。

2. 临床表现

(1)患者胸闷、喉痒、咳嗽,咳出鲜红色血性痰,可混有泡沫或痰液。出血量大时可引起窒息、失血性休克。

(2)窒息先兆表现,咯血突然减少或终止、表情紧张或惊恐、喉头作响、大汗淋漓、呼吸浅快。

(3)窒息表现,患者表情恐怖、两手乱动或指向喉头、呼吸浅快或暂停、全身发绀、呼吸音减弱、全身抽搐甚至心搏呼吸停止而死亡。

【救治及护理】

1. 救治要点

(1)保持呼吸道通畅

①头低足高患侧卧位,有利于健侧肺的通气功能。

②轻拍背部,嘱患者咳出血块,不要屏气,以免诱发喉痉挛,有窒息征象时直接刺激咽部咳出血块,必要时用大号吸痰管负压吸引。

③有条件时使用较粗口径的支气管镜吸出血液。

(2)高流量吸氧(>4L/min)。

(3)迅速建立两条静脉通路,留取血标本(血常规、血凝全套、血型、输血前感染四项等),遵医嘱补液及用药。

(4)抢救准备,做好气管插管或气管切开准备。

2. 护理措施

(1)病情观察

①生命体征、血氧饱和度及意识状态。

②咯血的量、颜色、性状及呼吸困难情况,有无胸闷、气促、出冷汗、烦躁不安等窒息征象。

③全身状况及皮肤温度、颜色有无发绀、面色苍白等。

(2)一般护理

①绝对卧床,取患侧卧位或平卧位,头偏向一侧。减少患侧胸部的活动度,有利于健侧肺的通气功能。大咯血停止后未再出者仍需卧床 1 周,对反复咯血者则需卧床 10~15d,注意防止便秘和下肢静脉血栓。

②给予吸氧,保持呼吸道通畅,高流量吸氧,氧流量为 6~8L/min。

③建立静脉通道,应用止血药,观察止血效果,根据病情遵医嘱决定是否需要输血。

④大咯血时禁食,待咯血停止后给予温凉流质、营养丰富、易消化的饮食,由少逐渐增加。鼓励患者多饮水,保持消化道通畅,防止便秘,避免排便时腹压增加引起再度咯血。

⑤保持口腔的清洁,咯血后为患者漱口,擦净血迹,防止因刺激造成再度咯血。给予患者口腔护理,每天 2 次,防止口腔及呼

吸道感染。

⑥急性期协助患者做好生活护理,卧床期,每1～2小时为患者更换体位,预防压疮。

⑦做好患者安慰工作,让其镇静下来,积极配合抢救治疗,对严重烦躁不安的患者必要时给予地西泮10mg,肌内注射。

(3)症状护理

①发热护理:大咯血后可有不同程度的体温升高,有的属于吸收热,有的可能是继发感染,可给予物理降温和适量饮水,继发感染时给予抗生素治疗。

②药物止血:遵医嘱根据病情选用垂体后叶素、普鲁卡因、氨基己酸、酚磺乙胺(止血敏)等药物。

③治疗原发病:肺结核患者坚持早期、联合、适量、全程的原则。保持呼吸道通畅,根据情况给予吸痰或服用祛痰药物。

④药物的不良反应:抗结核药物异烟肼可影响肝,使转氨酶升高,出现黄疸,还可出现精神症状。利福平也可损害肝,使转氨酶升高。丁胺卡那对耳、肾有损害,可使听力减退。氨基水杨酸钠对胃肠道有刺激,可引起恶心、呕吐。吡嗪酰胺对肝也有损害作用,可有尿酸、腿痛。乙胺丁醇对视神经有损害。所以,应用抗结核药物时应定期查肝功能、肾功能。抗肿瘤药物常见肿瘤药物的不良反应为骨髓抑制、食欲缺乏、脱发、抵抗力低下以及肝脏毒性和肾脏毒性等。

(4)并发症护理:大咯血重要的并发症是窒息,是大咯血死亡的主要原因。咯血患者有以下情况须警惕发生窒息:①极度衰竭无力咳嗽;②急性大咯血;③情绪高度紧张,因极度紧张可致声门禁闭或平滑肌痉挛;④引用镇静药或镇咳药使咳嗽反射受到严重抑制者。突然大量咯血常使患者精神恐惧不安,而过度紧张易造成喉头痉挛,不易咳出,患者表现为面色苍白、出冷汗、胸闷憋气、躁动不安,发生此情况应立即清理患者口咽部、鼻腔中的血块,鼓励咳嗽并轻拍患侧背部。对窒息者,应立即做体位引流,经支气管镜或经鼻气管插管用电动吸引器,边插边吸,连续吸引使呼吸道通畅。根据咯血情况估计出血量,密切观察生命体征,判断患者是否发生失血性休克,如发现四肢末梢湿冷、尿量减少等休克先兆,立即通知医师抢救,同时建立静脉通道做好抢救休克的准备,补液、输血,选择合适的抗生素预防感染。

(5)心理护理:大咯血患者多数精神紧张恐惧,尤其是初次咯血的患者。患者咯血时护士必须保持冷静,迅速给予止血处理。病情平稳后,给予患者心理支持,使其树立应对疾病的信心和勇气。

【健康指导】

1. 自我护理　发生咯血,特别是咯血量较大时,首先保持镇静,取平卧位,头偏向一侧,将气管内积血轻轻地咳出,勿吞下,也不可坐起,以免引流不畅,导致血块堵塞气道而发生窒息。认真服药,对于常用的镇咳药、止血药、抗菌药物,要了解用法、注意事项及不良反应。学会家庭用氧方法及注意事项。合理饮食,安排营养丰富、易消化的饮食。

2. 自我监测　指导患者自我监测病情,学会识别病情变化的征象。对患有可诱发咯血的慢性疾病患者,要避免上呼吸道感染、控制感染防止剧烈咳嗽,以免诱发咯血。一旦发生咯血,如果出现心悸、无力、头晕、烦躁、胸闷及喉痒等伴随症状,应立即向医护人员叙述病情,以引起重视。

3. 自我保健　注意生活环境清洁、安静、空气新鲜。平时注意采用适当方法排痰、清理气道。根据自我实际情况进行体能锻炼。避免受凉,预防感冒,减少刺激性气体吸入。告诫患者戒烟、避免烟雾和灰尘刺激,有助于避免疾病的复发,防止病情恶化。

三、重症支气管哮喘

重症支气管哮喘,简称重症哮喘,是指由多种细胞及细胞组分参与的气道慢性炎症性病变,发病时气道反应性增高,导致反复发作的气促、喘息,胸闷和(或)咳嗽等症状,多伴有广泛而多变的可逆性气流阻塞。发作开始后短时间内进入危重状态者,也称为难治性急性重症哮喘。常发生在夜间和(或)凌晨。

【病因】

1. 变应原或其他致喘遗传因素持续存在。

2. 过敏源等理化因子的影响。

3. 已存在细菌、病毒、原虫、寄生虫呼吸道感染。

4. 药物使用不当,β_2 受体激动药的应用不当和(或)抗感染治疗不充分;突然停用激素,引起"反跳现象"。

【发病机制】

1. 免疫-炎症机制。

2. 神经机制。

3. 气道高反应性。

哮喘发病机制见图 10-1。

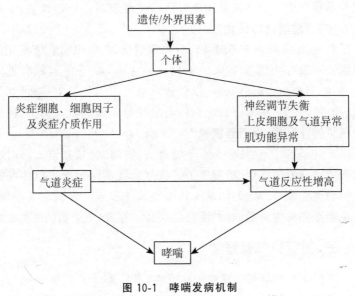

图 10-1 哮喘发病机制

【病情评估】

1. 病史　支气管哮喘发作史。

2. 临床表现

(1)重度哮喘:休息状态下亦出现呼吸困难,端坐呼吸;说话受限,只能说单字,不能成句。常伴烦躁、发绀、焦虑、大汗淋漓等。

(2)危重度哮喘:除上述表现外,患者常不能讲话,呼吸音减弱或消失,严重低氧血症和呼吸性酸中毒。

【救治及护理】

1. 救治要点

(1)氧疗:去除病因。重症哮喘患者由于存在气道炎症、痰液黏稠及支气管收缩等导致气道阻塞的因素可引起肺内通气、血流(VQ)比例失调和不同程度的低氧血症,患者应持续低浓度吸氧,以使呼吸衰竭的患者既解除致命的低氧血症,又保持着一定的缺氧刺激。

(2)急性发作时的治疗:尽快缓解气道阻塞,纠正低氧血症,恢复肺功能,预防进一步恶化或再次发作。β受体激动药是控制哮喘急性发作的首选药物。

(3)药物治疗:解除支气管痉挛,降低气道阻力,改善通气功能,在治疗的过程中,可以应用 β_2 受体激动药、茶碱类药物、抗胆碱能药、糖皮质激素等药物。糖皮质激素是危重型哮喘抢救中不可缺少的药物,一旦确诊为危重型哮喘,应在应用支气管解痉药的同时,及时足量地从静脉快速给予糖皮质激素,在给予危重型哮喘的第 1 瓶液体中往往同时加入支气管解痉药和糖皮质激素。在应用激素时应注意早期、足量、短程静脉给药,并注意防止激素的不良反应。

(4)对症支持治疗:维持水、电解质平衡和控制感染,如患者痰量增多合并肺部细菌感染,则必须应用抗生素。抗生素的选择依病情而定,参考血常规、痰细菌培养及药敏试验结果。

(5)呼吸道管理:痰液阻塞是急重症哮喘病情难以缓解的重要原因之一。因此,加强排痰,保持气道通畅甚为必要。具体措施如下。

①药物祛痰,酌情选用氨溴索、溴己新、氯化铵、α糜蛋白酶等药物。

②雾化吸入,可选用生理盐水加入 α 糜蛋白酶或乙酰半脱氨酸。

③机械性排痰,翻身拍背、经气管插管或气管切开处吸痰。

(6)机械通气:重度哮喘患者经支气管扩张药、激素、氧疗,以及充分补液和碱剂等积极治疗,大多数患者可得到缓解,但仍有部分患者治疗无效。对这类患者应及时建立人工气道,保持呼吸道通畅并进行机械通气,以取得满意疗效。但即使用机械通气,危重哮喘仍有 $10\%\sim15\%$ 的死亡率。

2. 护理措施

(1)病情观察:密切观察发作的先兆症状,如咽痒、流泪、流涕、喷嚏、胸部闷胀、干咳等。密切观察有无自发性气胸、脱水、酸中毒、肺不张、呼吸衰竭。观察药物不良反应,应用氨茶碱药物时,注意观察有无恶心、呕吐、心律失常等反应。应用 β 受体激动药时注意心律、心率的变化。密切观察患者血压、脉搏、呼吸、神志等变化,及时采血做动脉血气分析,以掌握病情进展情况。

(2)一般护理

①病室不宜摆放花草,避免使用皮毛、羽绒或蚕丝织物。

②哮喘发作时应绝对卧床休息,极度气急时患者不能平卧,应该给予高枕卧位或半卧位,有条件时放一床头小桌,使患者上身尽量前倾,有利于呼吸肌运动和膈肌的扩张。

③给予吸氧,以 40% 氧浓度为宜。氧流量为 $3\sim4L/min$,应持续给氧使动脉血氧饱和度不低于 90%,氧分压高于 $8.0kPa$($60mmHg$)以上。

④建立静脉通道,严格掌握输液速度及输液量,了解药物药

理作用及可能出现的不良反应。

⑤摄入清淡、易消化、足够热量的食物。

⑥应做好生活护理,保持皮肤和口腔的卫生。

⑦缓解紧张情绪,给予心理疏导和安慰。

(3)症状护理

①保持呼吸道通畅:在补充足够液体的基础上,给予雾化吸入、翻身、拍背,促进痰液排出,必要时气管插管。

②加强心电监护:注意观察心率、心律。

③观察并发症:哮喘严重呼吸困难极易产生自发性气胸、呼吸衰竭、电解质紊乱等并发症,应严密观察。

④调整吸氧流量:以 40% 氧浓度为宜,氧流量为 3～4L/min,并给予加温湿化的氧气吸入。

(4)哮喘的并发症护理:包括呼吸衰竭、纵隔气肿等。严密监测有无并发症的发生,发现有并发症应立即通知医师。

(5)心理护理:应关心、体贴患者。通过暗示、说服、示范、解释等方式,使患者逐渐学会放松技巧及转移注意力的方法。

【健康指导】

1. 指导患者增加对哮喘的激发因素、发病机制、控制目的和效果的认识,以提高患者在治疗中的依从性。饮食以营养丰富、清淡为宜,避免诱发哮喘的食物和刺激性饮料。劳逸结合,康复期适当加强体育锻炼、耐寒锻炼及耐力锻炼,增强体质。

2. 避免各种诱发因素,针对个体情况,指导患者有效控制可诱发哮喘的各种因素;避免强烈的精神刺激和剧烈运动;避免过度换气;不养宠物;避免接触刺激性气体及预防呼吸道感染;戴围巾或口罩避免冷空气刺激。

3. 按医嘱服药,患者应了解自己所用各种药物的名称、用法、用量及注意事项,了解药物的主要不良反应及如何采取相应的避免措施。指导患者或家属掌握正确的药物吸入技术,遵医嘱使用 β_2 受体激动药和(或)糖皮质激素吸入药。定期门诊随访,坚持治疗。指导患者及家属当病情突然变化时应采取简易应急措施。随身携带缓解支气管痉挛的药物。

4. 给予患者心理疏导,使患者保持有规律的生活和乐观的情绪,指导患者充分利用社会支持系统,动员患者家属及朋友参与对哮喘患者的管理,为其身心康复提供各方面支持。

第二节　循环系统急危重症

一、急进型恶性高血压

急进型恶性高血压指高血压发病过程中由于某种诱因使血压骤然上升而引起一系列的神经、血管加压效应,继而出现某些脏器功能严重障碍。血压突然显著升高,收缩压、舒张压均增高,常持续在 $200/120mmHg$ 以上。

【病因】

1. 诱因　在各种应激因素(如精神严重创伤、剧烈情绪变化、过度疲劳、寒冷刺激、气候变化等)作用下,交感神经张力、血液中缩血管活性物质大量增加,诱发短期内血压急剧升高。

2. 继发性高血压

(1)急性肾损伤:肾性高血压在继发性高血压中最为多见,包括急、慢性肾小球肾炎、慢性肾盂肾炎(晚期影响到肾功能时)、肾动脉狭窄、肾结石、肾肿瘤等。

(2)血管急性病变:主动脉狭窄、多发性大动脉炎等。颅脑病变使颅内压增高,也可引起继发性高血压。

(3)内分泌疾病:如嗜铬细胞瘤分泌儿茶酚胺急剧增加,或甲状腺疾病引起甲状腺素异常释放。

(4)心血管受体功能异常:常见于突然停用(骤停)抗高血压药物。

【病情评估】

1. **病史** 评估患者既往有无高血压病史、诱发急进型高血压的因素。

2. **临床表现** 突然起病,病情凶险。通常表现为剧烈头痛,伴有恶心、呕吐、视力障碍和精神及神经方面异常改变。

(1)血压显著增高:收缩压升高达 200mmHg 以上和(或)舒张压显著增高达 120mmHg 以上。

(2)自主神经功能失调征象:面色苍白、烦躁不安、多汗、心悸、心率增快(>100/min)、手足震颤、尿频等。

(3)靶器官急性损害的表现

①眼底改变:视物模糊,视力丧失,眼底检查可见视网膜出血、渗出、视盘水肿。

②充血性心力衰竭:胸闷,心绞痛,心悸,气急,咳嗽,甚至咳泡沫痰。

③进行性肾功能不全:少尿、无尿、蛋白尿,血浆肌酐和尿素氮增高。

④脑血管意外:一过性感觉障碍,偏瘫,失语,严重者烦躁不安或嗜睡。

⑤高血压脑病:剧烈头痛、恶心和呕吐,有些患者可出现神经精神症状。

3. **辅助检查**

(1)患者突发血压急剧升高,收缩压在 200mmHg 以上,舒张压可达 120mmHg 以上,以收缩压升高为主。

(2)心率可达 100/min 以上。

(3)眼底视网膜渗出、出血或视神经盘水肿。

【救治及护理】

1. **救治要点** 严密监测血压;静脉给予短效降压药,快速、准确控制血压。初始阶段(数分钟至 1h 内)血压控制目标为平均动脉压的降低幅度不超过治疗前水平的 25%;在其后的 2~6h 内将血压降至安全水平,一般为160/100mmHg。如症状稳定后,24～48h逐步将血压降至正常水平。同时观察患者是否有血容量不足,避免出现局部或全身灌注不足(尤其是肾、脑或冠状动脉缺血)。如果有上述症状应补液与静脉降压同时进行,以保证重要器官血液供应。

(1)快速、安全、有效地使用降压药物;高血压伴急性左心衰,双腿下垂,立即吸入20%～30%乙醇湿化的氧气;维持呼吸道通畅。

(2)密切监测生命体征、心电图和神志变化。

(3)去除诱因,绝对卧床休息,保持安静,避免刺激和不必要的活动;做好心理护理和生活护理。

2. 护理措施

(1)病情观察:密切观察24h心电图、血压、呼吸,尿量、意识等情况。

(2)一般护理

①治疗护理:口服地西泮2.5～5mg,以达到镇静作用,避免情绪激动或紧张。口服降压药物但降压不宜过猛,血压应控制在略高于正常人水平。出现心、脑、肾严重并发症时,迅速送往医院急救。宜将舒张压迅速降至安全水平(100～110mmHg),不宜过低。患脑血管疾病的患者应特别注意降压适度,因其对体内循环血压突然下降的耐受性更差。必要时脱水降低颅内压治疗。

②合理膳食:每人每日食盐以不超过6g为宜。限制饮酒。补充蛋白质,多食用素菜和水果,减少脂肪摄入,少吃或不吃肥肉或动物内脏,摄入足量的钾、镁、钙。

③运动指导:运动不仅可使收缩压和舒张压下降(6～7mmHg),且对减轻体重、增强体力、降低胰岛素抵抗有利。根据患者的年龄和血压水平选择合适的运动方式,合理安排运动量。常用的运动强度指标为运动时最大心率不超过170减去年龄。具体运动项目可选择步行、慢跑、游泳、打太极拳、气功等。体力

活动计划包括三个阶段:5~10min 的热身活动;20~30min 的有氧运动;放松阶段,逐渐减少用力,约 5min。

(3)症状护理

①保持呼吸道通畅:对于急进型恶性高血压伴发心功能损害的患者,遵医嘱给予吸氧。

②伴烦躁、抽搐者:应用地西泮、巴比妥类药物肌内注射或水合氯醛灌肠。

③迅速降低血压:在监测血压的前提下选择适宜有效的降压药物静脉滴注给药,应采取逐步控制性降压的方式。

(4)并发症护理

①高血压脑病:患者绝对卧床休息,抬高床头,避免一切不良刺激和不必要的活动,协助生活护理。保持呼吸道通畅,吸氧,安抚患者情绪,必要时使用镇静药。连接心电、血压、呼吸监护。迅速建立静脉通路,遵医嘱尽早应用降压药物,宜给予脱水药,如甘露醇;或选择快速利尿药如呋塞米静脉注射,用药过程监测血压变化和药物不良反应,避免出现血压骤降。

②脑出血:急性期原则上实施血压监测与管理,不实施降压治疗。只有在血压高于 200/120mmHg 时,才考虑严密监测血压的情况下将血压控制在不低于 160/100mmHg 的水平。

(5)心理护理:应保持舒畅、乐观向上的心情,能够自我调节和控制情绪波动。睡眠充足,是保证患者病情稳定的重要因素。

【健康指导】

1. 动态测量血压,一旦发现在短时间内出现了血压骤然升高或视物模糊、头痛、头晕、胸痛、心慌、四肢麻木、说话不清楚等症状时,应及时去医院检查。平时要经常去医院检查眼底、化验尿,以确定自己是否有眼、肾等器官的改变。

2. 早期发现高血压,应坚持长期治疗。

3. 保持心理平衡,进行适当的体力活动,改变不良的生活方式,合理膳食、减轻体重,戒烟、限酒。

4. 指导患者及家属当病情突然变化时应采取简易应急措施。

二、急性胸痛

急性胸痛是一些致命性疾病的主要临床表现,如急性冠状动脉综合征(acute coronary syndrome,ACS)、主动脉夹层、急性肺栓塞等。其中,ACS 的发生率和死亡率在我国逐年增加,呈年轻化趋势。

【病因及发病机制】

1. 急性冠状动脉综合征　急性胸痛最常见的原因,一组以急性心肌缺血为共同特征的疾病,包括不稳定心绞痛(unstable angina,UA)、ST 段抬高型心肌梗死(ST elevated myocardial Infarction,STEMI)和非 ST 段抬高型心肌梗死(Non-ST elevated myocardial infarction,NSTEMI)。

2. 急性肺栓塞　引起的胸痛与低氧血症、肺动脉高压时的机械扩张、冠状动脉血流减少、波及壁层胸膜有关。

3. 主动脉夹层　是指主动脉内的血液经内膜撕裂口流入囊样变性的主动脉中层,形成夹层血肿,并随血流压力的驱动,沿主动脉壁纵轴延伸剥离导致严重的心血管急症。由于机械压迫、刺激和损伤导致突发撕裂样胸部剧痛。

【病情评估】

1. 病史　首先迅速评估患者的生命体征,后详细询问病史中疼痛的部位及放射、性质、伴发症状、诱发因素和影响疼痛的因素等。表现为不同程度、不同性质的胸部疼痛,面色苍白、发绀、出汗、呼吸困难及生命体征异常均属于危急状态。

2. 临床表现

(1)主动脉夹层多为突然起病,发病时疼痛最严重,突发胸背部撕裂样剧痛,伴腰背痛和血流动力学障碍。升主动脉夹层累及前胸、颈、喉,降主动脉夹层累及肩胛间、背部、腹部、腰部或下肢。

(2)ACS 多在 10min 内胸痛发展到高峰,ACS 疼痛部位多位于胸骨后或心前区,向左肩或左臂内侧放射。

(3)肺栓塞为胸膜炎性胸痛或心绞痛样疼痛,常伴有呼吸困难。

(4)心绞痛和心肌梗死表现为压榨样疼痛并伴有压迫窒息感和血流动力学异常。影响因素有吞咽、劳累、情绪激动。

(5)心包炎伴发热,呼吸、咳嗽时加重。

3. **辅助检查**

(1)实验室检查:肌酸激酶同工酶、肌钙蛋白、D-二聚体。

(2)心电图:心绞痛时 ST 段抬高或压低、T 波低平、倒置或高尖。STEMI 心电图变化持续 12h 以上。NSTEMI 有 ST 段抬高呈弓背向上;病理性 Q 波;T 波倒置;ST-T 动态演变过程。急性肺栓塞 I 导联 S 波加深,Ⅲ 导联 Q 波及 T 波倒置。

(3)超声心动图:可定位主动脉夹层内膜裂口。

(4)CT 动脉造影:主动脉夹层与肺栓塞的确诊手段。

【救治及护理】

1. **救治要点**　院前急救时要对潜在 ACS 患者进行针对性评估,对可能出现 ACS 的患者给予吸氧、硝酸甘油、阿司匹林,必要时给予吗啡。

(1)急诊科救治

①救治目标:减少急性心肌梗死后心肌坏死的程度和范围,保护左心室功能,避免心力衰竭的发生,预防心血管不良反应,治疗 ACS 的急性致命性并发症。

②不稳定性心绞痛/非 ST 段抬高型心肌梗死救治的关键是治疗心肌缺血、抗凝。

③ST 段抬高型心肌梗死尽快恢复心肌的血液灌注,及时处理严重的心律失常、心源性休克和急性心力衰竭等并发症。

(2)急性主动脉夹层的救治原则:积极给予镇静镇痛治疗,控制血压,监测心律,必要时介入或外科手术治疗。

(3)急性肺栓塞的救治原则:在呼吸循环支持治疗的基础上,

以抗凝治疗为主;伴有明显呼吸困难、低氧血症、胸痛的大面积栓塞患者,溶栓、外科手术取栓或介入导管溶栓治疗。

2. 护理措施

(1)病情观察:观察疼痛的部位、程度、性质、有无放射、持续时间和缓解因素。根据医嘱使用镇痛药,及时评估镇痛的效果。

(2)主动脉夹层的护理

①遵医嘱给予药物治疗。

②密切观察病情变化,严密监测生命体征及出入液量等,观察胸痛缓解或加重情况。

③按医嘱为患者做好接受介入治疗或外科手术治疗的准备。

(3)ACS 的护理:按医嘱应用药物;再灌注心肌的治疗与护理。

①经皮冠状动脉介入治疗(percutaneous coronary interventions,PCI)适应证:ST 段抬高和新出现左束支传导阻滞的心肌梗死;STEMI 并发心源性休克;溶栓禁忌者;NSTEMI 相关梗死动脉严重狭窄。

②介入治疗的术前准备:协助医师向患者及其家属介绍介入治疗的目的和方法。做好辅助检查、皮肤准备,备好便携式给氧设施及抢救药品,尽快护送患者到介入导管室。

③溶栓治疗的护理:评估溶栓治疗的适应证与禁忌证;遵医嘱给药;监测血压,描记心电图;注意是否有颅内出血症状(严重头痛、意识障碍、视觉障碍等);及时抽取和送检血标本;观察有无药物不良反应。

④并发症的监测与处理:注意观察监护仪,及时识别各种心律失常,并迅速配合医师处理。密切观察患者的意识状况、生命体征、尿量及皮肤颜色、湿度等表现。a. 补充血容量;b. 应用升压药,补液后血压不升,遵医嘱应用升压药;c. 应用血管扩张药,经上述处理血压仍不升,遵医嘱给予硝酸甘油等血管扩张药;d. 密切观察血压、尿量,准确记录出入液量,纠正酸中毒及电解质紊

乱,保护肾功能。

⑤健康指导:改变不良生活习惯,合理膳食,适当运动,控制体重,戒烟;避免诱发因素,调整日常生活与工作量,不可过于劳累,避免情绪激动;自我监测病情,向患者讲解疾病知识,包括ACS 的发生过程、诱因、用药目的及注意事项,指导患者正确应用药物,自测脉率及早发现心律失常。

三、急性心肌梗死

急性心肌梗死(acute myocardial infarction, AMI)是心肌急性、持续性缺血缺氧所引起的心肌坏死。临床上多有剧烈而持久的胸骨后疼痛,休息及硝酸酯类药物不能完全缓解,伴有血清心肌酶活性增高及进行性心电图变化,可并发心律失常、休克或心力衰竭,常可危及生命。

【病因及发病机制】

患者多在冠状动脉粥样硬化狭窄基础上,由于某些诱因致使冠状动脉粥样斑块破裂,血中的血小板在破裂的斑块表面聚集,形成血块(血栓),突然阻塞冠状动脉管腔,导致心肌缺血坏死;另外,心肌耗氧量剧烈增加或冠状动脉痉挛也可诱发急性心肌梗死,常见的诱因如下。

1. 过劳　过重的体力劳动,尤其是负重登楼,过度体育活动,连续紧张劳累等,都可使心脏负担加重,心肌需氧量突然增加,而冠心病患者的冠状动脉已发生硬化、狭窄,不能充分扩张而造成心肌缺血。剧烈体力负荷也可诱发斑块破裂,导致急性心肌梗死。

2. 激动　由于激动、紧张、愤怒等激烈的情绪变化诱发。

3. 暴饮暴食　不少心肌梗死病例发生于暴饮暴食之后。进食大量含高脂肪高热量的食物后,血脂浓度突然升高,导致血黏稠度增加,血小板聚集性增高。在冠状动脉狭窄的基础上形成血栓,引起急性心肌梗死。

4. 寒冷刺激　突然的寒冷刺激可能诱发急性心肌梗死。因此,冠心病患者要十分注意防寒保暖,冬春寒冷季节是急性心肌梗死发病较高的原因之一。

5. 便秘　便秘在老年人当中十分常见。临床上,因便秘时用力屏气而导致心肌梗死的老年人并不少见。必须引起老年人足够的重视,要保持大便通畅。

6. 吸烟、大量饮酒　吸烟和大量饮酒可导致冠状动脉痉挛及心肌耗氧量增加而诱发急性心肌梗死。

【病情评估】

1. 临床表现　约半数以上的急性心肌梗死患者,在起病前1～2d或1～2周有前驱症状,最常见的是原有的心绞痛加重,发作时间延长,或对硝酸甘油效果变差;心电图示 ST 段一时性明显抬高或压低,T 波倒置或升高,即不稳定型心绞痛情况;或继往无心绞痛者,突然出现长时间心绞痛。典型的心肌梗死症状包括如下。

(1)疼痛:突然发作剧烈而持久的胸骨后或心前区压榨性疼痛,休息和含服硝酸甘油不能缓解,常伴有烦躁不安、出汗、恐惧或濒死感。

(2)全身症状:不适、发热、心动过速、白细胞增高和血沉加快等。

(3)胃肠道症状:恶心、呕吐、腹胀等,下壁心肌梗死患者更常见。

(4)心律失常:75%～95%患者发生心律失常,发生在起病的1～2 周内,以 24h 内多见,常为室性期前收缩,频发性(>5/min)、成对、多源性室性期前收缩,为室性颤动前兆。前壁心肌梗死易发生室性心律失常,下壁心肌梗死易发生心率减慢、房室传导阻滞。

(5)心力衰竭:主要是急性左心衰竭,在起病的最初几小时内易发生,也可在发病数日后发生,表现为呼吸困难、咳嗽、发绀、烦躁等,重者发生肺水肿。

(6)低血压、休克:急性心肌梗死时由于剧烈疼痛、恶心、呕吐、出汗、血容量不足、心律失常等可引起低血压,大面积心肌梗死(梗死面积大于 40%)时心排血量急剧减少,可引起心源性休克,收缩压<80mmHg,面色苍白,皮肤湿冷,烦躁不安或神志淡漠,心率增快,尿量减少(<20ml/h)。神志障碍可见于高龄患者。

2. 辅助检查

(1)心电图:特征性改变为新出现 Q 波及 ST 段抬高和 ST-T 动态演变。

(2)心肌坏死血清生物标志物:采用快速诊断试剂检测,心肌钙蛋白/肌红蛋白/肌酸激酶同工酶(CK-MB)可作为心肌梗死突发时的快速辅助诊断,被越来越多的应用。CK-MB 及肌钙蛋白(T 或 I)升高是诊断急性心肌梗死的重要指标。可于发病 3～6h 开始增高,CK-MB 于 3～4d 恢复正常,肌钙蛋白于 11～14d 恢复正常。GOT 和 LDH 诊断特异性差,目前已很少应用。

(3)其他:白细胞数增多,中性粒细胞数增多,嗜酸性粒细胞数减少或消失,血沉加快,血清肌凝蛋白轻链增高。

【救治及护理】

1. 救治要点　急性心肌梗死发病突然,应及早发现,及早治疗,并加强入院前处理。治疗原则为挽救濒死的心肌,缩小梗死面积,保护心脏功能,及时处理各种并发症。

(1)监护和一般治疗:无并发症者急性期绝对卧床 1～3d;吸氧;持续心电监护,观察心率、心律变化及血压和呼吸,低血压、休克患者必要时监测肺毛细血管楔压和静脉压。低盐、低脂、少量多餐,保持大便通畅。无并发症患者 3 天后逐步过渡到坐在床旁椅子上吃饭、大小便及室内活动。通常可在 2 周内出院。有心力衰竭、严重心律失常、低血压等患者卧床时间及出院时间需酌情延长。

(2)镇静止痛:小量吗啡静脉注射为最有效的镇痛药,也可用哌替啶。烦躁不安、精神紧张者可给予地西泮口服。

(3)调整血容量:入院后尽快建立静脉通道,前3d缓慢补液,注意出入量平衡。

(4)再灌注治疗,缩小梗死面积:再灌注治疗是急性ST段抬高心肌梗死最主要的治疗措施。在发病12h内开通闭塞冠状动脉,恢复血流,可缩小心肌梗死面积,减少死亡。越早使冠状动脉再通,患者获益越大。"时间就是心肌,时间就是生命"。因此,对所有急性ST段抬高型心肌梗死患者就诊后必须尽快做出诊断,并尽快做出再灌注治疗的策略。

①冠状动脉介入治疗(PCI):有急诊PCI条件的医院,在患者到达医院90min内能完成第一次球囊扩张的情况下,对所有发病12h以内的急性ST段抬高型心肌梗死患者均应进行直接PCI治疗,球囊扩张使冠状动脉再通,必要时置入支架。急性期只对梗死相关动脉进行处理。对心源性休克患者不论发病时间都应行直接PCI治疗。因此,急性ST段抬高型心肌梗死患者应尽量到有PCI条件的医院就诊。

②溶栓治疗:无急诊PCI治疗条件,或不能在90min内完成第一次球囊扩张时,如果患者无溶栓治疗禁忌证,对发病12h内的急性ST段抬高型心肌梗死患者应进行溶栓治疗。常用溶栓药包括尿激酶、链激酶和重组组织型纤溶酶原激活剂(rt-PA)等,静脉注射给药。溶栓治疗的主要并发症是出血,最严重的是脑出血。溶栓治疗后仍宜转至有PCI条件的医院进一步治疗。非ST段抬高型心肌梗死患者不应进行溶栓治疗。

(5)药物治疗:持续胸痛患者如果无低血压,可静脉滴注硝酸甘油。所有无禁忌证的患者均应口服阿司匹林,置入药物支架患者应服用氯吡格雷一年,未置入支架患者可服用一个月。应用rt-PA溶栓或未溶栓治疗的患者可用低分子肝素皮下注射或肝素静脉注射3~5d。对无禁忌证的患者应该给予β受体阻滞药;对无低血压的患者应该给予肾素-血管紧张素转氨酶抑制药(ACEI);

对 ACEI 类药物不能耐受者可应用血管紧张素受体阻滞药（ARB）。对 β 受体阻滞药有禁忌证（如支气管痉挛）而患者持续有缺血或心房颤动、心房扑动伴快速心室率，而无心力衰竭、左室功能失调及房室传导阻滞的情况下，可给予维拉帕米或地尔硫䓬。所有患者均应该给予他汀类药物。

（6）抗心律失常：偶发室性期前收缩可严密观察，不需用药；频发室性期前收缩或室性心动过速（室速）时，立即采用利多卡因静脉注射继之持续静脉点滴；效果不好时可采用胺碘酮静脉注射。室速引起血压降低或发生心室颤动时，尽快采用直流电除颤。对缓慢心律失常，可用阿托品肌内注射或静脉注射；二至三度房室传导阻滞时，可安置临时起搏器。室上性心律失常：房性期前收缩不需特殊处理，阵发性室上性心动过速和快心室率心房颤动可给予维拉帕米、地尔硫䓬、美托洛尔、洋地黄制剂或胺碘酮静脉注射。对心室率快、药物治疗无效而影响血流动力学者，应给予同步直流电复律。

（7）急性心肌梗死合并心源性休克和泵衰竭的治疗：肺水肿时应吸氧，静脉注射吗啡、呋塞米，静脉点滴硝普钠。心源性休克可用多巴胺、多巴酚丁胺或间羟胺静脉滴注，如能维持血压，可在严密观察下加用小量硝普钠。药物反应不佳时应在主动脉内气囊反搏术支持下行直接 PCI，如果冠状动脉造影病变不适于 PCI，应考虑急诊冠状动脉旁路移植术。

2. 护理措施

（1）一般护理

①卧床：绝对卧床休息，必要时给予半卧位，抬高床头 $15°\sim$ $30°$。急性心肌梗死患者应完全卧床休息 $3\sim7d$，限制探视。第 2 周，非低血压者可在床上做四肢活动。2 周后可扶患者坐起，病情稳定患者可逐步离床，对有并发症者应适当延长卧床休息时间。

②吸氧：根据血氧指标采取不同方式和流量。准确量体温、呼吸。

③建立好静脉通道:严格掌握好输液速度及输液量,了解药物药理作用及可能出现的不良反应。

④饮食:发病后 4～12h 内给予流质饮食,防止胃扩张,宜低脂、低胆固醇、低盐食物,少食多餐,以清淡流质或半流质饮食为主。保持大便通畅,必要时服用缓泻药。

⑤急性期:急性期协助患者做好生活护理,保持皮肤和口腔的卫生。在患者活动耐力范围内,鼓励患者从事部分生活自理活动。

⑥心理护理:与患者保持良好的沟通,尊重患者的人格,理解患者的痛苦,接受患者对疼痛的行为反应。

(2)症状护理

①加强心电监护:密切观察 24h 心电图、血压、呼吸,必要时进行血流动力学监测,注意尿量、意识等情况。

②溶栓治疗:冠状动脉再通后又堵塞,或虽再通但仍有重度狭窄者,可紧急行经皮腔内冠状动脉成形术放支架术扩张病变血管。

③气球扩张术后的护理:患者手术后送冠心病监护病房(CCU)观察治疗,送病房后患者神志清醒。给予伤口弹性绷带压迫止血,密切观察伤口局部渗血情况。嘱其平卧 24h,术肢伸直。测血压,每 2 小时 1 次,共 4 次,稳定后每小时测 1 次。鼓励患者多饮水,促进造影剂的排出。注意观察足背动脉搏动及双足皮温情况,发现异常情况应立即通知医师处理。

④主动脉内气囊反搏术后的护理:严密观察压力系统上血压的变化。预防血栓的形成,保持反搏导管的通畅,每小时用肝素盐水(生理盐水 250ml 加肝素 25mg)冲洗主动脉内球囊(IABP 反搏)导管。并按医嘱对患者给予肝素 500～1000U/h 恒速静脉注射,保持全身肝素化。注意伤口是否有渗血及观察胃液、大小便的颜色,注意有无出血的倾向;并定时监测激活全血凝固时间(ACT),如 ACT 小于 200s,通知医师,以防止血栓形成。做好管

道的护理,严格执行无菌技术操作,并随时观察导管固定情况,防止管道脱落、曲折,保持患者插管的肢体功能位,以保证气囊反搏机的正常运作。如果患者不配合,给予绷带固定。注意足背动脉搏动情况及术肢皮温,是否麻木及发绀。2 周后患者的血压逐步趋于稳定,在此期间没有出血、伤口感染的情况出现,决定撤除IABP。

(3)并发症护理

①栓塞:见于起病后 1～2 周,可引发脑、肾、脾、四肢等动脉栓塞。做好病情观察、溶解血栓、抗凝等护理。

②猝死:严密监测心率,及时发现心率及心律变化。在溶栓治疗后 24h 内容易发生再灌注性心律失常,发生频发性、成对性、多源性室性期前收缩时,应及时通知医师,遵医嘱使用利多卡因等药物,警惕心室颤动或心搏骤停。

③心脏破裂和乳头肌功能失调:严密观察病情,需手术治疗者,做好手术准备。

④心室壁瘤:手术切除或同时做主动脉冠状动脉旁路移植术,做好术前准备和术后护理。

(4)心理护理:由于患者病情危重,心理负担大,在康复期间做好心理护理非常重要,应安慰患者排除思想顾虑,积极配合治疗,保持乐观的情绪。

【健康指导】

1. 积极治疗高血压、高脂血症、糖尿病等疾病,避免缺乏运动等不良因素。

2. 合理调整饮食,适当控制进食量,多食用蔬菜、水果。

3. 注意劳逸结合,康复期适当进行康复锻炼。避免各种诱发因素。

4. 按医嘱服药,并定期门诊随访,坚持治疗。

5. 指导患者及家属当病情突然变化时应采取简易应急措施。

第三节　神经系统急危重症

一、脑卒中

脑卒中是指由于急性脑循环障碍所致的局限或全面脑功能缺损综合征。脑卒中包括缺血性脑卒中和出血性脑卒中。缺血性脑卒中又称脑梗死,可分为脑血栓形成、脑栓塞和腔隙性脑梗死三种。出血性脑卒中可分为脑出血和蛛网膜下腔出血两种。此外,缺血性脑卒中的发病率高于出血性脑卒中,占脑卒中总数的 $60\%\sim70\%$。本节重点讲解缺血性脑卒中。

【病因及发病机制】

1. 血管性危险因素　脑卒中发生的最常见原因是脑部供血血管内壁上有小栓子,脱落后导致动脉栓塞,即缺血性脑卒中;也可能由于脑血管或血栓出血造成,为出血性脑卒中。冠心病、高血压、糖尿病、高脂血症、动脉粥样硬化、风湿性心脏病或动脉炎等都可能导致脑卒中。

2. 脑动脉炎　结缔组织疾病、细菌等感染均可导致动脉炎,使管腔狭窄或闭塞。

3. 不良生活方式　通常同时存在多个危险因素,比如吸烟、不健康的饮食、肥胖、缺乏适量运动、过量饮酒和高同型半胱氨酸;患者自身存在一些基础疾病如高血压、糖尿病和高脂血症,都会增加脑卒中的发病风险。

【病情评估】

1. 病史　是否有冠心病、高血压、糖尿病、高脂血症、动脉粥样硬化、风湿性心脏病或动脉炎等疾病,患者年龄及不良生活方式。

2. 临床表现　最常见症状为一侧脸部、手臂或腿部突然感到无力,猝然昏倒、不省人事。其他症状包括突然出现一侧脸部、手臂或腿麻木或突然发生口眼歪斜、半身不遂;神志迷茫、说话或理解困难;单眼或双眼视物困难;行路困难、眩晕、失去平衡或协调能力;无原因的严重头痛、昏厥等。根据脑动脉狭窄和闭塞后,神经功能障碍的轻重和症状持续时间,分三种类型。

(1)短暂性脑缺血发作(transient ischemic attack,TIA):颈内动脉缺血表现为突然肢体运动和感觉障碍、失语、单眼短暂失明等,少有意识障碍。椎动脉缺血表现为眩晕、耳鸣、听力障碍、复视、步态不稳和吞咽困难等。症状持续时间短于 2h,可反复发作,甚至一天数次或数十次,可自行缓解,不留后遗症。脑内无明显梗死灶。

(2)可逆性缺血性神经功能障碍(reversible ischemic nerve dysfunction,RIND):与 TIA 基本相同,但神经功能障碍持续时间超过 24h,有的患者可达数天或数十天,最后逐渐完全恢复。脑部可有小的梗死灶,大部分为可逆性病变。

(3)完全型卒中(complete stroke,CS):症状较 TIA 和 RIND 严重,不断恶化,常有意识障碍。脑部出现明显的梗死灶,起病后 6h 内病情达到高峰,表现为一侧肢体完全瘫痪甚至昏迷,需与脑出血鉴别。神经功能障碍长期不能恢复。

【救治及护理】

1. 救治要点

(1)急救原则

①缺血性脑卒中:改善微循环;减轻脑水肿;防止出血;减少梗死范围。

②脑血栓形成:超早期溶栓治疗;抗血小板、抗凝治疗;脑保护治疗;血管内治疗;外科和对症治疗。

(2)急救措施

①立即给予半坐卧位,减轻脑水肿;给氧,保持呼吸道通畅;建立静脉通路,遵医嘱采集血标本;心电监护;保护烦躁不安患者的安全。

②迅速协助患者进行头部 CT 扫描。

③降低颅内压,防止脑水肿。

④溶栓,发病后 6h 内进行溶栓,及时恢复血流改善组织代谢,可以挽救梗死周围仅有功能改变的缺血半暗带组织,避免坏死组织进一步扩大,是目前最重要的恢复血流措施。常用溶栓药物为重组组织型纤溶酶原激活药和尿激酶。

⑤抗凝治疗,抗血小板聚集。

⑥介入和外科手术,做好手术前准备工作。

2. 护理措施

(1)病情观察:注意生命体征的观察,详细记录出入量。加强心电血压监护,密切观察体温、心率、血压、呼吸的变化。

(2)一般护理

①病室清洁、安静、光线柔和、空气新鲜。

②多喝水,食用清淡易消化、高蛋白、高维生素的软食或流质食物。少食多餐,必要时鼻饲饮食。做好口腔护理。

③保持呼吸道通畅,必要时给予吸氧。意识清楚者,翻身拍背同时鼓励咳痰,可配合超声雾化吸入。

④保持床单位干燥平整,床头不宜过高,尽量避免半卧位,仰卧位时身体与床边保持平行,而不是斜卧。每 1～2 小时翻身、拍背 1 次,按摩受压部位,改善循环,防止压疮发生。

⑤对尿潴留患者,严格做好留置导尿的护理,每日 2 次会阴护理。女患者注意会阴部卫生,每日清洗会阴。

⑥保持大便通畅,训练排便习惯,必要时服用缓泻药。禁食刺激性食物。

⑦注意保暖,同时注意防止烫伤。

(3)症状护理

①躯体移动障碍:防止跌倒,确保安全。床边加护栏;走廊、厕所要安装扶手;地面要保持平整干燥,防湿、防滑,去除门槛或其他障碍物;呼叫器应置于床头患者随手可及处;穿着防滑的橡

胶底鞋；步态不稳者，选用三角手杖等合适的辅助工具，并有人陪伴。

给患者提供有关疾病、治疗及预后的可靠信息；鼓励患者正确对待疾病，摆脱对他人的依赖心理；关心、尊重患者，在喂饭、帮助患者洗漱和处理大小便时，不要流露出厌恶情绪；营造一种舒适的休养环境和亲情氛围。正确对待康复训练过程中患者所出现的诸如注意力不集中、缺乏主动性、情感活动难以自制等现象。

与患者、家属共同制订康复训练计划，并及时评价和修改；告知患者及家属早期康复训练的重要性；教会家属协助患者锻炼的方法与注意事项，使患者保持正确的运动模式；指导和教会患者使用辅助工具；必要时选择理疗、针灸、按摩等辅助治疗。

②吞咽障碍：鼓励能吞咽的患者进食，少食多餐；吃饭或饮水时抬高床头，尽量端坐，头稍前倾；选择软质、半流质或糊状食物；给患者提供充足的进餐时间，让患者充分咀嚼。患者不能吞咽时给予鼻饲饮食。教给患者及陪护饮食的原则、内容、胃管鼻饲的方法及注意事项。进食高蛋白、高维生素、无刺激性的流食，应供给足够的热量。注意保持进食环境的安静、舒适，减少进餐时环境中分散注意力的干扰因素。患者进餐时不可讲话，以避免呛咳、误吸等，一旦反呛、误吸或呕吐，应保持呼吸道通畅和口腔清洁。床旁备吸引装置。

③语言沟通障碍：根据患者情况，可选择实用性的非语言交流，如手势的运用，利用符号、图画、交流画板等，也可利用电脑、电话等训练患者交流能力。由患者、家属及参与康复训练的医护人员共同制订康复计划，既要考虑到患者希望达到的主观要求，又要兼顾康复效果的客观可能性；根据病情选择适当的训练方法。原则上是轻症者以直接改善其功能为目标，重症者则放在活化其残存功能或进行实验性的治疗。体贴、关心、尊重患者；鼓励患者克服害羞心理，大声说话；鼓励家属、朋友多与患者交谈，并耐心、缓慢、清楚地解释每个问题；营造一种和谐的亲情氛围和语

言学习环境。

（4）用药护理

①溶栓和抗凝药物：严格掌握用药剂量，监测凝血时间与凝血酶原时间，观察患者有无出血表现。密切观察患者生命体征变化，如有无原有症状加重，或严重头痛、血压升高等，警惕并发颅内出血。同时观察有无栓子脱落导致其他部位栓塞的情况。

②甘露醇：用药前，观察液体有无结晶；选择较粗大的静脉给药；观察患者用药后的尿量与颜色，记录 24h 出入量；复查肾功能；有无脱水过快导致的头痛、呕吐等低颅压的表现。

（5）康复护理

①重视患侧刺激与保护：通常患侧的体表感觉、视觉和听觉减退，有必要加强刺激。家具的布置尽量地使患者接受更多的刺激。避免患者的损伤，尽量不在患肢静脉输液，慎用热水袋热敷。

②指导选择性运动：有十指交叉握手的自我辅助运动（Bobath 握手）、桥式运动（选择性伸髋）、垫上运动。选择性运动有助于缓解痉挛和改善已形成的异常运动模式，教会患者正确的运动方法。

③鼓励患者尽早坐起：坐位时其上肢应始终放置于前面桌子上，可在臂下垫一软枕以帮助上举；轮椅活动时，应在轮椅上放一桌板，保证手不悬垂在一边。

（6）心理护理：重视患者的心理活动，解除由运动障碍、语言障碍带来的思想负担；护士要有良好的素质，耐心、细心、热情；深入了解患者生病前的家庭背景、工作环境、社会因素等第一手材料，减少患者的思想波动，以免造成情绪激动。

【健康指导】

1. 生活起居有规律，改变不良生活方式，合理饮食。

2. 患者起床坐起，或低头系鞋带等体位变换时动作要慢，洗澡时间不宜过长，平日外出时防止跌倒，气候变化注意保暖，防止上呼吸道感染。

3. 告知患者康复治疗知识与自我护理方法,鼓励患者做力所能及的家务,多参加社会活动。

4. 积极防治高血压、糖尿病、高脂血症、冠心病、肥胖症等。

二、脑出血

脑出血又称脑溢血,是指非外伤性脑实质内的自发性出血,病因多样,绝大多数是高血压小动脉硬化的血管破裂引起,故也称高血压性脑出血。脑出血为高病死率和高致残率的疾病。

【病因及发病机制】

1. 病因

(1)高血压并发细、小动脉硬化为脑出血最常见的病因。

(2)颅内动脉瘤主要为先天性动脉瘤,少数是动脉硬化性动脉瘤和外伤性动脉瘤。血流漩涡和血压的冲击,常使动脉瘤顶端增大、破裂。

(3)脑动脉和脑静脉畸形,因血管壁发育异常,常较易出血。

(4)其他病因,根据血流动力学有高血压和偏头痛;血液因素有抗凝、抗血小板或溶栓治疗、嗜血杆菌感染、白血病、血栓性血小板减少症等。

2. 发病机制

(1)出血部位多发生在基底核区、脑叶、脑干及小脑齿状核。

(2)病理检查可见出血侧半球肿胀充血,血液流入蛛网膜下隙或破入脑室;出血灶形成不规则空腔,中心充满血液或紫色葡萄浆状,血块周围是坏死脑组织瘀点状出血性软化带和明显的炎细胞浸润,血肿周围脑组织受压,水肿明显,较大血肿可引起脑组织和脑室移位、变形和脑疝形成。脑疝是脑出血最常见的直接致死原因。

【评估】

1. 病史　评估患者年龄,既往有无高血压病史,病发之前是否有运动或情绪激动等诱发因素,是否有头痛、呕吐等颅高压症状。

2. 临床表现

(1)内囊出血:内囊出血是最常见的出血部位,其典型临床表现为对侧"三偏"(偏瘫、偏身感觉障碍、偏盲)出血量小者(<30ml)临床症状较轻,出血量较大者(>30ml)可有意识障碍,引起脑疝而死亡。

(2)丘脑出血:如一侧丘脑出血,且出血量较少时,表现为对侧轻瘫,对侧偏身感觉障碍。如果出血量大,呕吐频繁呈喷射状,且有多尿、尿糖、四肢瘫痪、双眼向鼻尖注视等症状。

(3)脑叶出血:以脑叶最为常见,除表现为头痛、呕吐外,不同脑叶的出血,临床表现亦有不同,额叶出血可有前额痛、呕吐、对侧偏瘫和精神障碍,优势半球出血可出现混合性失语;顶叶出血偏瘫较轻,偏侧感觉障碍显著,优势半球出血可出现混合性失语;颞叶出血表现为对侧中枢性面舌瘫痪及上肢为主的瘫痪,优势半球出血表现为感觉性或混合性失语,存在癫痫、幻嗅、幻视等;枕叶出血表现为对侧同向性偏盲,可有一过性黑蒙和视物变形。

(4)脑桥出血:桥脑是脑干出血的好发部位。常表现为突发性头痛、呕吐、眩晕、复视、交叉性瘫痪或偏瘫和四肢瘫痪等。早期表现为病侧面瘫,对侧肢体瘫(称为交叉性瘫)。如果出血量大,则影响对侧,出现四肢瘫痪、瞳孔缩小、高热、昏迷等症状。

(5)小脑出血:发病突然,眩晕和共济失调明显,可伴频繁呕吐和枕部疼痛。如果出血量少,临床表现常常是先出现头晕,继则有剧烈头痛、频繁呕吐、走路不稳、讲话不清;如果出血量大,血肿压迫延髓生命中枢,严重者可突然死亡。

(6)脑室出血:临床表现为呕吐、多汗、皮肤发绀或苍白。出血量较大,发病后1~2h便陷入深度昏迷、高热、四肢瘫痪或呈强直性抽搐、血压不稳、呼吸无规律、双侧瞳孔缩小如针尖样。脑膜刺激征阳性等。病情多较严重,预后不良。

3. 辅助检查

(1)CT 检查:颅脑 CT 扫描可清楚显示出血部位、出血量大小、血肿形态、是否破入脑室以及血肿周围有无低密度水肿带和占位效应等。病灶多呈圆形或卵圆形均匀高密度区,边界清楚,脑室大量积血时多呈高密度铸型,脑室扩大。1 周后血肿周围有环形增强,血肿吸收后呈低密度或囊性变。动态 CT 检查还可评价出血的进展情况。

(2)血常规、尿常规和血糖:重症患者在急性期血常规检查可见白细胞增高,可有尿糖与蛋白尿阳性,脑出血急性期血糖增高由应激反应引起,血糖升高不仅直接反映机体代谢状态,而且反映病情的严重程度,血糖越高,应激性溃疡、脑疝、代谢性酸中毒、氮质血症等并发症发生率越高,预后越差。

(3)脑脊液:诊断明确者,通常不做脑脊液检查,以防脑疝发生,但在无条件做脑 CT 扫描或脑 MRI 检查时,腰穿仍有一定诊断价值,脑出血后由于脑组织水肿,颅内压力通常较高,80% 患者在发病 6h 后,脑脊液呈血性或黄色,但腰穿脑脊液清亮时,不能完全排除脑出血的可能,术前应该给予脱水药降低颅内压,有颅内压增高或有脑疝的可能时,应禁忌做腰穿。

(4)MRI 和 MRA 检查:对发现结构异常,对检出脑干和小脑的出血灶和监测脑出血的演进过程优于 CT 扫描,对急性脑出血诊断不及 CT。

(5)数字减影脑血管造影(digital subtraction angiography,DSA):可检出脑动脉瘤,脑动静脉畸形,Moyamoya 病和血管炎等。

(6)心电图检查:脑血管病患者因为脑-心综合征或心脏本身就有疾病,可有心脏功能和血管功能的改变。①传导阻滞:如 P-R 间期延长,结性心律或房室分离;②心律失常:房性或室性期前收缩。③缺血性改变:S-T 段延长,下降,T 波改变;④其他:假性心肌梗死的心电图改变等。

(7)经颅多普勒超声(transcranial Doppler sonography, TCDS)检查:有助于判断颅内高压和脑死亡,当血肿>25ml, TCDS 显示颅内血流动力学不对称改变,表示颅内压力不对称,搏动指数较平均血流速度更能反映颅内压力的不对称性。

(8)其他检查:包括血液生化、凝血功能和胸部 X 线摄片检查。外周白细胞和尿素氮水平可暂时升高,凝血活酶时间和部分凝血活酶时间异常提示有凝血功能障碍。

【救治及护理】

1. 救治要点　治疗原则为安静卧床、脱水降颅压、调整血压、防止继续出血、加强护理维持生命功能。防治并发症,以挽救生命,降低死亡率、残疾率,减少复发。通常来说,病情危重致颅内压过高出现脑疝,内科治疗效果不佳时,应及时进行外科手术治疗。

2. 护理措施

(1)病情观察

①严密观察血压、呼吸、瞳孔的变化,并做好详细记录。

②观察患者有无脑疝先兆,如头痛、呕吐、视盘水肿、血压升高、脉搏变慢、呼吸不规则等。

③观察患者呕吐物和大便的颜色及上消化道出血征象。

④观察患者小便的量及颜色,警惕使用脱水药后出现肾功能损害。

(2)一般护理:急性期绝对卧床休息,抬高床头 15°～30°,以减轻脑水肿。谵妄、躁动患者加床栏,防止坠床。保持呼吸道通畅,平卧时头偏向一侧或侧卧位,及时清除口鼻分泌物和吸痰。掌握好输液速度和输液量,解释药物药理作用及可能出现的不良反应。给予高蛋白、高维生素的清淡饮食;发病 3d 后神志仍不清楚、不能经口进食者,应予鼻饲流质饮食;定时翻身拍背,保持床单位整洁、干燥;协助做好口腔护理、皮肤护理和大小便护理;保持肢体功能位。呼吸困难者给予氧气吸入。鼓励并协助患者做语言、肢体功能训练。

（3）症状护理

①清除口鼻腔分泌物，保持呼吸道通畅，呼吸困难者给予氧气吸入。

②降温，体温超过 38.5℃者给予头部置冰袋物理降温。

③生活护理，给予高蛋白、高维生素、高热量饮食，补充足够的水分；鼻饲流质者应定时喂食，保证足够的营养供应。平卧头偏向一侧或侧卧位，及时清除口鼻分泌物和吸痰。保持床单位整洁、干燥，定时翻身拍背，并按摩骨突受压处；保持大便通畅，大便干燥者给予开塞露或低压灌肠，做好大小便的护理，保持会阴部皮肤清洁；注意口腔卫生，不能进食者应每日口腔护理 2～3 次；谵妄躁动者加床栏，必要时做适当的约束；慎用热水袋，防止烫伤。

④留置导尿，尿潴留患者可留置导尿管，做好留置尿管的护理，并记录 24h 尿量。

⑤手术清除血肿降低颅内压，特别注意血压情况，血压超过 160/100mmHg 应该给予降压处理，血压下降应注意补充液体入量，注意有无心脏并发症等。严密观察生命体征的改变，有异常及时报告医师。观察引流管引流液颜色、量，引流袋 24h 更换 1 次。严密观察有无消化道出血，特别是应用激素患者，应注意有无腹胀、血压下降、肠鸣音亢进。观察肢体活动情况。

（4）并发症护理

①脑疝：严密观察患者有无剧烈头痛、喷射性呕吐、躁动不安、血压升高、脉搏减慢、呼吸不规则、一侧瞳孔散大、意识障碍加重等表现，一旦发现，应立即报告医师，及时抢救。抢救措施：a. 立即为患者吸氧并迅速建立静脉通路，遵医嘱快速静脉滴注甘露醇或静脉注射呋塞米，甘露醇应在 15～30min 滴完，避免药物外渗；b. 清除口鼻腔分泌物，保持呼吸道通畅；c. 备好气管切开包、脑室引流包、呼吸机、监护仪和抢救药品等；d. 避免引起颅内高压

的各种因素。

②消化道出血:注意观察有无呃逆、胃痛、呕血、便血、尿量减少等症状,插胃管的患者,注意回抽胃液,观察胃液的颜色。根据医嘱给予保护胃黏膜的药物,观察用药后的反应。观察大便的量、颜色和性质;患者有无面色苍白、口唇发绀、皮肤湿冷、烦躁不安、尿量减少、血压下降等失血性休克的表现。出现失血性休克的症状时,迅速建立静脉通路、遵医嘱补充血容量、纠正酸中毒、应用血管活性药物等。

(5)心理护理:与患者多沟通,安慰患者排除思想顾虑,保持乐观的情绪,配合治疗。

【健康指导】

1. 生活有规律,保证充足睡眠,适当锻炼,避免过度劳累、用脑过度和突然用力过猛,保持大便通畅。

2. 保持情绪稳定,避免过分喜悦、愤怒、焦虑、恐惧、悲伤、惊吓等不良刺激。

3. 合理饮食,戒烟酒,忌暴饮暴食。

4. 按医嘱正确服药,积极控制血压。

5. 康复期坚持做康复训练。

三、蛛网膜下腔出血

蛛网膜下腔出血(sub-arachnoid hemorrhage,SAH)是指脑底部或脑表面的病变血管破裂,血液直接流入蛛网膜下隙引起的一种临床综合征,又称为原发性蛛网膜下腔出血,约占急性脑卒中的 10%,是一种非常严重的常见疾病。

【病因及发病机制】

1. 发病原因 凡能引起脑出血的病因均能引起本病。常见的病因如下。

(1)颅内动脉瘤:占 50%～85%,好发于脑底动脉环的大动脉分支处,以该环的前半部较多见。

（2）脑血管畸形及脑底异常血管网病（Moyamoya 病）：脑血管畸形主要是动静脉畸形，多见于青少年，占 2％左右，动静脉畸形多位于大脑半球大脑中动脉分布区。脑底异常血管网病约占 1％。

（3）其他：夹层动脉瘤、血管炎、颅内静脉系统血栓形成、结缔组织病、血液病、颅内肿瘤、凝血障碍性疾病、抗凝治疗并发症等。

（4）出血原因不明：约占 10％，原发性中脑周围出血。蛛网膜下腔出血的危险因素主要是导致颅内动脉瘤破裂的因素，包括高血压、吸烟、大量饮酒、既往有动脉瘤破裂病史、动脉瘤体积较大、多发性动脉瘤等。吸烟者与不吸烟者相比，动脉瘤体积更大，且更常出现多发性动脉瘤。

2. 发病机制　动脉瘤的发生一定程度上有遗传倾向和家族聚集性。但颅内动脉瘤不完全是先天异常造成的，相当一部分是后天生活中发展而来的，随着年龄增长，动脉壁的弹性逐渐减弱，在血流冲击等因素下向外突出形成动脉瘤。

血流入脑蛛网膜下隙，通过围绕在脑和脊髓周围的脑脊液迅速扩散，刺激脑膜，引起头痛和颈强直等脑膜刺激征。血液进入蛛网膜下隙后还会使颅腔内容物增加，压力增高，并继发脑血管痉挛。后者系因出血后血凝块和围绕血管壁的纤维索之牵引（机械因素），血管壁平滑肌细胞间形成的神经肌肉接头产生广泛缺血性损害和水肿。另外大量积血或凝血块沉积于颅底，部分凝集的红细胞还可堵塞蛛网膜绒毛间的小沟，使脑脊液回流被阻，因此可发生急性交通性脑积水或蛛网膜粘连，使颅内压急骤升高，脑血流量进一步减少，加重了脑水肿，甚至导致脑疝形成。以上均可在患者病情稳定好转后，再次出现意识障碍或局限性神经症状。后交通动脉瘤的扩张、出血可压迫邻近动眼神经，产生不同程度的动眼神经麻痹（表现为眼球活动障碍）。也可能因血液刺激下丘脑，引起血糖升高、发热等内分泌症状和自主神经功能紊乱。

【病情评估】

1. 病史

(1)评估患者既往史:有无颅内动脉瘤、脑血管畸形以及高血压等疾病。

(2)评估诱发因素:如剧烈运动、情绪激动、用力、排便、咳嗽、饮酒等;少数可在安静情况下发病。

(3)评估疼痛程度、时间及性质:突然发病,以数秒钟或数分钟速度发生的头痛是最常见的发病方式。患者常能清楚地描述发病的时间和情景。约 1/3 患者动脉瘤破裂前数日或数周有头痛、恶心、呕吐等症状。

2. 临床表现 AH 典型临床表现为突然发生的剧烈头痛、恶心、呕吐和脑膜刺激征,伴或不伴局灶体征。剧烈活动中或活动后出现爆裂性局限性或全头部剧痛,难以忍受,呈持续性或持续进行性加重,有时上颈段也可出现疼痛。其始发部位常与动脉瘤破裂部位有关。常见伴随症状有呕吐、短暂意识障碍、项背部或下肢疼痛、畏光等。绝大多数病例发病后数小时内出现脑膜刺激征,以颈强直最明显,克氏征、巴宾斯基征可阳性。眼底检查可见视网膜出血、视盘水肿,约 25% 的患者可出现精神症状,如欣快、谵妄、幻觉等。还可有癫痫发作、局灶神经功能缺损体征,如动眼神经麻痹、失语、单瘫或轻偏瘫、感觉障碍等。部分患者,尤其是老年患者头痛、脑膜刺激征等临床表现常不典型,而精神症状较明显。原发性中脑出血的患者症状较轻,CT 表现为中脑或脑桥周围脑池积血,血管造影未发现动脉瘤或其他异常,通常不发生再出血或迟发型血管痉挛等情况,临床预后良好。

3. 辅助检查

(1)头颅 CT:是诊断 SAH 的首选方法,CT 显示蛛网膜下隙内高密度影可以确诊 SAH。根据 CT 结果可以初步判断或提示颅内动脉瘤的位置:如位于颈内动脉段常是鞍上池不对称积血;大脑中动脉段多见外侧裂积血;前交通动脉段则是前间裂基底部积血;而出血在脚间池和环池,通常无动脉瘤。动态 CT 检查还有助于了解出血的吸收情况,有无再出血、继发脑梗死、脑积水及其程度等。CT 对于蛛网膜下腔出血诊断的敏感性在 24h 内为 90%～95%,3d 为 80%,1 周为 50%。

(2)MRI:当病后数天 CT 的敏感性降低时,MRI 可发挥较大作用。4d 后 T_1 像能清楚地显示外渗的血液,血液高信号可持续至少 2 周,在 FLAIR 像则持续更长时间。因此,当病后 1～2 周,CT 不能提供蛛网膜下腔出血的证据时,MRI 可作为诊断蛛网膜下腔出血和了解破裂动脉瘤部位的一种重要方法。

(3)脑脊液(cerebrospinal fluid,CSF)检查:通常 CT 检查已确诊者,腰穿不作为临床常规检查。如果出血量少或者发病时间较长,CT 检查可无阳性发现,而临床可疑下腔出血需要行腰穿检查 CSF。最好于发病 12h 后进行腰椎穿刺,以便于穿刺误伤鉴别。均匀血性脑脊液是蛛网膜下腔出血的特征性表现,且示压力增高($>200mmH_2O$),如 CSF 黄变或者发现吞噬红细胞、含铁血黄素或胆红素结晶的吞噬细胞等,则提示已存在不同时间的 SAH。

(4)DSA:是诊断颅内动脉瘤最有价值的方法,阳性率达 95%,可以清楚显示动脉瘤的位置、大小、与载瘤动脉的关系、有无血管痉挛等,血管畸形和烟雾病也能清楚显示。条件具备、病情许可时应争取尽早行全脑 DSA 检查,以确定出血原因和决定治疗方法、判断预后。但由于血管造影可加重神经功能损害,如脑缺血、动脉瘤再次破裂出血等,因此造影时机宜避开脑血管痉挛和再出血的高峰期,即出血 3d 内或 3～4 周后进行为宜。

(5)CTA 和 MRA:CTA 和 MRA 是无创性的脑血管显影方法,但敏感性、准确性不如 DSA。主要用于动脉瘤患者的随访以及急性期不能耐受 DSA 检查的患者。

(6)其他:TCDS 动态检测颅内主要动脉流速是及时发现脑血管痉挛倾向和痉挛程度的最灵敏的方法。血常规、凝血功能、肝功能及免疫学检查,有助于寻找出血的其他原因。

【救治及护理】

1. 救治要点

(1)现场急救

①突然剧烈头痛、呕吐,应怀疑有蛛网膜下腔出血的可能,应及时送医院就诊。

②尽量让患者保持头高侧卧位,避免舌根后坠阻碍通气,及时清理口中呕吐物,以免误吸入气道。

③尽量避免长途转送,选就近有条件的医疗单位治疗。

④转送患者时应有医务人员护送并随时观察病情变化,随时采取必要措施。

⑤转运前应该给予脱水、降压等治疗,给予镇静、镇痛药,并绝对卧床休息。

⑥运送过程中尽量避免震动。

⑦出血量大时可行脑室穿刺引流,或腰椎穿刺放出血性脑脊液;头颅 CT 或腰椎穿刺可确认。

⑧积极查找原因,对颅内动脉和颅内静脉畸形者,确认后行手术根治。随时注意血压变化。患者保持心情愉快,避免情绪紧张。

(2)医院急救:确诊 SAH 之后,应尽早行脑血管造影或 CT 血管成像检查,一旦证实为颅内动脉瘤破裂,尽快准备实施开颅夹闭手术或血管内介入栓塞治疗。SAH 治疗目的主要是防治再出血、血管痉挛及脑积水等并发症,降低死亡率和致残率。

①一般处理及对症处理:监测生命体征和神经系统体征变化,保持气道通畅,维持呼吸、循环稳定。安静卧床,避免激动及用力,保持大便通畅,可对症应用镇静镇咳及抗癫痫类药物。

②降低颅内压:适当限制液体入量,防治低钠血症。临床常用甘露醇、呋塞米等脱水药降低颅内压,也可酌情选用清蛋白。当伴有较大的脑内血肿时,可手术清除血肿以降低颅内压抢救

生命。

③防治再出血:安静休息,绝对卧床 4～6 周,烦躁不安者适当使用地西泮、苯巴比妥等镇静药控制血压,患者可能因为剧痛导致血压升高,注意去除疼痛等诱因,常用药物有钙离子通道阻滞药、β 受体阻滞药或 ACEI 等。应用抗纤溶药物,以防动脉瘤周围血块溶解引起再出血,常用药物有氨基己酸、氨甲苯酸等。外科手术消除动脉瘤是防止动脉瘤性 SAH 再出血最好的办法。

④防治脑血管痉挛:维持血容量和血压,必要时予胶体液扩容、多巴胺静脉滴注,3H 疗法(高血容量、升高血压、血液稀释)在国外较多用于治疗 SAH 后脑血管痉挛。早期使用尼莫地平等钙离子拮抗药。早期手术去除动脉瘤、移除血凝块。

⑤防治脑积水:给予乙酰唑胺抑制脑脊液分泌,或应用甘露醇、呋塞米等脱水药。内科治疗无效时可行脑脊液分流术(脑室-心房或脑室-腹腔分流术)以免加重脑损害。

2. 护理措施

(1)病情观察:密切观察体温、脉搏、血压、呼吸、神志、瞳孔的变化。

(2)一般护理

①保持病室安静、舒适,减少探视,避免声、光刺激和频繁接触患者,治疗活动应集中进行。病室内应备有必要的抢救设备和药品。

②绝对卧床 4～6 周,卧床期间禁止坐起、洗头、沐浴、如厕及其他下床活动;抬高床头 15°～30°,有利于呼吸;抽搐昏迷患者应加床栏。

③必要时给予吸氧。

④控制输液速度及输液量,记录 24h 液体出入量,了解药物药理作用及可能出现的不良反应。

⑤宜食高蛋白、高维生素清淡饮食,必要时给予鼻饲流质饮食;定时翻身拍背,保持床单整洁、干燥;协助做好口腔护理、皮肤

护理和大小便护理。

⑥保持大便通畅,忌用力排便、屏气、剧烈咳嗽等。

⑦与患者保持良好的沟通,缓解心理压力。鼓励并协助患者做语言、肢体功能康复训练。

(3)症状护理

①尿潴留患者可留置导尿管,防止加压排尿。

②昏迷患者按昏迷护理常规执行。

③呼吸困难者给予氧气吸入。

④大便干燥者给予开塞露或低压灌肠。

⑤头痛者给予心理支持,消除紧张情绪。按医嘱使用脱水及缓解脑血管痉挛药物,控制输液速度,观察药物疗效及有无不良反应发生。

(4)并发症护理:蛛网膜下腔再出血为主要并发症。颅内动脉瘤发病后24h内再出血的风险最高,2周内再发率最高。临床特点为首次出血后病情稳定或好转情况下,突然再次出现剧烈头痛、呕吐、抽搐、昏迷,甚至去大脑强直及脑膜刺激征加重等,应密切病情观察,做好抢救设备及药品准备。

(5)心理护理:蛛网膜下腔出血起病急骤,头痛剧烈,患者精神紧张、恐惧,心理负担大。所以,要安慰患者,缓解情绪,排除思想顾虑,使其配合治疗,增强战胜疾病的信心。

【健康指导】

1. 告知本病治疗与预后的有关知识,指导患者配合检查,明确病因,采取积极的治疗措施。

2. 合理调整饮食,给予高蛋白、富含维生素的饮食,养成良好的排便习惯。

3. 保持情绪稳定,注意劳逸结合,康复期适当进行康复锻炼,避免剧烈活动和重体力劳动。

4. 女性患者1～2年避免妊娠和分娩。

四、急性脊髓炎

急性脊髓炎是指各种感染后引起自身免疫反应所致的急性横贯性脊髓炎性病变,又称急性横贯性脊髓炎。是临床上最常见的一种脊髓炎,以病损平面以下肢体瘫痪、传导束性感觉障碍和尿便障碍为特征。

【病因及发病机制】

急性脊髓炎的病因至今尚未明确,对亚洲流感后患者流感A、B 病毒抗体滴度测定和患者脑脊液病毒抗体及特异性 DNA 的测定,均显示病毒对脊髓的直接损害可能是主要原因,但尚未直接从病变脊髓或脑脊液中分离出病毒。推测病毒感染的途径,可能为长期潜伏在脊神经节中的病毒在人体抵抗力下降时,沿神经根逆行扩散至脊髓而致病,或者病毒感染其他身体部位后经血行播散至脊髓。根据其病前多有上呼吸道感染、腹泻、疫苗接种等病史,目前多数学者倾向于认为本病更可能与病毒感染后所诱导的自身免疫反应有关,而外伤和过度疲劳可能为诱因。脊髓全长均可累及,但以胸 3～5 节段多见,其次为颈段和腰段,骶段少见。肉眼见病变部位软膜充血或有炎性渗出物,脊髓肿胀,严重者质地变软。镜下见软膜和脊髓血管扩张充血、血管周围以淋巴细胞和浆细胞为主的浸润和水肿,灰质内神经细胞肿胀,尼式小体溶解。

【病情评估】

1. 临床表现

(1)发病情况:急性脊髓炎可见于任何年龄,但以青壮年多见。男女发病率无明显差异。发病前 1～2 周常有上呼吸道感染、消化道感染症状,或有预防接种史。外伤、劳累、受凉等为发病诱因。急性起病,起病时有低热,病变部位神经根痛,肢体麻木无力和病变节段束带感;亦有患者无任何其他症状而突然发生瘫痪。大多在数小时或数日内出现受累平面以下运动障碍、感觉缺失及膀胱、直肠括约肌功能障碍。以胸段脊髓炎最为常见,尤其是 T_{3-5} 节段,颈髓、腰髓次之。

(2)起病形式:急性脊髓炎的运动障碍表现为急性起病,迅速进展,早期为脊髓休克期,出现肢体瘫痪、肌张力减低、腱反射消失、病理反射阳性。通常持续 2～4 周进入恢复期,肌张力、腱反射逐渐增高,出现病理反射,肢体肌力的恢复常始于下肢远端,继而逐步上移。脊髓休克期长短取决于脊髓损害严重程度和有无发生肺部感染、尿路感染、压疮等并发症。脊髓严重损伤时,常导致屈肌张力增高。下肢任何部位的刺激或膀胱充盈,均可引起下肢屈曲反射和痉挛,伴有出汗、竖毛、尿便自动排出等总体反射症状,常提示预后不良。

(3)临床症状:急性脊髓炎患者损害平面以下肢体和躯干的各类感觉均有障碍,重者完全消失,呈传导束型感觉障碍,系双脊髓丘脑束和后索受损所致。有的患者在感觉缺失上缘常有 1～2 个节段的感觉过敏带,病变节段可有束带样感觉异常。少数患者由于脊髓炎的局灶性损伤,表现为脊髓半切综合征样的感觉障碍,出现同侧深感觉和对侧浅感觉缺失。骶段脊髓炎患者多出现马鞍区感觉障碍、肛门及提睾反射消失。另有一些儿童患者由于脊髓损伤较轻而无明显的感觉平面,恢复也较快。随着病变恢复,感觉障碍平面会逐渐下降,逐渐恢复正常,但恢复速度较运动功能恢复更慢,甚至有些患者终身遗留部分感觉功能障碍。

(4)脊髓和神经功能损害:急性脊髓炎自主神经功能障碍的早期表现为尿潴留,脊髓休克期膀胱容量可达 1000ml,呈无张力性神经源性膀胱,因膀胱充盈过度,可出现充盈性尿失禁。随着脊髓功能的恢复,膀胱容量缩小,出现充盈性尿失禁。病变平面以下少汗或无汗、皮肤脱屑及水肿、指(趾)甲松脆和角化过度等,病变平面以上可有发作性出汗过度、皮肤潮红、反射性心动过缓等自主神经反射异常症状。

2. 辅助检查 急性期周围血白细胞总数可稍增高,合并感染可明显增高。腰穿检查脑脊髓液压力多正常,少数因脊髓肿胀至椎管轻度阻塞,通常无椎管梗阻现象。外观多无明显异常,脑脊液细胞总数特别是淋巴细胞和蛋白含量可有不同程度的增高,但也可正常,多以淋巴细胞为主。脑脊液蛋白定量正常或轻度升高,葡萄糖及氯化物正常。蛋白和白细胞数的变化多于脊髓炎症程度,与血-脑屏障破坏程度相一致。

(1)视觉诱发电位(visual evoked potential,VEP):多为正常,可作为与视神经脊髓炎及多发性硬化的鉴别依据。

(2)下肢体感诱发电位(somatosensory evoke potential,SEP):波幅可明显减低。

(3)运动诱发电位(motor evoked potential,MEP):异常,可作为判断疗效和预后的指标。

(4)肌电图:可正常或呈失神经改变。

(5)X线和CT:脊柱X线片常无明显异常改变,老年患者多见与脊髓病变无关的轻、中度骨质增生。CT多用于除外继发性脊髓疾病,如脊柱病变引起的脊髓病,脊髓肿瘤等。

(6)MRI:MRI能早期显示脊髓病变的性质、范围、程度,是确诊急性脊髓炎最可靠的方法,其分辨率和准确率均优于CT。急性期可见病变部位水肿、增粗,呈片状长 T_1 长 T_2 异常信号,信号均匀,增强可有斑片状强化,也可早期发现多发性硬化的病理变化。

【救治及护理】

1. 救治要点

(1)一般治疗:加强护理,防治各种并发症是保证功能恢复的前提,急性脊髓炎的一般治疗如下。

①高颈段脊髓炎有呼吸困难者应及时吸氧,保持呼吸道通畅,选用有效抗生素来控制感染,必要时气管切开行人工辅助呼吸。

②排尿障碍者应保留无菌导尿管,每 4～6 小时放开引流管 1

次。当膀胱功能恢复,残余尿量少于 100ml 时不再导尿,以防膀胱挛缩,体积缩小。

③保持皮肤清洁,按时翻身、拍背、吸痰,易受压部位加用气垫或软垫以防发生压疮。皮肤发红部位可用 10％乙醇液或温水轻揉,并涂以 3.5％安息香酊,有溃疡形成者应及时换药,应用压疮贴膜。

④鼓励和帮助患者摄入足够的水分和均衡的饮食,养成定时排便的习惯,便秘者可适当按摩下腹部,促进肠蠕动,保持排便通畅;注意口腔卫生,每天口腔护理 2 次,保持口腔清洁;协助患者洗漱、进食和穿衣等。

(2)药物治疗

①皮质类固醇激素:急性期的主要用药,可采用大剂量甲泼尼龙短程冲击疗法,500～1000mg 静脉滴注,每日 1 次,连用 3～5d;也可采用地塞米松 10～20mg 静脉滴注,每日 1 次,7～14d 为一个疗程。使用上述药物后改用泼尼松口服,按 1mg/kg 或成人每日剂量 60mg,维持 4～6 周逐渐减量停药。

②大剂量免疫球蛋白:每月用量可按 0.4g/kg 计算,成人每次用量一般 20g 左右,静脉滴注,每日 1 次,3～5d 为一个疗程。

③B 族维生素:有助于神经功能的恢复。常用维生素 B_1 100mg 肌内注射;维生素 B_{12} 250～1000μg,肌内注射或静脉给药,每天 1 或 2 次。

④抗生素:根据病原学检查和药敏试验结果选用抗生素,及时治疗呼吸道和泌尿系统感染,以免加重病情。抗病毒药物可选择阿昔洛韦、更昔洛韦等。

⑤其他:在急性期可选用烟酸、尼莫地平等血管扩张药。三磷腺苷、胞磷胆碱等神经营养药对病的疗效尚不确定。双下肢痉挛者可服用巴氯芬 5～10mg,每天 2 或 3 次。

2. 护理措施

(1)病情观察:注意观察呼吸及感觉平面是否上升,如患者感觉憋气、胸闷,及时给予吸氧并报告医师。鼓励患者咳痰,保持呼吸道通畅。

(2)一般护理

①卧床休息,保持床单位清洁干燥、平整,床铺宜柔软,可使用压疮气垫。

②受损平面以下禁用热水袋、热敷或其他暖具,防止烫伤。

③建立静脉通道,严格掌握好输液速度及输液量,了解药物药理作用及可能出现的不良反应。

④给予高蛋白、高维生素易消化饮食,多食用蔬菜、水果,以刺激肠蠕动,减轻便秘和肠胀气。

⑤保持皮肤清洁,2~3h 翻身拍背一次,在骶尾、髋部、内外踝、足跟等骨隆处,可放置棉垫、棉圈等。保持肢体功能位置,棉被不宜太厚重。

(3)症状护理

①躯体移动障碍:评估患者运动和感觉障碍的平面是否上升;观察患者是否存在呼吸费力、吞咽困难和构音障碍、药物治疗所致不良反应。保持肢体功能位置,并辅以理疗、针灸、按摩等,防止关节变形和肌肉萎缩;全身温水擦拭,每 2~3 小时翻身一次,保持床单位整洁干燥,避免皮肤的机械性刺激和骨突处受压,防止压疮;鼓励咳嗽和深呼吸,保持口腔清洁。与患者及家属共同制订康复训练计划;提供必要的康复器械和安全防护设施;指导患者早期进行肢体的被动与主动运动;评估患者日常生活活动的依赖程度,鼓励肢体功能训练。

②排尿异常:评估排尿,急性脊髓炎患者早期脊髓休克,常出现尿潴留。观察排尿的方式、次数与量,了解膀胱是否膨隆,区分是尿潴留还是充溢性尿失禁。对于排尿困难的患者可给予膀胱区按摩、热敷或行针灸、穴位封闭等治疗;要保持床单位整洁、干燥,勤换、勤洗床单位,保护会阴部和臀部皮肤免受尿液刺激,必要时行体外接尿或留置导尿管。严格无菌操作;定期更换尿管和

尿袋;每天进行尿道口的清洗和消毒;观察尿的颜色、性状和量,注意有无血尿、脓尿或结晶尿;每 4 小时开放尿管一次,以训练膀胱排尿功能;鼓励患者多喝水,2500～3000ml/d,以稀释尿液,促进代谢产物的排泄。

(4)并发症护理

①压疮:创面表浅,可每日用红外线或紫外线灯照射局部 1～2 次,保持创面干燥,防止受压,对已出现坏死组织的严重压疮,可行清创换药。

②肺炎:做好病情观察,有无体温升高、咳嗽、咳痰、呼吸困难的症状。若存在以上症状及时通知医师,遵医嘱用药,观察用药疗效及不良反应。

③泌尿系感染:多喝水,留置导尿患者每日会阴护理 2 次,严格执行无菌操作,观察尿液的颜色,尿中白细胞计数。泌尿系感染者使用抗生素静脉滴注和膀胱冲洗等治疗。

(5)心理护理:对患者进行心理护理,多与患者交谈,语言应温和,增强患者战胜疾病的信心,主动配合医师、护士进行治疗,早期进行主动运动,促进早日康复。

【健康指导】

1. 告知患者和照顾者膀胱充盈及尿路感染的表现;鼓励患者多喝水,保持会阴清洁。

2. 加强肢体功能和日常生活动作的训练,做力所能及的家务和工作。

3. 合理饮食,加强营养,适当进行体育锻炼,增强体质。

4. 注意安全,防止受伤,避免受凉、疲劳等。

五、癫痫持续状态

癫痫持续状态(status epilepticus)是指一次癫痫发作持续30min 以上,或连续多次发作,持续抽搐或有间断暂停,但意识一直模糊,即一次大发作后意识尚未恢复又出现另一次大发作,如此重复不止。此种患者急需进行抢救,否则可导致高热、脑水肿、衰竭而死亡。

【病因及发病机制】

癫痫持续状态最常见的原因是不恰当地停用 AEDs 或因急性脑病、脑卒中、脑炎、外伤、肿瘤和药物中毒等引起,个别患者原因不明。不规范 AEDs 治疗、感染、精神因素、过度疲劳、孕产和饮酒等均可诱发。

【临床表现】

1. **全面性强直-阵挛发作持续状态**　是临床最常见、最危险的癫痫状态,表现强直-阵挛发作反复发生,意识障碍伴高热、代谢性酸中毒、低血糖、休克、电解质紊乱(低血钾、低血钙)和肌红蛋白尿等,可发生脑、心、肝、肺等多脏器功能衰竭,自主神经和生命体征改变。可分为强直期、阵挛期、发作后期三期。

2. **强直性发作持续状态**　多见于 Lennox-Gastaut 综合征患儿,表现不同程度意识障碍(昏迷较少),间有强直性发作或其他类型发作,如肌阵挛、不典型失神、失张力发作等,常伴有面色苍白或潮红等自主神经症状,脑电图(EEG)出现持续性较慢的棘-慢或尖-慢波放电。

3. **阵挛性发作持续状态**　时间较长时可出现意识模糊甚至昏迷。

4. **肌阵挛发作持续状态**　特发性肌阵挛发作患者很少出现癫痫状态,严重器质性脑病晚期如亚急性硬化性全脑炎、家族性进行性肌阵挛癫痫等较常见。特发性患者 EEG 显示和肌阵挛紧密联系的多棘波,预后较好;继发性的 EEG 通常显示非节律性反复的棘波,预后较差。

5. **失神发作持续状态**　主要表现为意识水平降低,甚至只表现反应性下降、学习成绩下降;EEG 可见持续性棘-慢波放电,频率较慢($<3Hz$)。多由治疗不当或停药诱发。

【救治及护理】

1. 救治要点

(1)全面性惊厥性癫痫持续状态的一般治疗:全面性惊厥性癫痫持续状态的一般治疗措施:①保持呼吸道通畅;②给氧;③监护生命呼吸、血压、血氧及心脏功能等;④建立静脉输液通道;⑤对症治疗,维持生命体征和内环境的稳定;⑥根据具体情况进行辅助检查,如全血细胞计数、尿常规、肝功能、血糖、血钙、凝血、血气指标等。

(2)控制惊厥性癫痫持续状态发作的药物治疗

①地西泮:为首选药物,起效快,1～3min 即可生效,但作用持续时间短。其副作用是呼吸抑制,建议给予患者心电、血压、呼吸监测。成年人首次静脉注射 10～20mg,注射速度<2～5mg/min,如癫痫持续或复发,可于 15min 后重复给药,或用 100～200mg 溶于 5%葡萄糖溶液中,于 12h 内缓慢滴注。

②丙戊酸:丙戊酸注射液 15～30mg/kg 静脉推注后,以 1mg/(kg·h)的速度静脉滴注维持。

③劳拉西泮:静脉注射成年人推荐用药剂量 4mg,注射速度<2mg/min,如癫痫持续或复发,可于 15min 后按相同剂量充分给药。如再无效果,则采取其他措施。12h 内用量不超过 8mg,18 岁以下患者不推荐使用。作用时间较地西泮长,副作用类似于地西泮。

④苯妥英钠:成年人静脉注射每次 150～250mg,注射速度<50mg/min,必要时 30min 后可以再次静脉注射 100～150mg,一日总量不超过 500mg。静脉注射速度过快易导致房室传导阻滞、低血压、心动过缓,甚至呼吸抑制、心搏骤停。有引起结节性动脉周围炎的报道。无呼吸抑制以及对意识影响作用。用药中注意监测心电图及血压。

⑤水合氯醛:成人 25～30ml,儿童 0.5～0.8ml/kg,10%水合氯醛 20～30ml 加等量植物油保留灌肠。

（3）外科切除性手术治疗：切除性手术是指局灶切除癫痫源的外科程序，目的在于消除癫痫源从而消除发作。该手术是最普通，也是所有癫痫外科治疗中最有价值的方法。适合切除手术的类型包括局灶性癫痫，并且局灶单一，癫痫灶定位明确的患者。切除手术能够显著的控制发作，目的是尽量切除癫痫灶，并最终消除发作，如内侧颞叶癫痫的选择性海马切除。

（4）外科姑息性手术治疗

①胼胝体切开术：指用手术的方法将部分胼胝体离断，是改善由于强直、失张力发作导致猝倒、脑外伤的主要手段。接受治疗的患者能够减少 50% 以上的发作，偶尔发作能够完全缓解。同时，手术后，特别是早期进行手术治疗的患者，其行为以及认知能力也能够获得整体改善。

②多处软膜下横切术（multiplesubpial transection，MST）：是通过外科手术方法，在位于功能皮质的癫痫源内，间隔一定的距离，离断水平纤维的联系，能够长期破坏皮质内神经网络神经元共同放电以及放电传播的环路。这种手术可以减少异常放电的过度同步化和减少癫痫发作的传播，而同时保留了脑生理功能。

2. 护理措施

（1）病情观察：密切观察生命体征、意识、瞳孔、反射情况的变化；观察并记录发作的类型、频率、持续时间；判断意识障碍程度。

（2）一般护理

①保持病室整洁安静，通风良好，减少家属探视。

②急性期注意卧床休息，取平卧位，癫痫发作时头偏向一侧。

③给予吸氧，根据血氧采取不同方式和流量。

④建立静脉通道，严格掌握输液速度及输液量。

⑤饮食宜低脂肪、高热量、高蛋白，多食蔬菜水果，保持大便通畅，必要时服用缓泻药。

⑥急性期协助患者做好生活护理，保持皮肤和口腔的卫生。

（3）症状护理

①保持呼吸道通畅,严格无菌操作,防止感染。

②采取必要的保护措施,防止可能的损伤;癫痫发作时松开衣领和衣扣,解开腰带取下活动性义齿,及时清除口鼻腔分泌物;将压舌板或纱布等置于患者一侧白齿间,防止舌咬伤;加保护性床档。

③昏迷患者应保证营养的供给,必要时给予鼻饲流质饮食。

④患者需要长时间、大剂量的静脉输液,对血管刺激性大,要注意保护血管,由远而近,由细到粗地选择静脉,严格执行无菌技术操作。

⑤迅速控制发作是治疗的关键,应遵医嘱及时准确用药,用药期间进行血、尿常规和肝肾功能检查,同时检测血药浓度,以及时发现肝肾损伤、神经系统损害等不良反应。

(4)心理护理:与患者保持良好的沟通,了解患者的思想活动,尊重患者的人格。告知患者疾病相关知识和预后的正确信息及药物治疗知识,帮助其掌握自我护理的方法,尽量减少发作次数。关心、理解、尊重患者,指导患者保持平衡心态,树立战胜疾病的信心,配合长期治疗。

【健康指导】

1. 保证充足的睡眠,必要时睡前给予镇静药。生活应有规律,注意劳逸结合,积极锻炼身体,增强体质,预防感冒,减少疾病复发。

2. 对出院带药的患者详细介绍服药方法及可能出现的药物不良反应,说明坚持按时、按量服药的重要意义,嘱患者不可擅自停药。

3. 保持良好的饮食习惯,食物以清淡且营养丰富为宜。

4. 禁止从事带有危险的活动,如攀登、游泳等,避免发作时危及生命。

5. 指导患者保持情绪稳定,心情舒畅,树立战胜疾病的信心,积极配合治疗。

6. 随身携带个人资料,写上姓名、地址、病史、联系电话等,以备癫痫发作时及时了解病情及联系家属。

第四节　消化系统急危重症

一、急性胰腺炎

急性胰腺炎(acute pancreatitis,AP)是多种病因导致胰酶在胰腺内被激活后引起胰腺组织自身消化、水肿、出血甚至坏死的炎性反应。临床以急性上腹痛、恶心、呕吐、发热和血、尿淀粉酶增高等为特点。

【病因】　本病病因迄今仍不十分明了,胰腺炎的病因与过多饮酒、胆管内的胆结石等有关。

1. 梗阻因素

(1)胆管阻塞:由于胆道蛔虫、壶腹部结石嵌顿、十二指肠乳头缩窄等导致胆汁反流。如胆管下端明显梗阻,胆道内压力过高,导致胆汁逆流胰管,造成胰腺泡破裂,胰液与消化酶进入胰腺间质而发生胰腺炎。

(2)胰管阻塞:常见胰管结石所致,使胰液在胰腺内自身消化。

2. 乙醇因素　长期饮酒者容易发生胰腺炎,在此基础上,当某次大量饮酒和暴食的情况下,促进胰酶的大量分泌,致使胰腺管内压力骤然上升促发急性胰腺炎。乙醇与高蛋白、高脂肪食物同时摄入,不仅胰酶分泌增加,同时又可引起高脂血症或高蛋白血症。这时胰脂肪酶分解三酰甘油释放出游离脂肪酸而损害胰腺。

3. 血管因素　胰腺的小动、静脉急性栓塞、梗阻,发生胰腺急性血循环障碍而导致急性胰腺炎,由于胰酶的刺激则引起间质中的淋巴管、静脉、动脉栓塞,继而胰腺发生缺血坏死。

4. **外伤** 胰腺外伤使胰腺管破裂、胰腺液外溢以及外伤后血液供应不足,导致发生急性重型胰腺炎。

5. **感染因素** 某种细菌和病毒感染可导致胰腺炎,病毒或细菌通过血液或淋巴进入胰腺组织,通常情况下这种感染均为单纯水肿性胰腺炎,发生出血坏死性胰腺炎者较少。

6. **代谢性疾病** 胰管钙化或脂质沉着,引起高钙血症、高脂血症,引发胰腺炎。

7. **其他因素** 如药物过敏、血色沉着症、遗传等。

【病情评估】

1. **临床表现** 急性水肿型胰腺炎主要症状为腹痛、恶心、呕吐、发热,而出血坏死型胰腺炎可出现休克、高热、黄疸、腹胀以至肠麻痹、腹膜刺激征,以及皮下出现淤血等。

(1)腹痛:为最早出现的症状,往往在暴饮暴食或酗酒之后发生,多为突然发作且持久,呈进行性加重,似刀割样。疼痛常位于上腹正中或偏左,向背部、腹部放射。如果为出血坏死性胰腺炎,发病后短暂时间内即扩展为全腹痛并且急剧腹胀,同时很快出现轻重不等的休克。

(2)恶心、呕吐:发作频繁,起初为胃内容物,随病情加重,混入胆汁进入肠道,出现肠麻痹后,则吐出物为粪样。

(3)黄疸:急性水肿型胰腺炎出现的较少,约占 1/4。而在急性出血性胰腺炎则出现的较多。

(4)脱水:急性胰腺炎的脱水主要因肠麻痹、呕吐所致,而重型胰腺炎在短时间内即可出现严重的脱水、代谢性酸中毒等电解质紊乱。出血坏死型胰腺炎,发病后数小时至 10h 内即可呈现严重的脱水现象,表现为无尿或少尿。

(5)发热:由于胰腺大量炎性渗出,导致胰腺坏死和局限性脓肿等,可出现不同程度的体温升高。如果为轻型胰腺炎,通常体温在 39℃ 以内,3~5d 即可下降。而重型胰腺炎,则体温常在 39~40℃,常出现谵妄,持续数周不退,并出现毒血症的表现。

(6)格雷特纳(Grey-Turnner)征或卡伦(Cullen)征:少数出血坏死性胰腺炎,胰液以至坏死溶解的组织沿组织间隙到达皮下,并溶解皮下脂肪,而使毛细血管破裂出血,使局部皮肤呈青紫色,有的可融成大片状,在腰部前下腹壁即为 Grey-Turnner 征,亦可在脐周出现,称为 Cullen 征。

(7)肠梗阻:急性重型胰腺炎,由于其大量的胰腺溶解、坏死、出血,则前、后腹膜均被累及,全腹肌紧、压痛,全腹胀气,并可有大量炎性腹腔积液,可出现移动性浊音。肠鸣音消失,出现麻痹性肠梗阻。当大量的坏死组织积聚于小网膜囊内,在上腹可以看到一隆起性包块,触之有压痛,往往包块的边界不清。少数患者腹部的压痛等体征已不明显,但仍然有高热、白细胞计数增高以至经常性出现似"部分肠梗阻"的表现。

(8)呼吸困难:由于渗出液的炎性刺激,可出现胸腔反应性积液,以左侧为多见,可引起同侧的肺不张,出现呼吸困难。

2. 辅助检查

(1)血常规:多有白细胞计数增多及中性粒细胞核左移。

(2)血尿淀粉酶测定:血清淀粉酶在起病后 6～12h 开始升高,48h 开始下降,持续 3～5d,血清淀粉酶超过正常值 3 倍可确诊为本病。尿淀粉酶出现升高的时间较晚,多为发病后 12～14h 升高,下降缓慢,持续 1～2 周,但常受尿量的影响。

(3)血清脂肪酶测定:对就诊较晚的急性胰腺炎患者有诊断价值,且特异性也较高,常在起病后 24～72h 开始升高,持续 7～10d。

(4)淀粉酶内生肌酐清除率比值 :比值增大,可能由于血管活性物质增加,使肾小球的通透性增加,肾脏对淀粉酶清除增加而对肌酐清除率未变。

(5)血清正铁清蛋白:当腹腔内出血时红细胞破坏释放血红素,经脂肪酸和弹力蛋白酶作用能变为正铁血红蛋白,后者与清蛋白结合成正铁血清蛋白,重症胰腺炎起病时常为阳性。

(6)生化检查:暂时性血糖升高,持久的空腹血糖高于10mmol/L反映胰腺坏死,提示预后不良。高胆红素血症可见于少数临床患者,多于发病后4~7d恢复正常。

(7)X线腹部片:可排除其他急腹症,如内脏穿孔等,"哨兵襻"和"结肠切割征"为胰腺炎的间接指征,弥散性模糊影像腰大肌边缘不清提示存在腹腔积液,可提示肠麻痹或麻痹性肠梗阻。

(8)腹部超声:应作为常规初筛检查,急性胰腺炎超声可见胰腺肿大,胰内及胰周围回声异常;亦可了解胆囊和胆道情况;后期对脓肿及假性囊肿有诊断意义,但因患者腹胀常影响其观察。

(9)CT显像与MRI胰胆管造影:CT对急性胰腺炎的严重程度附近器官是否受累提供帮助,MRI胰胆管造影判断有无胰胆管阻塞。

【救治及护理】

1. 救治要点

(1)非手术治疗:防治休克,改善微循环、解痉、镇痛,抑制胰酶分泌,抗感染,营养支持,预防并发症的发生,加强重症监护的一些措施等。

①防治休克,改善微循环:应积极补充液体、电解质和热量,以维持有效循环血量和水电解质平衡。

②抑制胰腺分泌:H_2受体阻断药;抑肽酶;生长抑素;禁食和胃肠减压。

③解痉镇痛:应定时给予镇痛药,可定时将哌替啶与阿托品配合使用,既镇痛又可解除Oddi括约肌痉挛,禁用吗啡,以免引起Oddi括约肌痉挛。另外,亚硝酸异戊酯、亚硝酸甘油等在剧痛时使用,特别是年龄大的患者,既可一定程度地解除Oddi括约肌的痉挛,同时对冠状动脉供血也有一定好处。

④营养支持:急性重型胰腺炎时,由于机体的高代谢、炎性渗出、长期禁食、高热等,产生负氮平衡及低血蛋白症,故需营养支持。

⑤抗生素的应用:抗生素对急性胰腺炎,是综合性治疗中不可缺少的内容之一。急性出血坏死性胰腺炎时应用抗生素无可非议;急性水肿性胰腺炎为预防继发感染,应合理使用一定量的抗生素。

⑥腹膜腔灌洗:对腹腔内有大量渗出者,可做腹腔灌洗,使腹腔内含有大量胰酶和毒素物质的液体稀释并排出体外。

(2)手术治疗:对于急性出血坏死型胰腺炎经内科治疗无效,或胰腺炎并发脓肿、弥散性腹膜炎、肠穿孔或肠麻痹坏死时,应予以相应的手术治疗。

2. 护理措施

(1)一般护理

①环境与体位:置患者于单间抢救室,给予心电监测,备好抢救物品和药品。腹痛时,协助患者取前倾卧位或屈膝仰卧位,解除肌肉痉挛,以缓解腹痛。

②建立静脉通道:及时补充水分和电解质,维持循环血量。出血坏死型胰腺炎因多数有胆道疾病或继发感染,应该给予有效抗生素控制感染。

③饮食:早期一般给予肠外营养支持疗法(TPN),如无梗阻,宜早期行空肠插管,过渡到肠内营养。

④生活护理:协助重症胰腺炎患者做好生活护理,加强皮肤护理及口腔护理,定时翻身、拍背。

⑤预防感染:严格执行无菌操作规程,病室每日紫外线消毒。

(2)症状护理

①禁食水和胃肠减压:多数患者需禁食水 1～3d,明显腹胀者需行肠胃减压,减少胃酸分泌,进而减少胰液分泌,减轻腹痛和腹胀。

②用药护理:腹痛剧烈者,可遵医嘱给予哌替啶等镇痛药。禁用吗啡,以免引起 Oddi 括约肌痉挛。注意监测用药前、后患者疼痛有无减轻,疼痛的性质和特点有无改变。如果疼痛持续伴高

热,则应考虑可能并发胰腺脓肿;如疼痛剧烈,腹肌紧张、压痛和反跳痛明显,提示并发腹膜炎,应报告医师处理。

(3)并发症护理——低血容量性休克

①病情观察:准确记录 24h 出入量,作为补液的依据。观察呕吐物的量及性状,行胃肠减压者,观察和记录引流量及性状。观察患者皮肤黏膜的色泽与弹性有无变化,判断失水程度。定时留取标本,监测血(尿)淀粉酶、血糖、血清电解质的变化,做好动脉血气指标的测定。建立有效静脉通路,输入液体及电解质,以维持有效循环血容量。

②防治措施:患者取平卧位,注意保暖,给予吸氧。尽快建立静脉通路,按医嘱输注液体、血浆和全血,补充血容量,禁食患者每天的液体入量常需在 3000ml 以上。遵医嘱给予升压药,根据血压调整给药速度,必要时测定中心静脉压,以决定输液量和速度。根据患者脱水程度、年龄和心肺功能调节输液速度,及时补充因呕吐、发热和禁食所丢失的液体和电解质,纠正酸碱平衡失调。

(4)心理护理:减轻患者的心理负担,给予正确引导和安慰,以解除其思想顾虑和恐惧心理。针对不同问题做好解释说明工作,鼓励患者树立战胜疾病的信心,使其积极配合治疗和护理。

【健康指导】

1. 疾病指导　向患者及家属介绍本病的主要诱发因素和疾病的过程,教育患者积极治疗胆道疾病,注意防治胆道蛔虫症。加强自身观察,如果出现腹痛、腹胀、呕血、呕吐等症状,及时就医。

2. 生活指导　指导患者掌握饮食知识,平时养成规律进食习惯。

3. 服药指导　指导患者遵医嘱服药并了解服药须知,如药名、作用、剂量、途径、不良反应及注意事项。

二、急性胃扩张

急性胃扩张指在短时间里,胃壁肌肉张力降低或麻痹使胃内容物不能排出,大量的气体及液体潴留胃内,而发生的胃及十二指肠上段极度扩张,导致反复呕吐,进而出现水电解质紊乱,甚至休克、死亡。多数发生于饱餐和腹部手术后,也可发生于慢性消耗性疾病长期卧床的患者。急性胃扩张是急腹症中一种比较常见的疾病,其发病急、进展快,病死率高达 20%。

【病因及发病机制】

1. 创伤、麻醉和外科手术　腹腔、盆腔手术及迷走神经切断术为最常见原因。手术可直接刺激躯体或内脏神经,引起胃的自主神经功能失调,胃壁的反射性抑制,造成胃平滑肌弛缓,进而形成胃扩张;上腹部挫伤或严重复合伤时,腹腔神经丛受强烈刺激,引起胃扩张;麻醉时气管插管、术后给氧及胃管鼻饲,亦可产生大量气体进入胃内,形成胃扩张。

2. 暴饮暴食　也可引起胃扩张。

【病情评估】

1. 病史　评估患者有无以下引起急性胃扩张的疾病:胃扭转、十二指肠壅积症、嵌顿性食管裂孔疝、中枢神经系统损伤、尿毒症、脊柱畸形、胰腺癌、环状胰腺等;有无躯体部石膏固定后引起的石膏综合征;评估患者有无情绪紧张、剧烈疼痛、精神抑郁等引起自主神经功能紊乱,抗胆碱能药物使用史。

2. 临床表现　患者发病初期感觉上腹饱胀和疼痛,有时为脐周,通常为持续性胀痛,可有阵发性加重,但多不剧烈。继之则出现呕吐,为胃内容物,量不多,后发作频繁,但腹胀不减。呕吐物常为棕褐色酸性液体,潜血试验阳性。发病早期可有少量排气、排便,后期大部分患者排便停止。患者自觉口渴、精神萎靡、呼吸急促,严重者可出现休克。如胃壁穿孔则出现腹膜刺激征,造成腹膜炎。

3. 辅助检查

(1)血液检查:白细胞总数常不高,但胃穿孔后白细胞可明显增多并有核左移。因大量体液丢失致血液浓缩,故血红蛋白、红细胞计数增高。血钾、钠、氯降低。血气分析可发现严重碱中毒表现,二氧化碳结合力可增高,非蛋白氮升高。

(2)尿液检查:尿比重增高,可出现蛋白尿和管型尿等。

(3)X 线检查

①立位腹部平片:显示上腹部有均匀一致的阴影,巨大的胃泡液平面、充满腹腔的胃影及左膈肌抬高。

②稀钡剂造影:显示钡剂进入扩张的胃腔内,可见增大的胃及十二指肠的轮廓,伴有十二指肠梗阻时,钡剂不能进入。

(4)腹部超声:可见胃扩张,胃壁变薄,胃内如果有大量液体潴留,可测出液体量及其体表投影。

【救治及护理】

1. 救治要点

(1)非手术治疗

①禁食、禁水,以免加重胃扩张。

②持续胃肠减压,直至呕吐、腹胀症状消失,肠鸣音恢复为止。

③洗胃,可用等渗盐水洗胃,直至吸出正常胃液为止。

④纠正水、电解质紊乱及酸碱平衡失调。

⑤积极抗休克治疗,建立静脉通路,遵医嘱补液。

⑥症状缓解后可试进流质饮食。

(2)外科手术治疗:手术治疗指征。

①内科治疗 8~12h 效果不明显。

②伴有十二指肠机械性梗阻。

③合并胃穿孔、大量胃出血者。

④胃功能长期不能恢复,稍进饮食即出现胃潴留者。

手术方法通常先做胃壁切开术,清除胃内容物,将坏死部分胃壁做内翻缝合。不能做内翻缝合时,可考虑胃部分切除术。胃功能长期不能恢复,可做空肠造瘘以维持营养。

2. 护理措施

(1)一般护理

①体位:患者应卧床休息,取半坐卧位,头偏向一侧,避免随意搬动,重症患者专人护理。

②病室环境:安置患者于安静、舒适、便于照顾和抢救的病室。

③皮肤护理:定时翻身,更换体位,加强骶尾部等受压部位的皮肤护理并对受压部位进行按摩;保持床单位清洁、干燥、平整,减少摩擦力与剪切力作用于皮肤;大、小便后清洁肛周,保证无摩擦物刺激皮肤。

④饮食护理:腹胀时给予胃肠减压,肛管排气。胃肠减压期间禁食水,症状缓解后试进流质饮食。必要时行 TPN,保证摄入充分热量,维持机体水、电解质平衡。分散患者注意力,降低机体对疼痛的感受性。遵医嘱给予镇静、镇痛药,如地西泮、布桂嗪(强痛定)、哌替啶等。腹部热敷,新斯的明肌内注射等,减少胃肠痉挛。

(2)症状护理

①腹胀、腹痛:治疗原发病,观察疼痛的性质、程度、持续时间,消除引起患者疼痛的根本原因,并根据情况给予药物镇痛或教患者放松技术以减轻疼痛。未查明的腹痛原因前,禁止热敷。

②胃肠减压的护理:通过胃肠减压引流出胃内容物,纠正由于急性胃扩张引起的一系列病理、生理变化。胃肠减压期间禁食水,注意口腔清洁和鼻腔清洁湿润。保证胃肠减压管置于胃内,保持减压管通畅,避免打折受压,妥善固定,准确记录每日引流液的量、颜色、性质。经过治疗后,腹痛、腹胀缓解,肠鸣音恢复时可拔管。

③恶心、呕吐:针灸治疗或遵医嘱给予止吐、镇静及解痉药

物。如果恶心呕吐持续不止,应查明原因,注意有无水电解质紊乱、胃肠道梗阻等。并注意患者的体位,防止呕吐物误吸。

(3)并发症护理

①出血:严密观察生命体征及引流液性质,若有脉率增快、血压下降、面色苍白,胃肠减压引流出血性液时,警惕胃肠出血及时通知主管医师。给予平卧位、吸氧,遵医嘱输液、输血,使用止血药物等,并积极做好手术止血准备。

②下肢静脉血栓形成或血栓性静脉炎:多因下肢静脉多次输注高渗液体和刺激性药物等引起。由于下肢具有静脉瓣,应尽量避免在下肢输液。当上肢无法进行输液时,应遵守禁止在有炎症的下肢静脉上输液,发生静脉炎时抬高患肢,局部硫酸镁湿热敷,配合理疗和全身性抗生素治疗。禁忌局部按摩,以防血栓脱落。

③肺部感染:病室温度保持在 $22 \sim 24$℃、相对湿度为 $50\% \sim 70\%$,指导患者有效咳嗽的方法,鼓励患者有效咳嗽、咳痰;协助患者翻身、拍背。取半卧位,使膈肌下移便于呼吸,病情许可尽早下床活动。维持每日液体摄入量。痰液黏稠时可给予雾化吸入,遵医嘱应用抗生素及祛痰药物。

【健康指导】

1. 在创伤、手术、麻醉等应激状况下发现上腹饱满,频繁呕吐时,应及早置胃管进行有效的胃肠减压,并注意纠正水、电解质和酸碱平衡紊乱。

2. 纠正不良的饮食习惯,避免过量进食后立即进行强体力劳动。

3. 合理用药知识指导,按照医师出院给药医嘱,教会患者合理用药。

4. 指导患者学会自我护理,避免发病的诱发因素,巩固治疗效果。

三、急性出血性坏死性肠炎

急性出血性坏死性肠炎(acute hemorrhagic necrotizing enteritis,AHNE)是与 C 型产气荚膜芽孢杆菌感染有联系的一种急性炎症性肠炎。其主要临床表现为腹痛、便血、发热、呕吐和腹胀。严重者可有感染性休克、肠麻痹、肠穿孔等并发症。夏季发病率最高,其次为春季、秋季,冬季较少。10 岁以下儿童和 20 岁以下的青年人多见。男性为女性的 2~3 倍。

【病因及发病机制】

本病确切病因迄今未明,可能与肠道非特异性感染或免疫学机制有关。多数学者认为,身体对致病因子敏感性增高,可能是本病的内因。细菌或病毒感染、暴饮暴食、摄入生冷不洁食物、营养不良和蛔虫感染均为致病的诱因。

本病的病变主要见于空肠下段和回肠上段,但也可见于十二指肠、结肠或食管。以小肠壁广泛性出血、坏死为病理特征的急性肠道蜂窝织炎,其预后与病变范围有关,累及肠管越大,症状越重,预后越坏。轻者血便持续 2~6d,及时治疗,可于 7~14d 恢复。重症者病死率约为 25%。并发肠穿孔及腹膜炎者,如治疗不当病情可迅速恶化而死亡。本病很少留有后遗症。

【病情评估】

1. 病史　AHNE 多有病前不洁饮食之病史,开腹手术史,部分患者无明确诱因。

2. 临床表现

(1)腹痛、腹胀:初期为腹部不适感,逐渐加重,为持续性钝痛,阵发性加重,疼痛多位于左上腹或左中腹,也可在脐周或波及全腹,婴儿表现无原因的阵发性哭闹,四肢屈曲,面色苍白。

(2)恶心、呕吐:早期即可发生,多为胃内容物或伴有胆汁及咖啡色液,肠穿孔时可为。肠道蛔虫而致病者,可伴吐蛔虫。

(3)腹泻及便血:常随腹痛发作出现腹泻,1d 数次到十数次,初为黄色稀便,1～2d后转为暗红色糊状或赤豆汤样血水便,粪质少。无脓液及黏液,有特殊腥臭味。肛门指诊可发现肉眼血便。

(4)中毒症状:病初精神萎靡、发热、食欲缺乏、痛苦状。常于血便前、后出现明显的中毒症状及外周循环衰竭,表现为面色苍白,四肢厥冷,皮肤呈紫色网状花纹,脉细弱频速,血压下降,神志淡漠。病情严重者多有高热及中毒性脑病,常伴有明显的腹胀或麻痹性肠梗阻,腹部可出现包块或肠型。

3. 辅助检查

(1)X线检查:X线摄片是诊断 AHNE 的主要检查手段,疾病特征分为三个阶段。①早期阶段:胃肠道梗阻,表现为小肠扩张呈管状,排列紊乱,内有短浅液平,结肠则少气或无气。肠道不规则性痉挛狭窄。②典型阶段:肠黏膜炎症水肿,动力减退,病变肠段管状充气扩张且肠壁增厚,边缘模糊,肠腔内气体通过破坏的新膜进入肠壁,形成黏膜下和(或)浆膜下积气,呈现出本病特征征象,即肠壁积气。③晚期阶段:门静脉积气时提示预后不良;肠襻扩张固定,为肠壁全层坏死即将穿孔的重要 X 线征象;气腹则提示已穿孔;腹腔渗液进行性增多。

(2)粪便检查:镜检下有大量红细胞、少量白细胞,潜血试验多阳性。细菌培养多为大肠埃希菌、克雷伯杆菌、梭形芽孢杆菌。

(3)血常规检查:白细胞总数升高,中性粒细胞增多伴有核左移,甚至出现中毒颗粒。血小板减少,血红蛋白和红细胞总数也可有不同程度的减少。红细胞沉降率多增快。

【救治及护理】

1. 救治要点

(1)中毒性休克的治疗:中毒性休克是本病死亡的主要原因,早期发现,及时处理是治疗本病的重要环节。发现患者处于休克前期时,应迅速补充血容量,改善组织缺氧,在补足液体的基础上,早期可用血管扩张药,必要时用右旋糖酐、全血、血浆,以维持血浆渗透压,使血压回升。也可以同时应用山莨菪碱(654-2)或阿托品。为抑制变态反应,减轻中毒症状,用氢化可的松每次 5～10mg/kg,静脉滴注,疗程最多 5～7d,不宜过长,以免发生肠穿孔。同时应用广谱抗生素,如氨苄西林和庆大霉素或阿米卡星静脉滴注。甲硝唑(灭滴灵)可控制肠道厌氧菌的繁殖。用法:轻者每日 50mg/kg,分 3 次口服;重者给 0.5％注射液 1.5ml/kg 静脉滴注,每 8 小时 1 次。

(2)对症治疗:AHNE 高热时给予解热药、激素类药,并每日多次予以物理降温。烦躁不安者肌内注射地西泮、苯巴比妥钠,或用冬眠 1 号静脉滴注,但要密切观察血压变化。腹痛时肌内注射阿托品,如无效可用 0.25％普鲁卡因做两侧肾囊封闭,必要时也可联合使用哌替啶与阿托品,腹泻严重可应用复方苯乙哌啶、洛哌丁胺,并配合服用诺氟沙星、小檗碱等肠道抗菌药物。

(3)手术治疗

①手术治疗指征:a.肠梗阻经非手术治疗无效;b.有腹膜炎或疑肠穿孔者;c.多次大量出血,内科治疗不能止血者;d.中毒性休克经抢救效果不明显或不稳定者;e.腹部症状迅速恶化,明显腹胀,肠麻痹,有固定压痛点,估计为肠段坏死者。

②手术方式:如果病变较集中或局限,可行病变肠段切除术;如果病变过于广泛或全身情况差,应避免过多小肠切除。可将病变最严重部分切除并做肠造口,留待二期手术处理。术中如果无肠坏死、穿孔、大出血等病变,可用 5％普鲁卡因溶液做肠系膜根部封闭。术后应进行积极的内科治疗。

2.护理措施

(1)病情观察:密切注意患者神志、体温等变化,体温高者给予物理降温或药物降温。观察患者的血压、脉搏、呼吸、大便性状、尿量等,详细记录出入量。

(2)一般护理

①绝对卧床休息,半卧位或侧卧位,减轻腹部张力,不宜多用镇痛药。

②加强皮肤护理,骨突出部位必要时加垫小棉圈或气圈,预防压疮发生。

③禁食水,腹胀明显时行胃肠减压,做好胃肠减压护理,观察腹胀消退情况及引流液的量、色及性状。禁食期间静脉输入营养液体。

④快速输液以补充血容量,积极补充有效循环血量,补充能量和营养,纠正水、电解质紊乱,改善微循环和纠正酸中毒,有血压下降、脉搏细弱、脉速及末梢循环不佳时,积极预防多器官功能衰竭。

⑤观察大便情况,及时、正确留取大便标本送检。每次便后用温水洗净臀部并涂油膏等,减少大便对皮肤刺激,保持臀部皮肤的完整性。

⑥观察呕吐情况,呕吐时,头偏向一侧,记录呕吐物的颜色、性状及量。

⑦早期应用肾上腺皮质激素,可改善毛细血管通透性、抗炎、抗过敏及解毒,但有加重肠出血及肠穿孔的危险。

(3)并发症护理

①肠穿孔:肠管尚无坏死或穿孔者,可给予5%普鲁卡因肠系膜封闭,以改善病变肠段血循环;病变严重而局限者可做肠切除并吻合;肠坏死或肠穿孔者,可做肠切除、穿孔修补或肠外置术。

②肠梗阻:采用各种支持疗法,其中包括禁食水、胃肠减压、输液及抗感染等综合治疗和护理,效果不明显者根据病情变化行外科手术治疗。

③休克:早期发现休克及时抢救,迅速补充血容量,纠正脱水和电解质失衡,改善组织缺氧,采用小分子右旋糖酐,山莨菪碱注射液及人工冬眠疗法为主的抢救方案。选用广谱抗生素控制和预防继发感染。在抗休克治疗的同时进行呼吸支持,吸氧,给予强心、利尿药物,观察尿量,高温时降温等。

(4)心理护理:让患者充分了解本病的情况,有助于患者消除恐惧感,配合各项检查。如非手术治疗无明显效果,患者腹痛加剧,休克症状明显,应考虑手术治疗。做好术前宣教,让患者积极配合治疗,早日康复。

【健康指导】　帮助患者掌握有关饮食的控制、皮肤和口腔卫生等护理知识,并使其了解病情,取得配合。注意饮食卫生,避免食生冷油腻食物,及时治疗肠道寄生虫病。

四、上消化道出血

上消化道出血是指十二指肠悬韧带以上的消化道,包括食管、胃、十二指肠、胰、胆道病变引起的出血,以及胃空肠吻合术后的空肠病变出血。上消化道大量出血通常指在数小时内失血量超过 800ml 或循环血容量的 20%,主要临床表现为呕血和(或)黑粪,常伴有血容量减少而造成急性周围循环衰竭,严重者导致失血性休克而危及生命。

【病因及发病机制】　引起上消化道出血的病因很多,其中常见的有消化性溃疡、急性胃黏膜损害、食管胃底静脉曲张破裂和胃癌。

(1)上消化道疾病:①食管疾病:反流性食管炎、食管贲门黏膜裂伤撕裂综合征、强酸强碱引起的损伤等;②胃十二指肠疾病:消化性溃疡、急性糜烂性出血性胃炎、动静脉畸形等。消化性溃疡除了幽门螺杆菌感染外,门静脉高压会导致胃黏膜微循环改变,易发生胃溃疡。

(2)食管胃底静脉曲张破裂出血:主要由于门静脉高压造成,是肝硬化常见的并发症。

(3)上消化道邻近器官或组织的疾病:①胆道出血,由胆道流入十二指肠;②肝癌、胰腺癌,在肝衰竭晚期,常出现胃肠黏膜糜烂、溃疡而导致消化道出血;③腹主动脉瘤、肝或脾动脉瘤破裂进入消化道。

(4)全身性疾病:如血液病、尿毒症等。

【病情评估】

1. 临床表现

(1)呕血与黑粪:呕血与黑粪是上消化道出血的特征性表现。出血部位在幽门以上者呕血和黑粪常同时出现,在幽门以下者可仅表现为黑粪。

(2)失血性周围循环衰竭:出血量400 ml以内可无症状,出血量中等可引起贫血或进行性贫血、头晕、软弱无力等。大量出血达全身血量30%~50%(1500~2500ml)即可出现休克,患者表现为面色苍白、口唇发绀、呼吸急促、皮肤温度湿冷;神志淡漠、烦躁不安,血压降至90/60mmHg以下,心率在120/min以上,如果处理不当,可导致死亡。

(3)氮质血症:消化道大出血后,血液中蛋白质消化产物被吸收,引起血中尿素氮浓度升高。当发生周围循环血量减少时,肾脏供血不足,导致肾血流量和肾小球滤过率减少,以致氮质潴留。

(4)发热:中度或大量出血后,于24h内发热,体温多在38.5℃以下,持续数日至一周。

(5)血象:出血后均有急性失血性贫血。早期血象无变化,3~4 h后出现贫血。出血24h内网织红细胞增高,出血停止后逐渐降至正常。白细胞计数在出血后2~5h升高,停止出血后2~3d恢复正常,脾功能亢进者白细胞计数可不升高。

2. 辅助检查

(1)实验室检查:急性消化道出血时,重点检验血常规、血型、出凝血时间、大便隐血、肝功能及血肌酐、尿素氮等。

(2)特殊检查

①内镜检查:内镜具有直接观察性,可直接定位和诊断,并可根据病灶情况做相应的止血治疗,常作为首选检查方法。纤维胃镜检查注意事项有以下几点:a.胃镜检查的最好时机是在出血后24~48h内进行。b.处于失血性休克的患者,应首先补充血容量,待血压平稳后做胃镜检查较为安全。c.通常事先不必做洗胃准

备,但如果出血过多,估计血块会影响观察时,可用冰水洗胃后进行检查。

②选择性动脉造影:在某些特殊情况下,如患者处于上消化道持续严重大量出血紧急状态,以至于胃镜检查无法安全进行或因积血影响视野而无法判断出血灶,此时行选择性肠系膜动脉造影可能发现出血部位,并进行栓塞治疗。

③X 线钡剂造影:因为一些肠道的解剖部位不能被常规内镜窥见,有时会遗漏病变,这些都可通过 X 线钡剂检查得以补救。但在活动性出血后不宜过早进行钡剂造影,否则会因按压腹部而引起再出血或加重出血。通常主张在出血停止、病情稳定 3d 后进行。

④放射性核素扫描:经内镜及 X 线检查阴性而又反复出血的病例,可做放射性核素扫描。其方法是采用核素标记患者的红细胞后,再从静脉注入患者体内,当有活动性出血,而出血速度能达到 0.1ml/min,核素便可以显示出血部位。

【救治及护理】

1. 救治要点

(1)一般治疗:大出血患者宜取平卧位头偏向一侧,并将下肢抬高,以免大量呕血时血液进入气管引起窒息,吸氧、禁食。少量出血可适当进温凉流食,对肝病患者忌用吗啡、巴比妥类药物。应加强护理,记录血压、脉搏、出血量及每小时尿量,保持静脉通路,必要时进行中心静脉压测定和心电图监护。

(2)补充血容量:当血红蛋白低于 70g/L、收缩压低于90mmHg 时,应立即输入足够量全血。肝硬化患者应输入新鲜血。开始输液应快,但老年人及心功能不全者输血、输液不宜过多过快,否则可导致肺水肿,最好进行中心静脉压监测。如果血源困难可给予右旋糖酐或其他血浆代用品。

(3)止血措施

①药物治疗:抑制胃酸分泌药物。近年来对消化性溃疡疗效最好的药物是质子泵抑制药奥美拉唑、H_2 受体拮抗药西咪替丁

或雷尼替丁。上述药物用药 3～5d 血止后,皆由静脉改为口服。对消化性溃疡和糜烂性胃炎出血,可用去甲肾上腺素 8mg 加入冰盐水 100ml 口服或做鼻胃管滴注,也可口服凝血酶使用。凝血酶需临床用时新鲜配制,且服药同时给予 H_2 受体拮抗药或奥美拉唑,使药物得以发挥作用。

食管、胃底静脉曲张破裂出血时,垂体后叶素是常用药物,但作用时间短,主张小剂量用药,同时舌下含硝酸甘油或硝酸异山梨醇酯。患高血压病、冠心病或妊娠妇女不宜使用。

②三腔两囊管压迫止血:适用于食管胃底静脉曲张破裂出血。如药物止血效果不佳,可考虑使用。该方法即时止血效果明显,但必须严格遵守技术操作规程以保证止血效果,并防止窒息、吸入性肺炎等并发症。

③内镜下止血:对于门脉高压出血者,可采取以下止血方法。a.食管曲张静脉套扎术;b.注射组织胶或硬化剂如乙氧硬化醇、鱼肝酸油钠等。通常多主张注射后用 H_2 受体拮抗药或奥美拉唑,以减少硬化剂注射后因胃酸引起溃疡与出血。对于非门脉高压出血者,可采取以下止血方法:a.局部注射 0.1% 肾上腺素盐水;b.电凝止血;c.钛夹止血。注意预防局部溃疡、穿孔、感染等并发症。

④血管介入技术:对于食管、胃底静脉曲张破裂出血,经垂体后叶素或三腔气囊管压迫治疗失败的患者,可采用经颈静脉门体分流手术结合胃冠状静脉栓塞术。

⑤手术治疗:经上述处理后,大多数上消化道出血可停止,如仍无效可考虑手术治疗。食管、胃底静脉曲张破裂可考虑脾肾静脉吻合手术。胃、十二指肠溃疡大出血患者早期手术可降低死亡率,尤其是老年人不宜止血又易复发,更宜及早手术,如并发溃疡穿孔、幽门梗阻或怀疑有溃疡恶变者宜及时手术。

2.护理措施

(1)病情观察

①大出血患者一般 15～30min 测量生命体征 1 次,监测心率、血压变化。

②观察患者的症状体征。患者烦躁不安、面色苍白、皮肤发冷、四肢冰凉提示微循环灌注不足;皮肤逐渐转暖、出汗停止,提示灌注好转。

③观察呕吐物和粪便的颜色、量及性状。

④准确记录液体出入量,休克时应留置尿管,测每小时尿量,保持每小时尿量＞30ml。

⑤定时复查红细胞计数、红细胞压积、血红蛋白量、网织红细胞计数,以了解贫血程度,判断出血是否停止。

⑥监测血尿素氮及血清电解质的变化,维持水、电解质平衡。

⑦需行三腔两囊管压迫止血、急诊胃镜、手术及介入治疗患者,应做好术前、术后护理。

(2)一般护理

①体位:急性大出血者绝对卧床休息,轻者可在室内活动。如果出现休克时,应取垂头仰卧位,下肢抬高 30°,以保证脑部供血。

②吸氧:病情严重者应该给予氧气吸入,尤其是食管胃底静脉曲张破裂出血者,缺氧易诱发肝性脑病。

③止血:根据病因采取适当的止血方法,可用三腔两囊管压迫止血或胃内降温法止血。

④建立静脉通道:采集血型,进行配血试验,积极补充血容量,及早输血,以恢复血容量及有效循环血量。备血时,可先用右旋糖酐或其他血浆代用品,但在 24h 内右旋糖酐不应超过 1000ml。遵医嘱及时给予止血药,用止血药过程中,根据药物的性质,掌握禁忌证,调节输液速度。

⑤皮肤护理:应经常更换体位,按摩受压部位局部组织,保持皮肤清洁。每次排便后,用温水擦洗肛周,并涂抹少量滑石粉,或用棉垫、气圈等垫起,保持床褥平整干净。使用便器时,动作

要轻。

⑥生活护理:口腔护理,每日刷牙 2 次,防止口腔感染。协助患者穿衣、下床活动,及时更换污染床单、被罩,保持床单位整洁。

⑦饮食护理:指导患者合理饮食,对休克急性出血期伴恶心、呕吐、食管静脉曲张破裂出血者应禁食,对少量出血无呕吐者,可选用温凉、清淡、无刺激流质饮食,出血停止后,改为半流质饮食。对食管静脉曲张破裂出血者,应限制钠和蛋白质的摄入量。

(3)症状护理:呕血时,让患者平卧位头偏向一侧。绝对卧床休息至出血停止。烦躁者给予镇静药,门静脉高压出血患者烦躁时慎用镇静药。耐心细致地做好解释工作,安慰体贴患者,消除紧张、恐惧心理。迅速建立静脉通路,尽快补充血容量,用 5% 葡萄糖氯化钠注射液或血浆代用品,大量出血时应及时配血、备血,准备三腔两囊管,注意保暖。行胃管冲洗时,应观察有无新的出血。

(4)并发症护理

①休克(急性上消化道出血时):按休克患者护理常规护理。

②贫血(慢性上消化道出血时):按血液内科贫血疾病护理常规护理。

(5)心理护理:观察患者有无紧张、恐惧、悲观、沮丧等心理反应。患者呕血、黑粪时情绪紧张,护士应陪护在床旁安慰,及时清除血迹。耐心解答患者及家属的提问,告诉家属不远离患者,允许家属陪伴,使患者有安全感。

【健康指导】

1. 在医师指导下用药,忌用可诱发或加重溃疡病,甚至引起并发症的药物。

2. 注意饮食卫生和饮食规律,选择营养丰富、易消化的食物,合理安排作息时间,避免过度劳累。

3. 教会患者及家属早期识别出血征象及应急措施,出现头晕、心悸等不适,或呕血、黑粪时,应立即卧床休息。呕吐时取平卧位头偏向一侧,立即送医院治疗。

4. 保持良好心境,正确对待疾病。

五、下消化道出血

下消化道出血是指十二指肠悬韧带以下的小肠或结肠疾病引起的肠道出血。分为慢性隐性出血、慢性显性出血和急性大量出血三种类型。是各种下消化道疾病的最常见症状,也可能是全身性疾病在下消化道的表现之一。

【病因及发病机制】

1. 肛管疾病　痔、肛裂、肛瘘。

2. 直肠疾病　溃疡性直肠炎、直肠肿瘤(息肉)、类癌、邻近恶性肿瘤或脓肿侵入直肠、感染(细菌、结核、真菌、病毒、寄生虫)、缺血等。

3. 结肠疾病　感染(细菌、结核、真菌、病毒、寄生虫)、溃疡性结肠炎、憩室、结肠肿瘤(息肉)、缺血和血管畸形、肠套叠等。

4. 小肠疾病　急性出血性坏死性肠炎、肠结核、克罗恩病、憩室炎、溃疡、肠套叠、小肠肿瘤(息肉)、血管瘤、血管畸形、缺血等。

【病情评估】

1. 临床表现　根据出血部位及出血量、出血速度不同,临床表现各异。

(1)一般状况:小量(400ml 以下)、慢性出血多无明显自觉症状。急性大量出血时出现头晕、心悸、冷汗、乏力、口干等症状,甚或晕厥、四肢冰凉、尿少、烦躁不安、休克等症状。

(2)生命体征:脉搏和血压改变是失血程度的重要指标。急性下消化道出血时血容量锐减,最初机体代偿功能表现为心率加快,如果不能及时止血或补充血容量,出现休克状态则脉搏微弱甚至扪及不清,血压降低。休克早期血压可以代偿性升高,随着出血量增加,血压逐渐下降,进入失血性休克状态。

(3)其他伴随症状及体征:根据不同的原发疾病,可以伴有其他相应的临床表现,如腹痛、发热、黄疸、肠梗阻、便血、柏油便、腹部包块、蜘蛛痣、腹壁静脉曲张等。

2. 辅助检查

(1)常规实验室检查:包括血尿便常规、便潜血、肝肾功能、凝血功能等。

(2)内镜检查:依据原发病及出血部位不同,选择胃镜、十二指肠镜、小肠镜、胶囊内镜、结肠镜以明确病因及出血部位。

(3)X 线钡剂检查:仅适用于慢性出血且出血部位不明确,或急性大量出血已停止且病情稳定患者的病因诊断。

(4)血管造影:通过数字减影技术,血管内注入造影剂观察造影剂外溢的部位。

(5)放射性核素显像:近年应用放射性核素显像检查法发现活动性出血的部位。其方法是静脉注射^{99m}锝胶体后做腹部扫描以探测标记物,从血管外溢的证据,可初步判定出血部位。

(6)其他:根据原发疾病的需要,可以选择 CT、MRI、CT 仿真小肠、结肠造影等协助诊断。

【救治及护理】

1. 救治要点

(1)对症治疗:慢性、小量出血主要是针对原发疾病(病因)治疗。急性大量出血时应卧床休息、禁食,密切观察病情变化,保持静脉通路并测定中心静脉压。保持患者呼吸道通畅,避免呕血时引起窒息。并针对原发疾病采取相应的治疗。

(2)补充血容量:急性大量出血时,应迅速静脉输液,维持血容量,防止血压下降;血红蛋白低于 60g/L,收缩血压低于 12kPa(90mmHg)时,应考虑输血。控制输液速度,防治引起急性肺水肿或诱发再次出血。

(3)内镜治疗:具体方法有氩离子凝固止血、电凝止血(包括单极或多极电凝)、冷冻止血、热探头止血以及对出血病灶喷洒肾上腺素、凝血酶等药物止血。对憩室所致的出血不宜采用氩离子凝固止血、电凝等止血,以免导致肠穿孔。结肠镜、小肠镜下止血作用有限,不适用急性大出血,尤其对弥散性肠道病变作用不大。

(4)微创介入治疗:在选择性血管造影显示出血部位后,可经导管进行止血治疗。大部分病例可达到止血目的,虽其中部分病例在住院期间会再次发生出血,但其间改善了患者的全身情况,为择期手术治疗创造了良好条件。肠道缺血性疾病所致的消化道出血禁忌使用介入治疗,原因是栓塞近端血管容易引起远端肠管的缺血坏死,尤其是结肠。

(5)手术治疗:在出血原因和出血部位不明确的情况下,不主张盲目行剖腹探查,如果有下列情况时可考虑剖腹探查术:①活动性大出血并出现血流动力学不稳定,不允许做动脉造影或其他检查;②上述检查未发现出血部位,但出血仍在持续;③反复严重出血,术中应全面仔细探查,必要时采用经肛门和(或)经肠造口导入术中内镜检查。

2. 护理措施

(1)病情观察:观察患者神志、生命体征、末梢循环温度、尿量、便血的颜色、性状和量,准确记录 24h 出入量。有头晕、心悸、出冷汗等休克表现,及时报告医师并做好记录。观察出血量、电解质,外周循环血量的变化,估计出血量。观察下消化道出血是否有合并穿孔的危险体征,如剧烈腹痛、腹部如板僵硬、休克等腹膜炎的表现。

(2)一般护理

①有休克症状患者需卧床休息,病室保持安静,病情稳定后可适当下床活动,上下床或到洗手间都需他人协助,避免跌倒。

②注意皮肤护理,大便次数频繁者,每次便后应擦净,保持臀部清洁、干燥。

③大出血时,每 15～30 分钟测脉搏、血压一次。

④保持静脉输液通畅,及时补液,需要输血治疗时,确保安全。

⑤使用特殊药物应严格掌握滴速,不宜过快,遵医嘱使用止血药,并严密观察用药效果。

⑥遵医嘱严格控制饮食,出血活动期禁食。出血停止后按序给予温凉流质、半流质饮食或易消化的软食,出血后 3 日未排大便患者,慎用泻药。

⑦如患者出现烦躁不安,出冷汗,四肢发凉,血压下降,脉快而弱,肠鸣音活跃,有活动性出血的指征,应及时通知医师。准备抢救用物,立即抢救。

(3)症状护理

①出血期护理:绝对卧床休息至出血停止,烦躁者给予镇静药。迅速建立静脉通路,采用葡萄糖氯化钠注射液或血浆代用品,尽快补充血容量;大量出血时应及时配血、备血。注意保暖,污染被服应随时更换做好解释工作,安慰体贴患者,消除紧张、恐惧心理。做好外科手术前准备。

②灌肠护理:a.体位选择:出血部位在直肠、降结肠、乙状结肠者取左侧卧位;在横结肠、升结肠、回盲部者取右侧卧位。b.药液温度:保持温度在 38~41℃,药液易被肠黏膜吸收。c.插管深度:出血部位在直肠,插入深度为 15~20cm;在乙状结肠以上,插入深度为 30~35cm。d.滴药速度:出血部位在直肠,滴药速度为每分钟 30~40 滴;在乙状结肠之上,滴药速度为每分钟 60~90滴。待药液灌完后,协助患者变换体位。

(4)并发症护理——休克(急性下消化道出血时):按休克患者护理常规护理。

(5)心理护理:向患者解释疾病的相关知识,经常与患者沟通,耐心解答疑问。安慰患者及家属,使其心情愉快,树立战胜疾病的信心。

【健康指导】

1. 如果黑粪次数增多,或转为暗红色,说明有活动性大出血,可口服冰水,每次 100~150ml,并立即到医院就诊。

2. 禁用可诱发或加重溃疡,甚至引起并发症的药物。

3. 改变不良生活习惯,戒烟、戒酒,注意饮食卫生,合理安排作息时间。

4. 向患者及家属宣传相关疾病知识,日常生活的注意事项,掌握相关急救知识。保持良好心情,正确对待疾病。

第五节　血液系统急危重症

一、输血反应

输血反应主要表现为发热反应、变态反应、溶血反应及大量快速输血引起的循环负荷过重等。

【救治及护理】

1. 救治要点

(1)过敏反应:荨麻疹、血管神经性水肿、关节痛、胸闷、气短、呼吸困难、低血压休克,出现其中 1 项以上者确诊为过敏反应。一旦出现上述反应应立即减慢输血速度,给予地塞米松、异丙嗪肌内注射,重者立即停止输血,并给予 0.1% 肾上腺素皮下注射,并给予补液、升压、吸氧治疗。

(2)非溶血性发热反应:输血后短期内或输血过程中即发生寒战、发热,发热者体温可达 38～41℃,患者出现恶心、呕吐、皮肤潮红,反应持续 1～2h,然后出汗、退热。发热的高低与输血速度和输入白细胞计数及热源量成正比,有时可在输血后几小时才反应。反应发生时应立即停止输血,密切观察病情。寒战时给予保暖、镇静药,发热时可用退热药。

(3)输血后紫癜:均在输血后 7d 左右发病,发病急剧,有明显的畏寒、高热、荨麻疹;时有头痛、胸痛、呼吸困难。有不同部位的出血、皮肤广泛的瘀点与瘀斑、齿龈出血、鼻出血、黑粪;均伴血小板降低,患者血浆和血清中有抗血小板抗体免疫球蛋白(IgG),骨髓细胞血增生明显活跃,巨核细胞增多,间接抗人球蛋白试验阳性。给予甲泼尼龙、IgG静脉滴注。

(4)大量输血后反应

①充血性心力衰竭和肺水肿等主要表现为:输血过程中或后1h,出现心率加快、呼吸急促、头痛、头胀、咳嗽,先咳白痰,以后咳粉红色泡沫痰,颈静脉怒张等,严重者在短期内死亡,若有上述症状应立即停止输血,患者取半卧位,两腿下垂以减少静脉回流,减轻心脏负担;加压给氧,同时给予20%~30%乙醇湿化吸氧,以减低肺泡内泡沫的表面张力,使泡沫破裂消散,从而改善肺部气体交换,减轻缺氧症状,遵医嘱给予镇静、扩血管、强心、利尿药物。必要时进行四肢轮流结扎。此外,对无贫血的患者可通过静脉放血200~300ml以减少静脉回心血量。

②枸橼酸钠中毒:患者可发生肌肉颤动、手足抽搐;严重者血压下降、出血、心室纤颤等。可静脉注射10%葡萄糖酸钙或氯化钙10ml,注射速度不宜过快。大量快速输血还应注意高钾血症。

③出血:如创面渗血不止,伤口持续出血、皮肤瘀斑,甚至胃肠道出血,应检测血小板数,凝血酶原时间,纤维蛋白原测定,并根据患者血小板及凝血因子缺乏情况补充有关凝血因子和血小板,为预防大量输血可能引起的凝血异常者,可输用保存5d内的较新鲜血,或根据医嘱间隔输入新鲜血或血小板悬液。

④血管微栓塞:由于血液储存1周后白细胞和血小板可以形成微小凝块,输大量这种血时,有大量微小凝块循环到肺,堵塞肺毛细血管,引起肺功能不全。如果用于心脏手术做体外循环,则微小凝块可直接引起脑栓塞。因此,当大量输血时,可采用5d内的血液或采用微孔滤器。

⑤低温反应:由于快速大量输入从冰柜中取出的冷血液,如每5分钟输入量达1L时,正常体温将降至30℃以下,可发生心室颤动。通常抢救输血常不须达到上述程度,如确实需要时,则稍加温后输注为宜。

⑥细菌污染反应:其反应程度因细菌的种类、输血量和受血者的抵抗力不同而不同,严重者可出现中毒性休克、DIC、急性肾功能衰竭等,死亡率高。一旦发现此类反应立即停止输血,通知医师,将剩余血与患者血标本送化验室检查、做血培养和药敏试验,高热者按高热患者处理。

⑦溶血反应:输入异型血,造成血管内溶血,一般输入 10～15ml 即可产生症状。发生溶血反应,立即停止输血并通知医师,保留余血。采集患者血标本重做血型鉴定和交叉配血试验,安慰患者,以缓解其恐惧和焦虑;维持静脉输液以备抢救时给药;口服或静脉滴注碳酸氢钠,以碱化尿液;双侧腰部封闭,并用热水袋敷双侧肾区,防止肾血管痉挛、保护肾脏;密切观察生命体征和尿量,并记录。对少尿、无尿者,按急性肾功能衰竭护理,如出现休克症状即配合抗休克抢救。

2. 护理措施

(1)一般护理:给予氧气吸入,测量生命体征,观察并记录呼吸频率、节律、有无发冷、寒战等症状。急性溶血反应及高热、严重过敏反应者,立即停止输血,更换整套管路,并以生理盐水维持液体通路。观察并记录尿量及尿的性状、颜色。

(2)症状护理:发生过敏反应,遵医嘱应用抗组胺药物;皮疹出现时,嘱患者勿搔抓皮肤;喉头水肿严重时,协助医师行气管切开,给予抗休克治疗。出现溶血反应,遵医嘱应用大剂量糖皮质激素,碱化尿液、利尿、纠正低血压,防治肾衰竭和 DIC,必要时行透析、血浆置换。寒战、高热患者遵医嘱应用抗组胺药,给予物理降温或药物降温,留取血标本与所输的血送感染科做热原检测。

(3)并发症护理

①急性肺水肿:在输血过程中,密切观察患者的情况,注意控制输血速度和输血量,预防急性肺水肿的发生。如出现上述表现,应立即停止输血并通知医师,在患者病情允许的情况下协助患者取坐位,双腿下垂;给予高流量氧气吸入,一般氧流量为 6～

8L/min;同时,氧气湿化瓶内加入 20%~30%的乙醇溶液,改善气体交换,减轻缺氧症状;遵医嘱给予镇静、平喘、强心、利尿和扩张血管药物;必要时用橡胶止血带或血压计的袖带进行四肢轮扎,适当加压四肢以阻断静脉血流,每 5~10 分钟轮流放松一个肢体上的止血带直至症状缓解。

②空气栓塞:患者如果出现胸部异常不适或胸骨后疼痛、呼吸困难和严重发绀、濒死感,听诊心前区可闻及响亮、持续的"水泡声",提示可能有空气栓塞,立即将患者置于左侧卧位,并保持头低足高位;给予高流量氧气吸入;有条件时可使用中心静脉导管抽出空气。

③出血倾向:短时间输入大量库存血时,密切观察患者的意识、血压、脉搏等变化,注意皮肤、黏膜或手术伤口有无出血;严格掌握输血量,每输入库存血 3~5 个单位,应补充 1 个单位的新鲜血;根据凝血因子缺乏情况补充有关成分。

④枸橼酸钠中毒:输血过程患者如出现枸橼酸钠中毒反应,表现为手足抽搐、血压下降、心率缓慢,甚至心脏停搏,心电图出现 Q-T 间期延长,常规每输入库存血 1000ml,静脉注射 10%葡萄糖酸钙 10ml,防止发生低血钙。

(4)心理护理:输血反应发生后,陪伴并安慰患者,以稳定患者紧张情绪。向患者说明用药的目的、药物作用,取得患者配合。

【健康指导】

1.向患者说明调节输血速度的依据,告知患者勿擅自调节滴数。

2.向患者介绍常见的输血反应的症状和防治方法,并告知患者一旦出现不适症状应及时使用呼叫器。

3.向患者介绍有关血型的知识,做血型鉴定及交叉配血试验的意义。

4.向患者介绍输血的适应证和禁忌证。

二、急性白血病

急性白血病（acute leukemia，AL）是造血干细胞的恶性克隆性疾病，发病时骨髓中异常的原始细胞及幼稚细胞（白血病细胞）大量增殖，蓄积于骨髓并抑制正常造血，广泛浸润肝、脾、淋巴结等髓外脏器。表现为贫血、出血、感染和浸润等征象。根据受累的细胞类型，AL 通常可以分为急性淋巴细胞白血病（acute lymphoblastic leukemia，ALL）和急性髓细胞白血病（acute myelocytic leukemia，AML）两大类。

【病因及发病机制】　白血病的病因目前尚未完全阐明。较为公认的因素有以下几点。

1. 电离辐射　γ 射线、X 射线等电离辐射均可导致白血病。接受 X 线诊断、原子弹爆炸的人群幸存者中，白血病发生率均较正常人群明显增高。发病率的高低亦和放射剂量、时间和年龄相关。

2. 化学因素　苯、抗肿瘤药如烷化剂等均可引起白血病，治疗银屑病的药物乙双吗啉被证实与急性早幼粒细胞白血病（acute promyelocytic leukemia，APL）的发病相关，染发、吸烟亦可能与白血病发病相关，特别是急性非淋巴细胞白血病（acute non-leucine leukemia，ANLL）。

3. 病毒　如一种 C 型反转录病毒——人类 T 淋巴细胞病毒-1（HTLV-1）可引起成人 T 细胞白血病；研究证实，该病毒可通过母婴垂直传播，也可通过血制品输注、性接触而横向传播。

4. 遗传因素　家族性白血病占白血病的 7‰，同卵双生同患白血病的概率较其他人群高 3 倍，先天性疾病如范可尼综合征（Fanconi）贫血、唐氏（Downs）综合征、Bloom 综合征及先天性免疫球蛋白缺乏症等白血病发病率均较高。

5. 其他血液病　如慢性髓细胞白血病、骨髓增生异常综合征、骨髓增生性疾病如原发性血小板增多症、骨髓纤维化和真性红细胞增多症、阵发性血红蛋白尿、多发性骨髓瘤、淋巴瘤等血液病最终可发展成急性白血病,特别是 ANLL。

【病情评估】

1. 临床表现　起病急缓不一。起病隐袭和数周至数月内逐渐进展,或起病急骤。临床症状和体征由骨髓衰竭或白血病细胞浸润所致。

(1)贫血:贫血常为白血病的首发症状,半数患者就诊时即有重度贫血。常见面色苍白、疲乏、困倦和软弱无力,呈进行性发展,与贫血严重程度相关。原因为骨髓中白血病细胞极度增生与干扰,造成正常红细胞生成减少。

(2)出血:半数以上患者以出血为早期表现,程度轻重不一,部位可遍及全身,表现为瘀点、瘀斑、鼻出血、牙龈出血和月经过多、眼底出血等,出血主要是血小板明显减少,血小板功能异常、凝血因子减少及白血病细胞浸润、细菌毒素等损伤血管而引起出血。急性早幼粒细胞白血病常伴有 DIC 而出现全身广泛出血,是急性白血病亚型中出血倾向最明显的一种。

(3)发热:发热亦可为白血病患者的早期表现,主要与粒细胞缺乏所致的感染和白血病本身发热有关。多数患者在初诊时有程度不同的发热。白血病本身可低热、盗汗,化疗后体温恢复,较高发热常提示继发感染,主要与成熟粒细胞明显减少相关。其次为化疗药的使用、白血病细胞浸润、各种穿刺或留置时间变长。常见的感染是牙龈炎、口腔炎、咽峡炎、上呼吸道感染、肺炎、肠炎、肛周炎等,严重感染有败血症等。局部表现为炎症、溃疡、坏死或脓肿形成,严重者可致败血症或脓毒血症。

(4)浸润

①淋巴结和肝脾大急性淋巴细胞白血病多见,肿大程度也较显著。纵隔淋巴结肿大多见于 T 细胞急性淋巴细胞白血病。

②骨骼和关节疼痛常有胸骨下端压痛。白血病细胞浸润关节、骨膜或在髓腔内过度增殖可引起骨和关节痛,儿童多见,急性

淋巴细胞白血病常见且疼痛显著。骨髓坏死时可出现骨骼剧痛。

③皮肤和黏膜病变,急单和急性粒-单核细胞白血病较常见。白血病细胞浸润可表现为牙龈增生或肿胀,特异性皮肤损害表现为弥散性斑丘疹、紫蓝色皮肤结节或肿块硬结等。急性非淋巴细胞白血病相关的良性皮肤病变有急性发热性嗜中性皮病(Sweet)综合征和坏疽性脓皮病,激素治疗有效。

④中枢神经系统白血病(central nervous system leukemia,CNSL),随着白血病缓解率提高和生存期延长,其成为较突出的问题。急性淋巴细胞白血病较急性非淋巴细胞白血病常见,急性早幼粒细胞白血病也较多见。常无症状,可表现为头痛、头晕、烦躁,严重时出现呕吐、颈项强直、视神经盘水肿和脑神经、脊髓瘫痪甚至死亡等。

⑤绿色瘤又称粒细胞肉瘤或髓母细胞瘤,见于 $2\%\sim14\%$ 的急性非淋巴细胞白血病,由于白血病细胞大量的髓过氧化物酶在稀酸条件下变成绿色,故称为绿色瘤,常累及骨、骨膜、软组织、淋巴结或皮肤,但以眼眶和鼻旁窦最常见。可表现为眼球突出、复视或失明。

⑥睾丸白血病细胞浸润,在男性幼儿或青年是仅次于 CNSL 的白血病髓外复发根源。主要表现为一侧无痛性肿大,多见于急性淋巴细胞白血病。

⑦其他白血病细胞还可浸润心脏、呼吸道、消化道,但临床表现不多。约10% ALL(多为 T-ALL)患者可出现前纵隔(胸腺)浸润,引起上腔静脉综合征或上纵隔综合征。胸腔积液多见于急性淋巴细胞白血病。肾脏浸润常见,可发生蛋白尿、血尿。

2. 辅助检查

(1)外周血常规绝大部分患者白细胞(WBC)增高,WBC<1.0×10^9/L 称为白细胞不增多性白血病,WBC>10×10^9/L 称为白细胞增多性白血病,WBC>100×10^9/L 称高白细胞白血病。外周血涂片可见原始或幼稚细胞。大部分患者可伴有不同程度的贫血和血小板减少。

(2)骨髓象骨髓细胞形态学检查是诊断 AL 的基础。原始细胞占全部骨髓有核细胞≥30％(FBA 分型标准)或≥20％(WHO 分型标准)。Auer 小体见于 ANLL,不见于 ALL,有独立诊断意义。结合细胞组织化学染色可进一步对 AL 进行分类分型。

(3)细胞免疫表型根据白血病细胞表达的系列相关抗原确定白血病细胞的来源。

(4)细胞遗传学和分子生物学染色体异常见于半数以上 AL 患者。AML 最常见染色体异常为 t(8;21),t(15;17),inv(16),＋8,＋21 等;而成人 ALL 中最常见的是 Ph 染色体。APL 患者可检测出 PML/RARα 融合基因等。

(5)根据不同病例可做尿常规、便常规、胸部 X 线检查、心电、肝功能、肾功能、HbSAg、免疫功能等项目。凝血功能检查可有不同程度的异常甚至出现 DIC 的证据。

【救治及护理】

1. 救治要点　总的治疗原则是尽量多的消灭白血病细胞群体和控制白血病细胞的大量增生,解除因白血病细胞浸润而引起的各种临床表现,以期获得完全缓解。

(1)支持治疗

①注意休息:高热、严重贫血或有明显出血时,应卧床休息。进食高热量、高蛋白食物,维持水、电解质平衡。

②感染的防治:严重感染是主要的死亡原因,因此防治感染甚为重要。病区中应设置"无菌"病室或区域,以便将白细胞、中性粒细胞计数低或进行化疗的患者隔离。注意口腔、鼻咽部、肛门周围皮肤卫生,防止黏膜溃疡、糜烂、出血,一旦出现要及时对症处理。食物和食具应先灭菌。口服不吸收的抗生素如庆大霉素、黏菌素和抗真菌如制霉菌素、万古霉素等以杀灭或减少肠道的细菌和真菌。对已存在感染的患者,治疗前做细菌培养及药敏试验,以便选择有效抗生素治疗。

③纠正贫血:显著贫血者可酌情输注红细胞或新鲜全血;自身免疫性贫血可用肾上腺皮质激素,丙酸睾酮或蛋白同化激素等。

④控制出血:对白血病采取化疗,使该病得到缓解是纠正出血最有效的方法。但化疗缓解前易发生血小板减少而出血,可给予卡巴克洛(安络血)等止血药物预防或治疗。有严重的出血时用肾上腺皮质激素,输血小板、血浆等。急性白血病(尤其是早幼粒细胞白血病),易并发 DIC,一经确诊要迅速用肝素抗凝治疗,当 DIC 合并纤维蛋白溶解亢进时,在肝素治疗的同时,给予抗纤维蛋白溶解药。必要时可输注新鲜或冰冻血浆。

⑤高尿酸血症的防治:对 WBC 计数很高的患者在进行化疗时,可因大量白细胞被破坏、分解,使血尿酸增高,有时引起尿路被尿酸结石所梗阻,甚至导致急性肾衰竭,所以要特别注意尿量,并查尿沉渣和测定尿酸浓度,在治疗上除鼓励患者多饮水外,要给予嘌呤醇。

⑥对高白细胞血症的处理:当 $WBC > 100 \times 10^9 / L$ 时,可产生白细胞淤滞,应予以紧急处理,以减少由此导致的各种并发症。可通过血细胞分离技术(APL 除外)祛除 WBC;也可以用药物降低 WBC,AML 用羟基脲,ALL 用地塞米松,同时予以水化和碱化等综合治疗措施。

(2)化疗:化疗是治疗急性白血病的主要手段。化疗可分为诱导缓解治疗和缓解后治疗两个阶段,其间可增加强化治疗、巩固治疗和中枢神经预防治疗等。

缓解诱导是大剂量多种药物联用的强烈化疗,以求迅速大量杀伤白血病细胞,控制病情,达到完全缓解,为以后的治疗打好基础。所谓完全缓解,是指白血病的症状、体征完全消失,血象和骨髓象基本上恢复正常。缓解后治疗目的在于巩固治疗和维持强化治疗,最后达到疾病的治愈。巩固治疗是在诱导缓解治疗患者获得缓解以后进行,原则上选用原诱导化疗方案继续进行 1～2

个疗程。维持巩固治疗是在诱导缓解治疗使患者获得完全缓解并经巩固治疗后进行,以期继续最大量地杀灭残留体内的白血病细胞。中枢神经预防性治疗宜在诱导治疗出现缓解后立即进行,以避免和减少中枢神经系统白血病发生,一个完整的治疗方案应遵循上述原则进行。

(3)骨髓移植

①同基因骨髓移植供者为同卵孪生子。

②同种异基因骨髓移植供者为患者的兄弟姐妹或无关供者。

③自体骨髓移植不需选择供者,易推广。

④外周血造血干细胞和脐血移植可有自体和异基因两种供者来源。

2. 护理措施

(1)一般护理

①保持室内空气清新,物品清洁,定期使用消毒,每日通风 2次,每次 15min,保持室内空气相对湿度在 50%~60%。

②保持大便通畅,排便时不可用力,以免腹压增加诱发内脏出血;养成良好生活习惯,不搔抓皮肤,用软毛牙刷刷牙,不使用牙签;被褥衣物宽松,穿棉质衣物,不用手抠鼻痂。

③指导患者每日饮水>2000ml,应用化疗药物期间每日饮水>3000ml,告知患者多排尿,并遵医嘱预防性服用别嘌醇和碳酸氢钠以碱化尿液。

④应用化疗药物要合理选择静脉,反复多次化疗者采用中心静脉置管;化疗前先用生理盐水冲管,静脉注射时边抽回血边注药,保证药液无外渗;当有数种药物给予时,要先用刺激性小的药物,药物输注完毕后再用生理盐水 10~20ml 冲洗后拔针,拔针后局部按压数分钟。

⑤指导患者严格卧床休息,减少机体耗氧量。

⑥给予高蛋白、高维生素、易消化食物,加强营养,少食多餐,可取坐位或半坐位。

⑦患者及家属、医务人员均戴口罩,限制探视人数及次数;严格执行无菌操作;餐前后、睡前及起床后用漱口液漱口;睡前、便后予 1:5000 高锰酸钾坐浴;注意个人卫生。

（2）症状护理

①发热者每日饮水＞2000ml,观察患者身体相关部位感染症状或体征如咽痛、咳嗽、咳痰、尿路刺激征、肛周疼痛等,配合医师做好相关辅助检查的采集工作;监测体温变化,观察有无发冷、寒战症状,体温＞38.5℃时行物理降温（禁用乙醇擦浴）,并遵医嘱应用退热药物,观察降温后反应。

②贫血患者给予氧气吸入,遵医嘱输血或输入浓缩红细胞,及时发现和处理输血反应。

③出血患者给予相应止血措施局部止血,遵医嘱给予血小板输注,及时观察有无输血反应发生。

④疼痛剧烈时遵医嘱应用镇痛药物。

（3）并发症护理

①静脉炎:输注时疑有或发生化疗药物外渗,立即停止输入,边回抽边退针,不宜立即拔针;局部使用生理盐水加地塞米松做多处皮下注射,范围须大于渗漏区域,或遵医嘱选用相应的拮抗药,还可局部冷敷。

②心脏毒性:柔红霉素、阿霉素、高三尖杉酯碱类药物可引起心肌及心脏传导损害,用药前后需监测患者心率、节律及血压,药物缓慢静脉滴注,不低于 40 滴/分钟;注意观察患者面色及心率,以患者无心悸为宜。做好对毒性反应的相应处理准备及配合工作。

③消化道反应:避免在治疗前后 2h 进食,保持口腔清洁。必要时遵医嘱在治疗前 1～2h 给予止吐药物,并根据药物作用及半衰期的长短,每 6～8 小时重复给药一次,以维持 24h 有效药物浓度。减慢化疗药物滴速,胃肠道反应严重时遵医嘱给予静脉补充营养。

④口腔溃疡:选用生理盐水、复方硼砂(朵贝尔)溶液等交替漱口,如果疑为口腔厌氧菌感染可选用 1%～3%过氧化氢溶液,真菌感染可选用 1%～4%碳酸氢钠溶液或复方氯己定(口泰)溶液。每次含漱时间为 15～20min,至少每日 3 次。溃疡疼痛严重者可在漱口液内加入 2%利多卡因。

⑤肝功能损害:观察患者有无黄疸,定期监测肝功能。

(4)心理护理:评估患者的心理反应,并进行针对性的护理,为患者提供心理支持;耐心倾听患者诉说,向患者介绍已缓解的典型病例,组织病友间进行养病经验交流;协助患者建立良好生活方式,帮助患者寻求社会资源和社会支持。

【健康指导】

1. 生活指导　进食高蛋白、高热量、高维生素,清淡、易消化、少渣饮食。多饮水,多进食蔬菜、水果,保持排便通畅。疾病缓解期适当加强健身活动,以提高机体抵抗力。剪短指甲,避免搔抓皮肤,沐浴时水温不要过高。

2. 预防感染和出血　注意保暖,不去人多拥挤的地方;学会自我检查口腔、咽部感染情况及自测体温;勿用牙签剔牙,不抠挖鼻孔,空气干燥时可用薄荷油滴鼻腔,避免创伤,定期门诊复查血象,如发现出血、发热及骨关节疼痛要及时就诊。

3. 用药指导　急性白血病缓解后仍应坚持定期巩固强化治疗,可延长急性白血病的缓解期和生存期。

4. 心理调适指导　提供安全、安静的环境,使患者保持良好的情绪状态。化疗间歇期,患者可根据病情做力所能及的简单家务,以增强自信。

三、特发性血小板减少性紫癜

特发性血小板减少性紫癜(idiopathic thrombocytopenic purpura,ITP)是一种原因不明的获得性出血性疾病,以血小板减少、骨髓巨核细胞正常或增多自发性皮肤、黏膜及内脏出血为特征。

ITP 在育龄期女性发病率高于男性,其他年龄阶段男女比例无差别。成人 ITP 通常为隐匿起病,病前无明显的病毒感染或其他疾病史,病程多为慢性过程。儿童 ITP 通常为自限性,约 80% 的患儿在 6 个月内自发缓解。

【病因及发病机制】 目前认为,ITP 是一种器官特异性自身免疫性出血性疾病,是由于人体产生抗血小板自身抗体,导致单核巨噬系统破坏血小板过多造成血小板减少。其发病原因尚不完全清楚,发病机制也未完全阐明。儿童 ITP 的发病可能与病毒感染密切相关,其中包括人类疱疹病毒(EB 病毒)、巨细胞病毒、细小病毒 B19、麻疹病毒、流行性腮腺炎病毒、风疹病毒及肝炎病毒等。通常在感染后 2～21d 发病。育龄期女性慢性 ITP 发病高于男性,妊娠期容易复发,提示雌激素可能参与 ITP 的发病。

【病情评估】

1. 临床表现　一般起病隐袭,表现为散在的皮肤出血点及其他较轻的出血症状,如鼻出血、牙龈出血等。紫癜及瘀斑可出现在任何部位的皮肤或黏膜,但常见于下肢及上肢远端。ITP 患者的出血表现在一定程度上与血小板计数有关。查体通常无脾大,少数患者可有轻度脾大,可能由于病毒感染所致。

儿童急性 ITP 在发病前 1～2 周可有呼吸道感染史,特别是病毒,少数发生在预防接种后。起病急,少数表现为暴发性起病,可有轻度发热、畏寒,突然发生广泛而严重的皮肤黏膜紫癜,甚至大片瘀斑。皮肤瘀点多为全身性,以下肢为多,分布均匀。黏膜出血多见于鼻腔、齿龈,口腔可有血疱。胃肠道及泌尿道出血并不少见,不到 1% 的患儿发生颅内出血而危及生命。如患者头痛、呕吐,则要警惕颅内出血的可能。大多数患者可自行缓解,少数迁延不愈转为慢性。

2. 辅助检查

(1)血常规:血常规示只有血小板减少而其他各系血细胞均在正常范围,部分患者由于失血导致缺铁,可伴有贫血。单纯

ITP 网织红细胞计数基本正常。出现破碎红细胞应除外血栓性血小板减少性紫癜和溶血尿毒症综合征。出现的巨血小板或微小血小板需考虑遗传性血小板减少症。

(2)骨髓涂片:骨髓增生活跃,巨核细胞通常明显增多,有时正常,较为突出的改变是巨核细胞的核浆成熟不平衡,胞质中颗粒较少,产血小板巨核细胞明显减少或缺乏,呈现成熟障碍。

(3)艾滋病毒(HIV)和丙型肝炎病毒(HCV)检测:对怀疑 ITP 的成人患者均应进行 HIV 和 HCV 检查,HIV 及 HCV 感染引起的血小板减少在临床上有时很难与原发性 ITP 患者相鉴别。

(4)免疫球蛋白定量:多测定血清 IgG、免疫球蛋白 A(IgA)、免疫球蛋白 M(IgM)水平。低水平的免疫球蛋白常提示变异型免疫缺陷病或选择性 IgA 缺陷症。

【救治及护理】

1. 救治要点　出血倾向严重的患者应卧床休息,避免外伤,避免服用影响血小板功能的药物。本病治疗的目的是控制出血症状,减少血小板的破坏,但不强调将血小板计数提高至正常,以确保患者不因出血发生危险,又不因过度治疗而引起严重不良反应。

(1)急重症的治疗:急重症包括血小板计数$<20\times10^9/L$ 者;出血严重而广泛者;疑有或已发生颅内出血者;近期将要实施手术或分娩者。治疗方法有以下几种。

①输注血小板:紧急输注血小板,以暂时控制或预防严重出血。

②甲泼尼龙冲击治疗:可有效抑制单核-吞噬细胞系统的吞噬效应,减少血小板破坏。

③IgG:是目前 ITP 紧急救治最有效的方法之一,可竞争性抑制血小板与相关抗体的结合,减少单核-吞噬细胞系统对血小板的吞噬与破坏。

④置换血浆:可有效清除血浆中的抗血小板抗体。

(2)稳定期治疗

①ITP 的初始治疗:糖皮质激素;重度患者可使用大剂量丙种球蛋白;国外可使用抗 Rh(D)免疫球蛋白。

②ITP 的继续治疗:可选择二线治疗药物包括硫唑嘌呤、环孢素 A、达那唑、长春生物碱、吗替麦考酚酯(骁悉)等;脾切除术。

2. 护理措施

(1)一般护理:保持室内相对湿度为 50%～60%;血小板计数<20×10⁹/L,嘱患者严格卧床休息;避免肢体碰撞或外伤;保持床单位平整,被褥衣裤轻软。进食高蛋白、高维生素、易消化的软食或半流质饮食;保持排便通畅,排便时不可过于用力;便秘者可使用开塞露或缓泻药促进排便。沐浴或清洗时避免水温过高和用力擦洗皮肤,避免热敷,勤剪指甲,避免用手抠鼻痂和外力撞击鼻部;指导患者用软毛牙刷刷牙,忌用牙签剔牙。秋冬季节可局部使用液状石蜡或抗生素软膏,预防鼻腔黏膜干燥出血。

(2)症状护理:各项护理操作动作轻柔,尽量减少注射次数;静脉穿刺时避免用力拍打及揉压,扎止血带不宜过紧和时间过长;注射或穿刺部位拔针后需延长按压时间,必要时局部加压包扎;注射或穿刺部位应交替使用,以防局部血肿形成;高热患者忌用乙醇擦浴降温。少量鼻腔出血时,可用棉球或吸收性明胶海绵填塞;无效者可用 0.1%肾上腺素棉球或凝血酶棉球填塞,并局部冷敷。出血严重时,可用凡士林油纱条行后鼻腔填塞术,术后定时用无菌液状石蜡滴入,以保持黏膜湿润。口腔或牙龈出血,可用 0.1%肾上腺素或凝血酶棉球、吸收性明胶海绵片贴牙龈或局部压迫止血,并及时用生理盐水或 1%过氧化氢清除口腔内陈旧血块。消化道出血的患者取平卧位,保持呼吸道通畅,补充血容量,遵医嘱给予抑制胃酸分泌药、生长抑素或口服凝血酶等。月经量过多的患者可遵医嘱应用丙酸睾酮深部肌内注射止血。血小板取回后应尽快输入,输注过程中注意观察有无过敏及发热反应的发生。

(3)并发症护理:特发性血小板减少性紫癜主要并发症为颅

内出血。症状为突然头痛、视物模糊、呼吸急促、喷射性呕吐、甚至昏迷，双侧瞳孔变形不等大，对光反射迟钝。立即去枕平卧，头偏向一侧。随时负压吸出呕吐物，保持呼吸道通畅。给予吸氧。迅速建立两条静脉通道，遵医嘱快速静脉滴注 20％甘露醇、50％葡萄糖，静脉推注呋塞米等，同时进行输血或成分输血。观察并记录患者的生命体征、意识状态及瞳孔，留置导尿便于观察尿量的变化。

（4）心理护理：提供心理支持，加强沟通，耐心解释与疏导，增强患者信心，减轻恐惧感，增加安全感。营造良好的住院环境，建立良好、互信的护患关系，避免不良刺激的影响。患者出血突然加重时，护士应保持镇静，迅速通知医师并配合做好各种止血、救治工作，及时清除血迹。

【健康指导】

1. 疾病知识　让患者及家属了解疾病的成因、主要表现及治疗方法。指导患者避免人为损伤而诱发或加重出血，不应服用可能引起血小板减少或抑制其功能的药物，特别是阿司匹林等非甾体类抗炎药。

2. 用药指导　服用糖皮质激素者，必须按医嘱、按时、按剂量、按疗程用药。注意预防各种感染，并定期复查外周血象，以指导治疗。

3. 自我监测　保持充足的睡眠、保持情绪稳定和大小便通畅，必要时可予以辅助性药物治疗。避免诱发或加重出血，注意皮肤黏膜出血及内脏出血。一旦发现上述症状，应及时就诊。

第六节　妇产科急危重症护理

一、妊娠期合并心脏病

妊娠合并心脏病是产科严重的妊娠并发症，包括妊娠前已患有的心脏病、妊娠后发现或发生的心脏病,是孕产妇死亡的主要原因,发病率为 0.5%～1.5%。由于妊娠时子宫增大,血容量增多,分娩时子宫及全身骨骼肌收缩使大量血液涌向心脏,产后循环血量的增加,会加重心脏负担,易使有病变的心脏发生心力衰竭。

【病因及发病机制】

1. 妊娠期　胎盘循环建立后,母体对氧和循环血液的需求大大增加,在血容量、血流动力学等方面均发生一系列变化:孕妇的总血容量较非妊娠期增加,通常自妊娠第 6 周开始,32～34 周达高峰,较妊娠前增加 30%～45%。妊娠早期即有心排出量增加,妊娠 4～6 个月时增加最多,平均较妊娠前增加 30%～50%。心排出量受孕妇体位影响极大,约 5% 孕妇可因体位改变使心排出量减少出现不适。妊娠晚期子宫增大、膈肌上升使心脏向左向上移位,心尖搏动向左移位 2.5～3cm。由于心排出量增加和心率加快,心脏工作量增大,导致心肌轻度肥大。心尖第一心音和肺动脉瓣第二心音增强,并可有轻度收缩期杂音,这种妊娠期心脏生理性改变有时与器质性心脏病难以区别,增加了妊娠期心脏病诊断的难度。

2. 分娩期　分娩期为孕妇心脏负担最重的时期,也是孕妇血流动力学变化最显著的阶段。子宫收缩使孕妇动脉压与子宫内压间压力差减小,且每次宫缩时有 250～500ml 液体被挤入体循环,每次宫缩时心排血量约增加 24%,同时有血压增高、脉压增宽及中心静脉压升高,第二产程时由于孕妇屏气,先天性心脏病孕妇有时可因肺循环压力增加,使原来左向右分流转为右向左分流而出现发绀。胎儿胎盘娩出后,子宫突然缩小,胎盘循环停止,回心量增加。另外,腹腔内压骤减,大量血液向内脏灌注,造成血流动力学急剧变化。此时,患心脏病孕妇极易发生心力衰竭。

3. 产褥期　产后 3d 内仍是心脏负担较重的时期。除子宫收缩使一部分血液进入体循环外,妊娠期组织间潴留的液体也开始回到体循环,妊娠期出现的一系列心血管变化,尚不能立即恢复到妊娠前状态。此时,仍应警惕产妇发生心力衰竭。

从妊娠、分娩及产褥期对心脏的影响看,妊娠 32～34 周后、分娩期、产后 3d 内心脏负荷最重,是心脏病孕妇的危险时刻,极易发生心力衰竭。

【病情评估】

1. **病史** 患者妊娠前有心悸、气短、心力衰竭病史,或曾有风湿热病史,体检、X 线、心电图检查曾诊断有器质性心脏病,有不良孕产史等。

2. **临床表现**

(1)早期心力衰竭的临床表现:轻微活动后即有胸闷、心悸、气短;休息时心率>110/min;夜间常因胸闷而需坐起,或需到窗口呼吸新鲜空气;肺底部出现少量持续性湿啰音,咳嗽后不消失。

(2)左心衰竭的临床表现:不同程度的呼吸困难;急性肺水肿:咳嗽、咳粉红色泡沫痰、咯血;疲倦、乏力、头晕、心悸;少尿及肾功能损害症状。体征表现为心率快,左心室扩张,心尖部收缩期杂音、舒张期奔马律,双肺底湿啰音,发绀,交替脉。

(3)右心衰竭的临床表现:体循环静脉压升高:颈静脉怒张,肝大、压痛,双下肢水肿,胸腔积液、晚期腹腔积液,发绀。体征表现为心率上升,胸骨左缘 3～4 肋间舒张期奔马律,右心显著扩大者可在心尖部闻及收缩期杂音,吸气时加强。

(4)全心衰竭的临床表现:右心衰竭继发于左心衰竭而形成全心衰竭,右心衰竭后阵发性呼吸困难等肺瘀血症状有所减轻。而左心衰竭以心排血量减少的相关症状和体征为主,如疲劳、乏力、头晕。

3. **辅助检查**

(1)心电图检查:可见心房颤动、心房扑动、房室传导阻滞、ST 段改变和 T 波异常等。

(2)X 线检查:严重患者可见不同情况的心房、心室扩大、左右心缘、主动脉及肺动脉影像改变,部分患者可出现肺影像异常。

(3)超声心动图:通过实时观察心脏和大血管结构、各心腔大小的变化以及心瓣膜结构与功能情况,了解心脏病变。

(4)胎儿电子监护:胎儿基线率改变、无刺激胎心监护(NST)及缩宫素激惹试验(OCT)结果异常提示胎儿窘迫。

【救治及护理】

1. 救治要点 心力衰竭和严重感染是心脏病孕产妇的主要死亡原因。允许妊娠者要从孕早期开始进行系统的产前检查,防治心力衰竭和感染,降低孕产妇死亡率。

(1)加强妊娠期管理

①终止妊娠的指征:凡妊娠 3 个月以内有以下情况者应考虑人工流产终止妊娠:心功能Ⅲ级及以上者;以往有心力衰竭史或伴有严重内科并发症;肺动脉高压者;慢性心房颤动;高度房室传导阻滞;并发细菌性心内膜炎;先天性心脏病有明显发绀或肺动脉高压者;活动性风湿热。

②提高心脏代偿功能:心血管手术,病情较重,心功能Ⅲ～Ⅳ级,可在妊娠 3～4 个月时进行;紧急的二尖瓣分离术(单纯二尖瓣狭窄引起急性肺水肿)可在产前施行;动脉导管未闭患者妊娠期间发生心力衰竭,或有动脉导管感染时,有手术指征。洋地黄应用,通常仅在出现心力衰竭先兆症状或早期心力衰竭、心功能Ⅲ级者,妊娠 28～32 周时(即孕期血流动力学负荷高峰之前)应用洋地黄。

(2)妊娠期处理

①心脏病孕妇的分娩方式:主要取决于心功能状态及产科情况。

②阴道分娩及分娩期处理:心功能Ⅰ～Ⅱ级者,胎位正常,宫颈条件好,无产科并发症者,可在严密监护下进行阴道分娩。分娩过程中如宫缩乏力,宫口开大停滞,产程进展不顺利或心功能不全有进一步恶化者,应立即行剖宫产结束分娩。

③剖宫产:心功能Ⅲ级或以上者及有产科指征者,均应选择剖宫产分娩。麻醉方式宜选择连续硬膜外阻滞麻醉,麻醉中不应加肾上腺素,麻醉平面不宜过高。术中、术后严格限制输液量。为防止仰卧位低血压综合征,可采取左侧卧位15°,上半身抬高30°。不宜再妊娠者,可同时行双侧输卵管结扎术。近年来主张对心脏病产妇放宽剖宫产指征,减少产妇因长时间宫缩引起的血流动力学改变。

(3)产褥期处理

①继续严密监测患者生命体征和心力衰竭征象。注意体温、脉搏、呼吸及血压变化,子宫缩复与出血情况。

②继续应用广谱抗生素预防感染,直至产后1周左右无感染征象时停药,以避免亚急性细菌性心内膜炎的发生。

③产前、产时有心力衰竭者,产后继续用强心药。

④保证产妇充分休息。产后卧床休息24~72h,重症心脏病产妇应取半卧位以减少回心血量,遵医嘱吸氧。如无心力衰竭表现,鼓励早期起床活动;有心力衰竭者,则卧床休息期间应多活动下肢,以防血栓性静脉炎。

⑤心功能Ⅰ~Ⅱ级者可以哺乳,但产妇应避免劳累,心功能Ⅲ级以上的产妇不宜哺乳,应及时给予回奶药回奶。

⑥产后至少住院2周,如无心力衰竭,通常情况尚好,可酌情提前出院。出院后仍需充分休息,限制活动量。

⑦不宜妊娠者,应严格避孕或行绝育术。

(4)急性心力衰竭的救治

①体位:患者取坐位,双腿下垂,减少静脉血回流。

②吸氧:遵医嘱给予2~3L/min或高流量给氧6~8L/min,必要时面罩加压给氧或正压通气,氧气流经50%~70%乙醇湿化瓶中,降低肺泡泡沫表面张力,以利于通气。

③用药:强心,为减少毒性反应,通常选用作用和排泄较快的制剂,如地高辛0.25mg口服,每日2次,2~3d后根据临床效果

改为每日一次;利尿,常用呋塞米 40～60mg 静脉注射,降低循环血容量,减轻肺水肿,但需注意电解质平衡;扩血管,心力衰竭时,多有外周血管收缩增强,致心脏后负荷增加,应用扩血管药可起"内放血"作用。选用硝酸异山梨酯 5～10mg、巯甲丙辅氨酸 12.5mg 或哌唑嗪 1mg,每日 3 次;镇静镇痛,小剂量吗啡(5mg)稀释后静脉注射,抑制过度兴奋的呼吸中枢及扩张外周血管,减轻心脏前后负荷作用,且可抗心律失常,常用于抢救急性左心衰竭、肺水肿;抗心律失常,快速房性异位节律,用电击复律安全有效,可用奎尼丁、普鲁卡因胺等,快速室性异位节律多用利多卡因、美西律(慢心律)、苯妥英钠,后者尤适用于洋地黄中毒者。

④妊娠晚期心力衰竭患者处理:原则是待心力衰竭控制后再行产科处理,应放宽剖宫产指征。如为严重心力衰竭,经内科治疗无效,可边控制心力衰竭边紧急剖宫产,减轻心脏负担。

(5)心脏手术的指征:通常不主张在孕期手术,如果妊娠早期出现循环障碍症状,孕妇不愿做人工流产,内科治疗效果又不佳且手术操作不复杂,可考虑手术治疗。手术时期宜在妊娠 12 周以前进行,手术前注意保胎及预防感染。人工瓣膜置换术后需长期应用抗凝药,在妊娠及哺乳期最好选用肝素而不用华法林,因华法林可通过胎盘进入母体,也可进入乳汁,导致胎儿畸形及胎儿、新生儿出血等。

2. 护理措施

(1)一般护理

①用药护理:需服用洋地黄制剂如地高辛者,在使用前要测脉搏,如<60/min,应停药。当发现有恶心、呕吐、腹痛、黄绿视等毒性反应时,应及时报告医师并停药;停止使用排钾利尿药,应注意补钾;服用抗凝药华法林、阿司匹林等,预防血栓栓塞时,应注意出血倾向,如出现皮肤瘀斑、鼻出血及牙龈出血并及时告诉医师;静脉输液时,速度不宜过快,以每分钟不超过 30 滴为宜,不要随意调整输液速度,防止诱发心力衰竭。

②饮食护理:低盐饮食 2～3g/d;使用利尿药如螺内酯、氢氯噻嗪等,应注意补钾,多食含钾高的食物如橘子、香蕉、韭菜等;为保持大便通畅,可进食适量的蔬菜、水果等粗纤维食物,因粗纤维可促进肠蠕动起到预防便秘的作用;保证摄入充足的营养,增加机体抵抗力,少食多餐,以减少心脏负担。

③休息活动指导:保证充足的睡眠,每晚睡眠不少于 8～9h,且保证每日有 1～2h 午休时间。采取左侧卧位或半卧位。病室环境要安静,告诉家属减少探视人员次数。心功能Ⅲ、Ⅳ级应绝对卧床休息,心功能Ⅰ、Ⅱ级可适当活动。

④心理护理:让孕妇了解妊娠、分娩、产褥期的一般常识。详细说明疾病发生、发展对孕妇和胎儿的影响。保持良好心态,克服焦虑、恐惧等情绪,因精神紧张、情绪激动、焦虑不安等不良心理状态,可使体内儿茶酚胺释放增加,心率加快,心脏负担加重,诱发和加重病情。

(2)分期护理

①非孕期:对不宜妊娠者,应指导其采取正确避孕措施。

②妊娠期:加强孕期检查,心脏病患者应从确定妊娠时即开始进行产前检查。妊娠<20 周时每 2 周 1 次,>20 周时每周 1 次,检查时除一般产科检查外,还需重点检查心脏功能情况,尤其是 32 周后。预产期前 2 周或心功能Ⅲ～Ⅳ级者,应提前住院待产。保证休息,保证孕妇每天至少 8～10h 睡眠;保持生活规律,休息时宜取半卧位或左侧卧位。合理营养,摄入低盐低脂、高蛋白、高维生素饮食,自妊娠 4 个月开始限盐,盐的摄入每天不超过 4～5g,整个孕期体重增加不超过 10kg,且要预防便秘发生。积极预防和控制诱发心力衰竭的潜在因素,孕妇应努力保持良好的情绪,注意保暖,保持良好的卫生习惯。指导孕妇及家属掌握自我监护技巧,如每天测心率和呼吸、称体重、记出入液量及计数胎动等。根据心脏功能情况住院治疗,若心脏功能Ⅲ级及以上者应立即住院治疗。

③分娩期：第一产程，安慰鼓励产妇进食，消除紧张情绪，必要时遵医嘱给予地西泮、哌替啶等镇静镇痛药。采取半卧位、高浓度面罩吸氧。预防感染，进行护理操作时严格按无菌操作规程进行，防止医源性感染，按医嘱使用抗生素至产后 1 周。严密观察产妇和胎儿状况，心电监护，观察产妇的生命体征变化及产程进展情况；询问产妇有无胸闷、气急等不适。第二产程，密切观察母儿情况，严密观察产妇的生命体征、自觉症状以及胎心变化。宫口开全时避免屏气增加腹压，必要时可用产钳助产或会阴侧切术，以缩短第二产程，减轻产妇心脏负担。胎儿娩出后，立即在产妇腹部放置 1kg 重的沙袋持续 24h，防止腹压骤减而诱发心力衰竭。第三产程，防止产后出血，胎儿娩出后应立即给产妇肌内注射或静脉滴注缩宫素，但禁用麦角新碱，防止静脉压增高而发生心力衰竭，及时娩出胎盘并按摩子宫以促进子宫收缩。输血、输液时应及时调整滴速，随时评估心脏功能。肌内注射吗啡或哌替啶，保证产妇得到休息。产后 2h 内尽量不要搬动产妇。心功能Ⅲ～Ⅳ级者在产房观察 6h，待情况稳定后送休养室，密切观察产妇的生命体征。产褥期，产妇需充分休息，密切观察心率、呼吸、血压、体温改变。采取半卧位，在心脏功能允许的情况下，鼓励下床适度活动。饮食宜清淡，易消化，少食多餐，防止便秘，以免因用力排便引起心力衰竭或血栓脱落。输液量不超过每天 1500ml，滴速一般不超过 30 滴/分钟。提供心理支持，稳定其情绪，必要时使用小剂量镇静药，继续抗生素预防感染。心功能Ⅰ～Ⅱ级者及此次分娩未发生心力衰竭者，可以母乳喂养；Ⅲ级及以上者应及时回奶。采取适宜的避孕方式。口服地高辛者服药前测脉搏1min，如脉搏在 60/min 以下，应报告医师并停药。用药期间应注意有无恶心、呕吐、黄绿视等中毒症状。

【健康指导】

1. 心脏病患者一定要进行孕前咨询，由心内科及产科医师根据患者心脏病种类、病变程度、是否需手术矫治、心功能分级及医疗条件等,综合判断能否耐受妊娠。在评估心脏病孕妇耐受妊娠的能力时,既需慎重思考妊娠可能加重心脏负荷而危及生命,也要避免过多考虑,致使能胜任妊娠者丧失生育机会。

2. 心功能Ⅰ～Ⅱ级者应鼓励并指导母乳喂养,以建立母子感情,促进子宫复旧,心功能Ⅲ级以上禁止哺乳,并回乳,教会家属及患者正确的人工喂养。指导合理饮食,术后恢复期进食高蛋白、高热量、低脂肪、易消化的饮食,限制钠盐摄入,少量多餐,保持大便通畅,防止饱餐、便秘增加心脏负荷。卧床休息,减少活动量,保证充足的睡眠。

二、妊娠期合并糖尿病

妊娠期间的糖尿病包括以下两种情况。

(1)糖尿病合并妊娠:是指在原有糖尿病(diabetes mellitus,DM)的基础上妊娠者,或妊娠前糖耐量异常,妊娠后发展为糖尿病,分娩后仍为糖尿病患者。

(2)妊娠期糖尿病(gestational diabetes mellitus,GDM):是指妊娠期首次发现或发病的糖尿病,即妊娠在先,出现糖尿病表现在后,属于高危妊娠。

【病因及发病机制】 正常妊娠时,胎儿生长发育所需营养物质主要为氨基酸和葡萄糖,氨基酸是否通过胎盘取决于母儿氨基酸浓度梯度,而葡萄糖可自由通过胎盘,因此胎儿的主要能源来源于葡萄糖。而胰岛素及胰高血糖素不能通过胎盘,胎儿对葡萄糖的利用主要依靠胎儿自身产生的胰岛素水平。妊娠期间,正常孕妇血浆葡萄糖随妊娠进展而降低,空腹血糖较非妊娠时下降约10%,且妊娠中、晚期空腹血糖明显低于妊娠早期。

【病情评估】

1. 病史 询问过去有无糖尿病病史及糖尿病家族史;有无不良孕产史,如习惯性流产、死胎、死产、胎儿畸形、新生儿死亡等;本次妊娠的经过、病情控制、目前用药情况等。

2. 临床表现　妊娠期出现三多一少的症状(多饮、多食、多尿、体重下降)。部分患者也可出现外阴瘙痒、阴道及外阴念珠菌感染等。重症时可出现酮症酸中毒伴昏迷,甚至危及生命。

3. 辅助检查

(1)血糖测定:两次或两次以上空腹血糖测定≥5.8mmol/L,可诊断为糖尿病。

(2)糖筛试验:用于筛查 GDM,建议妊娠 24～28 周进行筛查。50g 葡萄糖溶于 200ml 水中,5min 内服完,服后 1h 血糖≥7.8mmol/L 为糖筛查异常。应行空腹血糖测定。空腹血糖正常者则考虑行葡萄糖耐量试验,明确 GDM 诊断。

(3)口服葡萄糖耐量试验(oral glucose tolerance test,OG-TT):我国多采用口服 75g 葡萄糖耐量试验。禁食 12h 后,口服葡萄 75g,其正常上限值为空腹 5.6mmol/L,1h 10.3mmol/L,2h 8.6mmol/L,3h 6.7mmol/L,其中任何两项或两项以上达到或超过正常值,即可诊断为 GDM。若仅一项异常则诊断为糖耐量异常。

(4)糖化血红蛋白检查:通常认为糖化血红蛋白测定可以反映前 8～12 周的血糖水平,它可以用来弥补空腹血糖只反映瞬时血糖值的不足,监测病情的控制情况。糖化血红蛋白 4%～6% 时血糖正常,6%～7% 时为比较理想,7%～8% 时控制一般,8%～9% 时为不理想。

(5)其他:肝肾功能、尿蛋白、眼底、超声检查及胎儿电子监护等。

【救治及护理】

1. 救治要点

(1)治疗原则

①尽早做出诊断,并明确糖尿病的严重程度,确定妊娠的可能性。

②经常监测孕妇血糖,使空腹或饭后血糖接近正常。严重者

适时终止妊娠,加强孕期保健,防止并发症的发生。

(2)产科处理要点

①糖尿病患者可否妊娠的指标:糖尿病患者孕前应确定糖尿病的严重程度。已有严重心血管病史,肾功能减退或眼底有增生性视网膜炎者应避孕,如果已妊娠,宜早日终止。器质性病变轻或控制较好的可继续妊娠,孕期加强保健管理,积极控制糖尿病。从孕前开始,在内科医师协助下严格控制血糖值。确保受孕前、妊娠期及分娩期血糖值在正常范围内。

②妊娠期对母婴的监护:超声波和血清学筛查胎儿畸形。妊娠早期因妊娠反应的影响,给血糖的控制带来困难,应密切监测血糖的变化,每周检查 1 次至妊娠第 10 周。及时调整胰岛素用量以防出现低血糖。妊娠中期应每 2 周检查血糖 1 次,通常在妊娠第 20 周时胰岛素的用量开始增加,应及时调整。每月测定肾功能及糖化血红蛋白含量,同时进行眼底检查。孕妇自我胎动计数监测,从妊娠 32 周开始,每日 3 次,每次 1h,如果 12h 内胎动数＜10 次,提示胎儿宫内缺氧。每周测孕妇尿雌三醇(E_3),如果尿 E_3＜10mg/24h 提示胎盘功能不良,则测孕妇血清胎盘生乳素(human placental lactogen,HPL),孕 35 周以后 HPL＜6μg/ml 属胎盘功能减退。对有可能提前终止妊娠者应评价胎肺成熟度后再做决定。

③产褥期要点:产后由于胎盘排出,抗胰岛素的激素水平迅速下降,故产后 24h 胰岛素的用量应减半,48h 应减至原量的1/3,产后 1~2 周胰岛素用量逐渐恢复到孕前水平。妊娠期糖尿病患者应在产后尽早查空腹血糖,空腹血糖正常者应于产后 6~12 周行 OGTT 检查,异常者可能为产前未查出的糖尿病患者,正常者也要定期检查血糖,如再次妊娠,60％～70％会再次发生糖尿病。对于产后血糖不正常的妊娠期糖尿病患者,应认为是糖尿病合并妊娠,并按糖尿病进行相关治疗。

(3)新生儿的处理要点:无论孕周及体重大小,均应按早产护理。

出生后及时取脐血检查血糖。足月新生儿血糖低于 2.22mmol/L 可诊断为新生儿低血糖。为防新生儿低血糖,产后 30min 开始滴注或口服 25%葡萄糖液,多数患儿的血糖能在产后 6h 之内恢复正常。注意保温、吸氧,早开奶,应混合喂养,提早喂糖水,注意防止低血糖、低血钙、高胆红素血症及呼吸窘迫综合征的发生。接受胰岛素治疗的母亲,哺乳不会对新生儿产生不利影响。

2. 护理措施

(1)妊娠期:加强孕期检查,妊娠 20 周后,遵医嘱超声检查胎儿有无畸形,必要时配合医师检查孕妇的血、尿及羊水,胎盘功能、胎儿发育及胎儿成熟度。妊娠 30 周后进行胎动计数、胎心监护。加强母儿监护,妊娠 35 周后应住院严密监护,注意胎心、体重及病情变化,如糖尿病有并发症宜提早入院。指导孕妇正确自测血糖,如不能达标,及时报告医师。控制血糖,纠正营养失调,控制饮食。摄入足够的热量和蛋白质,维持血糖在正常水平。补充维生素、钙及铁,适当限制食盐的摄入量。以使空腹血糖控制在 5.8mmol/L 以下。适度活动,避免孕妇体重增长过快。运动方式可选择散步、中速步行等,通常每天至少 1 次,每次 20~40min,于餐后 1h 进行。

(2)分娩期

①分娩时机的选择:不需要胰岛素治疗的 GDM 孕妇,无母婴并发症的情况下,39 周左右收入院,严密监测至预产期,未自然临产者采取措施终止妊娠。妊娠前糖尿病及需用胰岛素治疗的 GDM 者,如血糖控制良好,妊娠 37~38 周收入院,在严密监测下,妊娠 38~39 周终止妊娠,血糖控制不满意者及时收入院。有母婴并发症者,血糖控制不满意,伴血管病变、合并重度子痫前期、严重感染、胎儿生长受限、胎儿窘迫,及时收入院,在严密监护下,适时终止妊娠,必要时抽羊水,了解胎肺成熟情况,完成促胎肺成熟。

②分娩方式的选择:糖尿病伴血管病变及其他产科指征,如

怀疑巨大胎儿、胎盘功能不良、胎位异常等产科指征者;妊娠期血糖控制不好,胎儿偏大或者既往有死胎、死产史者;糖尿病病程>10年,伴有视网膜病变及肾功能损害者应进行剖宫产。

③阴道分娩:临产后注意休息、给予适当饮食、严密观察血糖、尿糖及酮体变化,通常应停用皮下注射胰岛素。产程中应密切监测宫缩、胎心变化,产程应控制在12h内。

④剖宫产:在手术前一天停用晚餐前精蛋白锌胰岛素,手术日停用皮下胰岛素,通常在早晨监测血糖及尿酮体。输液通常按3~4g葡萄糖加1U胰岛素,并按每小时静脉输入2~3U胰岛素速度静滴,每1~2小时测血糖1次,尽量使术中血糖维持在6.67~10.0mmol/L。术后每2~4小时测血糖1次,直至饮食恢复。

⑤分娩时做好新生儿抢救准备:新生儿出生后留脐血检查血糖,新生儿无论体重大小均按早产儿处理,注意保暖、吸氧,尽早进行吸吮。密切观察新生儿,防止发生低血糖、呼吸窘迫综合征。

⑥预防产后出血:产后及时注射子宫收缩药,密切观察药物反应。

(3)产褥期

①加强产妇观察和护理:观察产妇有无低血糖表现,继续监测血糖变化,根据血糖值调整胰岛素用量;保持皮肤和会阴部清洁,注意保暖,密切观察有无感染发生,如发热、恶露异常、子宫压痛等;如无其他特殊情况,鼓励母亲进行母乳喂养,增加新生儿抵抗力;产后定期接受内科和产科复查。

②加强新生儿观察和护理:新生儿无论体重大小均按早产儿护理。新生儿娩出后送新生儿室观察,娩出30min后开始每小时滴喂25%葡萄糖10ml,每次喂糖水前测外周血血糖,直到血糖>2.2mmol/L后再观察2h,无异常情况可送回母亲病房。

(4)心理护理:鼓励孕妇说出内心感受,保持乐观情绪。向孕妇及家属介绍有关知识,如妊娠合并糖尿病对母婴的影响取决于血糖控制水平及糖尿病病情,血糖水平控制良好,病情稳定,不会对母儿造成较大危害。鼓励孕妇及家属以积极的心态面对压力,帮助纠正其错误的观念和行为。

【健康指导】

1. 自我监测指导:指导产妇自我监测血糖的方法,掌握各时段血糖的正常值,发现异常要及时与医师取得联系。教会孕妇自数胎动,每天 3 次,每次 1h,将 3 次的胎动计数相加再乘以 4,即为 12h 胎动数,如果胎动数>30 次为正常,<10 次或胎动数减少超过原来胎动数的 50% 而不能恢复时,表示胎儿有宫内缺氧,应及时就诊。

2. 用药指导:对需要使用胰岛素的孕妇,要教会孕妇正确使用和保存胰岛素的方法。强调饮食与运动对控制血糖的意义,帮助产妇制订明确的运动方案,确保产妇掌握饮食与运动的具体方法。

3. 卫生指导:保持个人卫生,尤其是口腔、皮肤、会阴部,勤换内衣裤,若有皮肤瘙痒,勿抓挠,以免感染。注意保暖,避免上呼吸道感染。

4. 出院指导:产妇定期接受产科及内科复查,尤其是 GDM 患者应重新确诊,产后 1 周复查空腹血糖,最迟不应超过 6 周,如为异常,则应诊断为孕前糖尿病。如空腹正常,应在产后 6～12 周进行口服葡萄糖耐量试验,异常则为漏诊的孕前糖尿病。正常者应每 3 年检测 1 次血糖,以减少或推迟患有 GDM 发展成为 2 型糖尿病。鼓励母乳喂养,产后坚持长期避孕,但不宜用药物及宫内避孕器。产后 42d 常规复查。

三、妊娠期合并甲状腺功能亢进症

妊娠合并甲状腺功能亢进症(甲亢)是引起孕妇及胎儿病死率升高的主要原因,仅次于 GDM。甲亢和妊娠可相互影响,甲亢易引起流产、早产、死胎、胎儿宫内发育迟缓及新生儿死亡率增高;同时,妊娠又加重甲亢患者心血管负担,如精神刺激、分娩、手术、产后感染等,易导致甲状腺素突然大量释放,使症状急速恶化,发生甲状腺危象。另外,孕妇甲亢和药物治疗也可能导致新生儿出现甲亢、甲状腺功能减退症(甲减)等,严重地危害了母婴健康。

【病因及发病机制】

妊娠后,母体脑垂体前叶促甲状腺激素(thyroid stimulating hormone,TSH)、下丘脑分泌的促甲状腺激素释放激素(thyrotropin releasing hormone,TRH)和胎盘分泌的绒毛膜促性腺激素(human chorionic gonadotropin,hCG)共同作用,使甲状腺组织增生肥大,血运增加,新生腺泡腺腔胶样物质增多。由于胎盘雌激素的影响,母体肝脏合成甲状腺素结合球蛋白(thyroxine-binding globulin,TBG)增加,使血浆中总结合态甲状腺素(T_4)及总三碘甲状腺原氨酸(TT_3)也增高,但游离的 T_3、T_4 保持在相对稳定的水平,与非孕期比较无明显差异。在第一孕期末 T_3、T_4 达到高峰,第二、三孕期由于 TBG 的增加与 T_3、T_4 结合增多而 FT_3、FT_4 处于低水平,故临床上早孕期甲亢加重,孕中晚期可稍微缓解。症状较轻和经过治疗后能够控制的甲亢患者,通常不影响妊娠,但重症不易控制的甲亢者,由于甲状腺激素分泌过多,抑制垂体前叶分泌促性腺激素,常合并月经异常和无排卵,故不易妊娠。甲状腺激素分泌过多,使神经、肌肉的兴奋性增加,会产生多方面的影响,易引起流产、早产和死胎。妊娠期高血压疾病、产时子宫收缩乏力、产后感染等发生率也相应增高。

【病情评估】

1. 病史　询问过去有无甲亢病史及家族史;有无不良孕产史,如习惯性流产、死胎、胎儿畸形、新生儿死亡等;月经史、本次妊娠的经过、病情控制、目前用药情况等。

2. 临床表现

(1)症状:起病急缓不一,也可突然发作,进展迅速,出现甲状腺危象。有新陈代谢亢进和类儿茶酚胺样全身反应,如心动过速、心悸、畏热、多汗、神经过敏、精神衰弱、食欲亢进但消瘦,或体重不随孕月增加而增长、疲乏、腹泻。通常妊娠早期甲亢症状可一过性加重,妊娠中期以后渐趋稳定。但引产、分娩、剖宫产及感染时,又可使甲亢症状加重。

(2)体征:心率加快,甲状腺肿大,可触及震颤及听到杂音;突眼、手指震颤,脉压增宽。

3. 辅助检查 血清总甲状腺素(TT_{4I})≥180.6nmol/L(140μg/L);总三碘甲状腺原氨酸(TT_3)≥3.54nmol/L(2.3μg/L);游离甲状腺素指数(FT_4)≥12.8nmol/L。

【救治及护理】

1. 救治要点

(1)治疗原则:控制甲亢症状,流产、早产和胎死宫内、胎儿宫内生长受限的发生,以及防止发生甲亢危象和其他并发症。

(2)妊娠期救治要点

①药物治疗:丙硫氧嘧啶(propylthiouracil,PTU)为首选药,能阻止甲状腺激素合成并阻断 T_4 转变为 T_3,且不易通过胎盘。根据病情制定 PTU 剂量,可每日 200~800mg 不等,将孕妇甲状腺激素水平控制在正常高值或轻度甲亢水平,以防胎儿发生甲状腺水平低下。通常需服用 PTU 至分娩,如无并发症须在妊娠 38周入院治疗。β受体阻滞药如普萘洛尔,仅改善交感神经兴奋症状,不能直接抑制甲状腺功能,多数不主张孕期使用,易引起新生儿心动过缓、肌肉松弛和严重的低血糖反应。

②手术治疗:疑有癌变或药物不能控制者可考虑手术治疗。手术时间原则上在妊娠 16~20 周进行。

(3)分娩期救治要点:甲亢本身并非剖宫产指征,应尽量经阴道分娩。产程中密切观察生命体征,注意能量补充、氧气吸入。为产妇减少精神负担,进行精神安慰和鼓励,配合分娩。缩短第二产程,病情重者行手术助产,如果有剖宫指征,应行剖宫产。不论阴道产或剖宫产,均应预防感染,监测和预防甲亢危象的发生。留脐带血进行甲状腺功能检测及抗甲状腺抗体检查。

(4)产褥期救治要点:积极预防产后感染,防止甲亢产妇产后病情加重或复发,注意产后出血及甲亢危象。产后应根据甲状腺功能测定调整抗甲状腺药物用量。产后需继续服用抗甲亢药物者可以哺乳。出院后应继续产科及内分泌科随诊,定期监测婴儿内科疾病甲状腺功能。

(5)甲状腺危象救治要点

①PTU 服用剂量加倍,一旦症状缓解应及时减量。

②碘化钠溶液 500mg 加入 10% 葡萄糖溶液 500ml 中静脉滴注。

③普萘洛尔控制心率。

④地塞米松 10~30mg 静脉滴注。

⑤对症处理,如降温、吸氧,补充维生素,纠正水、电解质紊乱,控制感染等。

2. 护理措施

(1)一般护理

①合理安排生活:保持安静和轻松的气氛,满足患者基本生理及安全需要。忌饮酒、咖啡、浓茶。合理安排作息时间,避免精神紧张和注意力过度集中,白天适当活动,保证夜间充足睡眠。

②药物护理:指导患者按时按量规律服药,不可自行减量或停服。定期监测体重、血尿素氮值。

③饮食:高糖、高蛋白、高维生素饮食,约比正常人总热量提高 50%。蛋白质每日 1~2g/kg。一日六餐或一日三餐间辅以点心为宜。主食应足量。每日饮水 2000~3000ml,有心脏疾病者除外。忌食生冷、辛辣刺激食物,减少粗纤维摄入,慎用卷心菜、花椰菜、甘蓝等致甲状腺肿食物。

(2)症状护理

①病情监测:原有甲亢症状加重,当出现严重乏力、烦躁、发

热(39℃以上)、多汗、心悸、心率达 120/min 以上,伴食欲缺乏、腹泻等应警惕发生甲亢危象。密切观察生命体征和意识状态并记录;昏迷者加强皮肤、口腔护理,定时翻身,以预防压疮、肺炎的发生。

②指导患者保护眼睛:戴深色眼镜,减少光线和灰尘的刺激。睡前涂抗生素眼膏,眼睑不能闭合者覆盖纱布或眼罩,防止角膜、结膜损伤、感染和溃疡发生。定期眼科角膜检查以防角膜溃疡造成失明。指导患者减轻眼部症状的方法,眼睛勿向上凝视,以免加剧眼球突出和诱发斜视;0.5％甲基纤维素或 0.5％氢化可的松溶液滴眼,可减轻眼睛局部刺激症状;高枕卧位和限制钠盐摄入可减轻球后水肿,改善眼部症状;每日做眼球运动以锻炼眼肌,改善眼肌功能。

③分期护理

a.妊娠期护理:甲亢孕妇易发生胎儿生长受限,新生儿体重偏低,注意宫高、腹围的增长,每 1～2 个月进行胎儿超声检查,估计胎儿体重。发现 FGR 时应住院治疗。孕期避免感染、精神刺激和情绪波动,避免甲亢危象的发生。妊娠 37～38 周入院监护,并决定分娩方式。

b.分娩期护理:甲亢孕妇分娩时面临的最大危害是甲亢危象及心力衰竭,应告知患者及家属,鉴于孕妇和胎儿状况,经阴道试产可能发生较大风险。剖宫产终止妊娠相对安全,可降低上述风险。经患者及家属同意,决定剖宫产终止妊娠。

c.剖宫产护理:严密观察产程进展,给予精神安慰,鼓励产妇休息,避免不良刺激。吸氧、心电监测及胎心监护,每 30 分钟监测 1 次胎心音,严密观察和处理母婴缺氧情况,注意患者自觉症状,注意甲状腺危象发生。指导产妇正确应对宫缩疼痛,运用呼吸及放松技巧,缓解宫缩时的不适。适当输液,遵医嘱分别给予降压、解痉、抗甲状腺药物。遵医嘱迅速做好剖宫产术前准备,如皮肤准备、皮试、交叉配血、尿管,保证严格无菌操作;同时做好新生儿保暖及窒息抢救准备,如气管插管。剖宫产术后 6h 禁食,去枕平卧。6h 后给予口腔护理,协助翻身,适当进流食,忌牛奶豆浆等产气食物。肛门排气后改半流质饮食,逐渐过渡到普食。饮食宜清淡,富含高蛋白、高维生素,多食粗纤维新鲜蔬菜,保持大便通畅。保证充足休息和睡眠,术后 6h 鼓励并协助产妇在床上活动和翻身,保持病房安静,减少探视。

d. 产褥期护理:产后继续严密观察并记录该产妇生命体征、子宫复旧、阴道恶露、腹部伤口愈合等情况,记录出入量。避免甲亢危象的诱因,如情绪激动、感染、过度疲劳、切口疼痛等。

按医嘱服药,告知药物代谢规律,加强抗甲状腺激素药物不良反应观察。该药物常见的不良反应是药物性皮炎、白细胞减少等。观察患者皮肤变化及甲亢症状改善情况,遵医嘱定时复查血常规、肝功能。

保持病室环境清洁通风,控制探视人数。做好皮肤护理,以温水擦浴,及时更换浸湿的衣服及床单。保持外阴清洁,每日会阴冲洗 2 次,及时更换消毒会阴垫。产后用腹带加压包扎腹部,保持切口干燥,及时更换切口敷料。严格遵医嘱给予抗生素预防感染。

【健康指导】

1. 确诊为甲亢的妇女,先行甲亢治疗,正确选择妊娠时期。甲亢病情稳定,已经妊娠、坚持妊娠者,建议用无致畸危险、通过胎盘少的药物,如 PTU。不宜行[131]I 诊断及治疗。如孕前应用[131]I 治疗,要避孕半年后,方可妊娠。

2. 告知患者有关甲亢的临床表现、诊断性试验、治疗、饮食原则和要求,以及眼睛的防护方法。上衣宜宽松,严禁用手挤压甲状腺。强调药物长期服用的重要性,服用抗甲状腺药物者应每周查血常规 1 次。

3. 每日清晨卧床时自测脉搏,定期测量体重。每隔 1~2 个月门诊随访行甲状腺功能测定。出现高热、恶心呕吐、大汗淋漓、腹痛、腹泻、体重锐减、突眼加重等,提示甲亢危象应及时就诊。

4. 做好出院指导

(1)指导哺乳:该产妇产后仍需应用抗甲状腺药物控制病情,因药物能进入乳汁引起新生儿甲状腺功能损害,同时哺乳增加体力消耗影响恢复故不宜哺乳。为此,护理人员在产后给患者及家属解释不宜哺乳的原因,帮助指导及提供正确的喂哺方法,讲解人工喂养的注意事项,以便患者及家属出院后能够顺利喂养新生儿。

(2)保证休息及睡眠:尽量与新生儿同步,避免重体力劳动及久坐、久站,保持愉快良好的心态。注意产褥期卫生,禁盆浴、性生活 2 个月。加强营养,注意低碘饮食,禁止摄入刺激性的食物及饮料。坚持长期服药,并按时按量服用,不可随意减药停药,定期复查,以及时调节抗甲状腺药物量。同时注意观察新生儿一般情况,如果出现异常及时就诊。2 周内阴道可能有少量出血,如发现阴道出血量多于月经,或腹痛、反复发热等,应随时就诊。

四、异位妊娠

正常妊娠时,受精卵着床于子宫体腔内膜。受精卵在子宫体腔外着床发育时,称为异位妊娠(ectopic pregnancy),又称宫外孕(extrauterine pregnancy)。按其发生的部位不同,可分为输卵管妊娠、卵巢妊娠、腹腔妊娠、阔韧带妊娠、宫颈妊娠及子宫残角妊娠等,输卵管妊娠占异位妊娠 95% 左右,其中,壶腹部妊娠最为常见,其次为峡部、伞部,间质部妊娠较少见。

【病因及发病机制】

1. 输卵管异常　是输卵管妊娠的主要病因。包括输卵管黏膜炎、输卵管周围炎和结节性输卵管峡部炎。

(1)输卵管黏膜炎:轻者可使黏膜皱褶粘连,管腔变窄,或使纤毛功能受损,从而导致受精卵在输卵管内运行受阻而于该处着床。

(2)输卵管周围炎:病变主要在输卵管浆膜层或浆肌层,常造成输卵管周围粘连,输卵管扭曲,管腔狭窄,蠕动减弱,影响受精卵运行。淋病奈瑟菌及沙眼衣原体所致的输卵管炎常累及黏膜,而流产和分娩后感染往往引起输卵管周围炎。

(3)结节性输卵管峡部炎:是一种特殊类型的输卵管炎,多由结核杆菌感染生殖道引起,该病变的输卵管黏膜上皮呈憩室样向肌壁内伸展,肌壁发生结节性增生,使输卵管近端肌层肥厚,影响其蠕动功能,导致受精卵运行受阻,容易发生输卵管妊娠。

2. 输卵管发育不良或功能异常　输卵管过长、双输卵管肌层发育差、黏膜纤毛缺乏、输卵管憩室或有输卵管副伞等,均可造成输卵管妊娠。输卵管功能(包括蠕动、纤毛活动以及上皮细胞分泌)受雌、孕激素调节,可影响受精卵正常运行。此外,精神因素可引起输卵管痉挛和蠕动异常,干扰受精卵运送。

3. 输卵管妊娠史或手术史　不管是经过非手术治疗后自然吸收,还是接受输卵管性手术,曾有输卵管妊娠史者,再次妊娠复发的概率达10%。输卵管绝育史及手术史者,输卵管妊娠的发生率为10%~20%,尤其是腹腔镜下电凝输卵管及硅胶环套术绝育,可因输卵管瘘或再通而导致输卵管妊娠。曾因不孕接受输卵管粘连分离术、输卵管成形术(输卵管吻合术或输卵管造口术)者,再妊娠时输卵管妊娠的可能性也增加。

4. 辅助生殖技术　近年由于辅助生殖技术的应用,使输卵管妊娠发生率增加,增加如卵巢妊娠、宫颈妊娠、腹腔妊娠既往少见的异位妊娠的发生率。

5. 避孕失败　包括宫内节育器避孕失败、口服紧急避孕药失败,发生异位妊娠的机会较大。

6. 其他　输卵管周围肿瘤,如子宫肌瘤或卵巢肿瘤压迫,可影响输卵管的通畅。输卵管子宫内膜异位,致使受精卵在该处着床。宫内节育器(intrauterine device,IUD)的使用可能导致输卵管炎症或逆蠕动,如果IUD避孕失败则异位妊娠机会较大。

【病情评估】

1. 临床表现

(1)停经:大部分患者有6~8周停经史,但有20%~30%的患者无明显停经史。输卵管间质部妊娠停经时间较长,约 3 个月。

(2)腹痛:是输卵管妊娠患者就诊的主要症状,大多突然发作。当输卵管妊娠流产或破裂时,患者突然感到一侧下腹撕裂样痛,严重时伴头昏、眼花、晕厥。当血液积聚于直肠子宫陷凹时,可引起下坠及排便感。血液刺激胃部引起上腹疼痛,刺激膈肌时,可引起肩胛部放射性疼痛或胸部疼痛,偶有误诊为上消化道急诊。如果腹腔出血不多,疼痛可于数小时后减弱而消失,以后可以反复发作。

(3)阴道出血:胚胎死亡后导致人绒毛膜促性腺激素(hCG)下降,子宫蜕膜发生剥离而出血。常为不规则阴道出血,少量、深褐色,可伴有蜕膜管型或碎片排出。少数出血量较多,类似月经。

(4)晕厥与休克:由于腹腔内急性大量出血而致失血性休克,与阴道出血量不成比例。此时表现为面色苍白,出冷汗,脉微弱,血压下降。

(5)腹部包块:输卵管妊娠流产或破裂时所形成的血肿时间较久者,由于血液凝固并与周围组织或器官(如子宫、输卵管、卵巢、肠管或大网膜等)发生粘连而形成包块,包块较大或位置较高者,腹部可扪及。

2. 辅助检查

(1)hCG 测定:放射免疫法测血 hCG 测定对诊断异位妊娠至关重要,此方法灵敏度高。异位妊娠时,患者体内 hCG 水平较宫内妊娠低。连续测定血 hCG,如果倍增时间大于 7 日,异位妊娠可能性极大;倍增时间小于 1.4d,异位妊娠可能性极小。

(2)黄体酮测定:血清黄体酮的测定对判断正常妊娠胚胎的发育情况有帮助。输卵管妊娠时,血清黄体酮水平偏低。如果血清黄体酮>25ng/ml,异位妊娠概率小于 1.5%;如果其值<5ng/ml,应考虑宫内妊娠流产或异位妊娠。

(3)超声检查:超声显像有助于诊断异位妊娠。异位妊娠的声像特点有:子宫腔内空虚,无妊娠环;子宫旁有稠密的光点及光斑围绕即双环征,如果该区查出胚芽及原始心管搏动,可诊断异位妊娠。超声检查结合临床表现及 hCG 测定,更有助于诊断。

(4)阴道后穹隆穿刺:是一种简单可靠的诊断方法,适用于疑有腹腔内出血的患者。采用长针头自阴道后穹隆刺入子宫直肠陷凹,抽出暗红色不凝血液,说明有血腹症存在。陈旧性宫外孕时,可抽出小块或不凝固的陈旧血液。如果穿刺针头误入静脉,则血液较红,将标本放置 10min 左右即可凝结。当无内出血或内出血量很少、血肿位置较高或直肠子宫陷凹有粘连时,可能抽不出血液,故阴道后穹隆穿刺阴性不能排除输卵管妊娠。

(5)诊断性刮宫:仅适用于阴道流血量较多者,以排除宫内妊娠流产。对可疑患者可行刮宫术,刮出物送病理检查,如果找到绒毛组织,即可确定为宫内妊娠。如果刮出物未见绒毛组织,刮宫术次日测定血 β-hCG 水平无明显下降或继续上升则诊断为异位妊娠。诊刮后 12h 血 hCG 下降 <15%,异位妊娠不能除外。

(6)腹腔镜检查:适用于输卵管妊娠尚未流产或破裂的早期患者和诊断有困难的患者。有助于提高异位妊娠诊断的准确性及与原因不明的急腹症鉴别。腹腔镜下可见一侧输卵管肿大,表面紫蓝色,腹腔内无出血或少量出血。腹腔内大出血或伴休克者禁止做腹腔镜检查。

【救治及护理】

1. 救治要点

(1)手术:根据情况行患侧输卵管切除术或保留患侧输卵管及其功能的保守性手术。根治性手术适用于无生育要求的输卵管妊娠、内出血并发休克的急症患者。应在积极纠正休克同时,进行手术抢救,提出病变输卵管,用卵圆钳钳夹出血部位,暂时控制出血,并加快输血、输液,待血压上升后继续手术切除输卵管,并酌情处理对侧输卵管。输卵管间质部妊娠,应争取在破裂前手术,避免大量出血。手术应行子宫角部楔形切除及患侧输卵管切除,必要时切除子宫。保守性手术适用于有生育要求的妇女,术后应密切监测血 hCG 水平,如果术后血 hCG 升高、术后 1d 血 hCG 下降<50%,或术后 12d 血 hCG 未下降至术前值的 10%以下,均可诊断为持续性异位妊娠,及时给予甲氨蝶呤治疗,必要时需再手术。

(2)期待疗法:国内选择期待治疗的指征。①患者病情稳定,无明显症状或症状轻微,腹腔内无出血或出血少于 100ml;②超声检查包块直径小于 3cm,无胎心搏动;③血 β-HCG 小于 1000U/L 且滴度 48h 下降大于 15%。

(3)药物治疗:近年来,根据中医辨证论治法,合理运用中药或中西医结合的方法,非手术治疗取得显著效果。常用甲氨蝶呤,抑制滋养细胞增生,破坏绒毛,使胚胎组织坏死、脱落、吸收而免于手术。全身用药为甲氨蝶呤 0.4mg/(kg·d),5d1 个疗程,间隔 5d,根据病情可用 1~2 个疗程。局部用药可采用超声引导下穿刺异位妊娠囊或在腹腔镜直视下穿刺,将甲氨蝶呤 10~50mg 注入其中。用药期间应注意病情变化及药物的不良反应;用超声和 β-hCG 监测治疗效果,如果用药后 1~2 周,临床症状缓解或消失,β-hCG 迅速下降,连续 3 次阴性为显效。

2. 护理措施

(1)一般护理

①卧床休息,指导患者适应床上大小便。急性期协助患者做好生活护理,保持皮肤及外阴的清洁。

②指导患者进食营养丰富的食物,尤其是富含铁蛋白的食物。接受非手术治疗的患者应多食用蔬菜、水果,保持大便通畅。

③告知患者病情发展的一些指征,以便当患者病情发展时,可以及时发现并及时给予相应的处理。

④与患者保持良好的沟通,了解患者的思想活动。

(2)症状护理

①接受非手术治疗患者的护理：患者应卧床休息，协助患者完成日常的生活护理，减少其活动。密切观察患者的生命体征和一般情况，并重视患者的主诉，如果腹痛突然加剧、肛门坠胀明显、阴道出血量增多并伴有面色苍白、脉搏加快等变化，提示病情加重。尤其应注意阴道流血量与腹腔内出血量不成正比，当阴道流血量不多时，不要误以为腹腔内出血量亦不多。指导患者摄取足够的营养物质，特别是富含铁蛋白的食物，如动物肝、豆类、绿色蔬菜，增强患者的抵抗力，同时预防便秘。协助正确留取血标本，以监测治疗效果。

②接受手术治疗患者的护理：积极做好术前准备，严密监测患者生命体征，建立好静脉通道，保证输液速度，配合医师纠正患者休克症状，并留取血标本，交叉配血，做好输血的准备，了解药物药理作用及可能出现的不良反应。

③术后护理：患者返回病室后，按手术及麻醉方式决定术后体位。腰麻患者术后去枕平卧 6 h。全麻尚未清醒患者去枕平卧，头偏向一侧，术后第二天可采取半卧位。密切观察生命体征的变化并准确记录。尿管留置 24 h，保持尿管通畅，注意观察尿量及颜色。保持伤口敷料清洁干燥，有渗血、渗液时及时更换。根据具体情况遵医嘱适当应用镇痛药，必要时间隔 4～6 h 可重复使用。术后协助患者每 1～2 小时翻身 1 次，24 h 拔出尿管后应尽早下床活动，预防深静脉血栓形成及肠粘连等并发症的发生。全麻尚未清醒者暂禁食水，清醒者遵医嘱给予流质饮食，但应避免进食奶制品以及甜食等产气食物，排气后进半流质饮食，排便后进普食。保持口腔清洁，协助患者进行深呼吸和有效的咳嗽，防止坠积性肺炎、肺不张等并发症。

（3）心理护理：术前向患者及家属讲明手术的必要性，并以亲切的态度和切实的行动赢得患者及家属的信任，保持周围环境安静，减少和消除患者的紧张、恐惧心理。术后，应帮助患者以正常的心态接受此次妊娠失败的现实，向她们讲述异位妊娠的有关知识,减少因害怕再次发生异位妊娠而抵触妊娠的恐惧心理,另外增加患者的自我保健知识。

(4)并发症护理:失血性休克的护理,采取休克体位,将患者头和躯干抬高 20°～30°,下肢抬高 15°～20°,改善呼吸,并可增加回心血量及改善脑血流。迅速建立静脉通道,遵医嘱给予输液、输血。密切监测生命体征,准确记录出入量,保持呼吸道通畅,避免误吸,了解缺氧的程度,遵医嘱给氧。注意患者末梢循环情况,给予保暖,预防感染,正确应用抗生素,保持床单位整洁、干燥。病情允许时,每 2 小时翻身、拍背一次。协助患者咳嗽、咳痰,必要时遵医嘱给予雾化吸入。在配合医师积极纠正患者休克症状的同时,做好术前准备。

【健康指导】

1. 指导患者保持良好的卫生习惯,勤洗浴,勤换衣。预防盆腔炎的发生,如果发生感染应立即接受治疗,防止输卵管感染炎症。

2. 患者出院后应告知其注意休息,2 个月内避免重体力劳动和腹部受压运动。

3. 定期复查血、尿 hCG、超声。妇检追踪观察附件包块大小等。

4. 饮食应以清淡、易消化、营养丰富为主。

5. 加强避孕知识的宣传力度,指导避孕方法。保持心情轻松愉悦。

五、胎盘早剥

妊娠 20 周后或分娩期,正常位置的胎盘在胎儿娩出前,部分或全部从子宫壁剥离,称为胎盘早期剥离(placental abruption),简称胎盘早剥。胎盘早剥是妊娠晚期的一种严重并发症,具有起病急、进展快,如果处理不及时,可危及母婴生命。

【病因及发病机制】

1. 病因　病因目前尚不十分清楚,其发病可能与以下因素有关。

(1)血管病变:胎盘早剥常见于妊娠期高血压、慢性高血压、慢性肾脏疾病或全身血管病变孕妇中。其原因是妊娠期合并上述疾病时,底蜕膜螺旋小动脉痉挛或硬化,引起远端毛细血管缺血坏死以致破裂出血,血液流至底蜕膜层形成血肿,导致胎盘剥离。

(2)机械性因素:当腹部受撞击、挤压、摔伤或行外倒转术纠正胎位时动作粗暴等,均可造成血管破裂而发生胎盘早剥;脐带过短或因脐带绕颈、绕体等相对较短时,分娩过程中胎儿下降牵拉脐带也能造成胎盘早剥。

(3)子宫静脉压突然升高或突然下降:妊娠晚期或临产后,孕妇长时间取仰卧位时,可发生仰卧位低血压综合征。此时由于巨大的妊娠子宫压迫下腔静脉,回心血量减少,血压下降,而子宫静脉瘀血,静脉压升高,导致蜕膜静脉床瘀血或破裂,部分或全部胎盘自子宫壁剥离。羊水过多时无论是在自然或人工破膜时,如果羊水流出过快或双胎分娩第一个胎儿娩出后,使子宫静脉压突然下降,均可使子宫收缩致宫腔缩小而发生胎盘错位引起剥离。

(4)其他:包括吸烟、营养不良、吸毒、子宫肌瘤(尤其是胎盘附着部位肌瘤)等其他一些高危因素与发生胎盘早剥有关。另外,有胎盘早剥史者再次发生胎盘早剥的可能性增加。

2. **病理生理** 胎盘早剥的主要病理变化是底蜕膜出血并形成血肿,使胎盘早期剥离。包括以下三种类型。

(1)如果剥离面小,血液很快凝固,临床可无明显症状;如果剥离面大,继续出血,形成胎盘后血肿。胎盘后血肿可使胎盘剥离面不断扩大,出血越来越多,当血液冲开了胎盘边缘及胎膜,沿胎膜与宫壁间经宫颈向外流出,即为显性出血或外出血。

(2)如果胎盘边缘仍附着于子宫壁上,或子宫壁与胎膜未剥离,血液不向外流而积聚在胎盘与子宫壁之间,为隐性出血或内出血。

(3)当内出血过多时,血液也可冲开胎盘边缘与胎膜,向宫颈口外流出,形成混合性出血。偶尔情况下,出血穿破羊膜流入羊水中,形成血性羊水。严重的胎盘早剥者,从剥离处的胎盘绒毛和蜕膜中释放大量的组织凝血活酶进入母体循环,激活凝血系统而发生 DIC,最终导致凝血功能障碍。

【病情评估】

1. 临床表现　根据病情严重程度,将胎盘早剥分为 3 度。

(1)Ⅰ度:多见于分娩期,胎盘剥离面积小于 1/3,患者常无腹痛或腹痛轻微,以外出血为主,贫血体征不明显。腹部检查见子宫软,大小与妊娠周数相符,胎位清楚,胎心率正常。产后检查见胎盘母体面有凝血块及压迹即可诊断。

(2)Ⅱ度:胎盘剥离面为胎盘面积 1/3 左右。主要症状为孕妇突然发生持续性腹痛、腰酸或腰背痛,疼痛程度与胎盘后积血量成正比。无阴道出血或出血量不多,贫血程度与阴道出血量不相符。腹部检查见子宫大于妊娠周数,子宫底随胎盘后血肿增大而升高。胎盘附着处压痛明显(胎盘位于后壁则不明显),宫缩有间歇,胎位可被扪及,胎儿存活。

(3)Ⅲ度:患者可出现恶心、呕吐、面色苍白、四肢湿冷、脉搏细数、血压下降等休克症状,且休克程度大多与阴道出血量不成正比。腹部检查见子宫硬如板,且宫缩间歇时不能松弛,胎位扪不清,胎心消失。如果患者无凝血功能障碍属Ⅲa,有凝血功能障碍属Ⅲb。

2. 辅助检查

(1)超声检查:超声检查中,如果胎盘与子宫壁之间有血肿时,在胎盘后方出现液性低回声区,暗区常不止一个,并见胎盘增厚。如果胎盘后血肿较大时,能见到胎儿面凸向羊膜腔,甚至能使子宫内的胎儿偏向对侧。如果血液渗入羊水中,见羊水回声增强、增多,系羊水浑浊所致。当胎盘边缘已与子宫壁分离时,未形成胎盘后血肿,见不到上述图像,故超声诊断胎盘早剥有一定的局限性。重型胎盘早剥时常伴胎心、胎动消失。

(2)产科检查:可以通过四步触诊法判定胎方位、胎心情况、宫高变化、腹部压痛范围和程度等。

(3)实验室检查:主要了解患者凝血功能及贫血程度。重型胎盘早剥患者应检查肾功能与二氧化碳结合力。如果并发 DIC 时进行筛选试验,如血小板计数、凝血酶原时间、纤维蛋白原测定,结果可疑者可做纤溶确诊试验,如凝血酶时间、优球蛋白溶解时间、血浆鱼精蛋白副凝试验。

【救治及护理】

1. 救治要点　处理原则为纠正休克,及时终止妊娠、防治并发症。首先积极补充血容量,必要时及时输入新鲜血液,尽快改善孕妇状况。胎盘早剥一经确诊,必须及时终止妊娠。终止妊娠的方法根据胎次、早剥的严重程度、胎儿宫内状况及宫口开大等情况而定,同时处理并发症,如弥散性血管内凝血、急性肾衰竭、产后出血等。

2. 护理措施

(1)一般护理:应创造一个良好的住院环境,室内应有良好的通风,使空气新鲜。独自安排一个房间,安静、舒适,重症患者应该给予床边心电、血压监测,配备抢救设备和药物。协助患者绝对卧床休息,取左侧卧位,避免不必要的翻动,并限制探视,防止情绪波动。

(2)纠正休克,改善患者一般情况:迅速建立静脉通道,积极补充血容量,及时输入新鲜血,既能补充血容量,又可补充凝血因子。给予吸氧,根据血氧情况采取不同方式和流量。

(3)病情变化:严密观察孕妇生命体征、阴道出血、腹痛等情况,注意有无失血性休克,同时密切监测胎儿状态。禁止肛查,慎行阴道检查,以防再次大出血。观察宫缩和胎心,防止胎儿缺氧,给予间断或连续性吸氧,从而改善胎盘血液供应情况,增加胎儿供氧,减少出血机会。定时测量宫底高度和腹围的大小,宫体压痛的范围和程度,如果发现子宫呈板状,并有压痛,胎心音、胎位不清,提示病情严重,应立即处理。

(2)症状护理

①轻度胎盘早剥的护理:轻度胎盘早剥多出现在分娩期,多以阴道流血为主,出血量较多,有时宫缩较强,但压痛不明显,胎位清楚,胎心正常或有改变,产程进展较快。产程中严密观察阴道出血量、腹痛的性质及胎心音的改变,注意羊水的性状,有异常情况及时报告医师,配合辅助检查,积极采取应急护理措施。如为经产妇或初产妇宫口近开全,一般情况良好,子宫收缩有间歇,估计短时间内能分娩者,可行人工破膜,腹部用腹带包裹,在严密观察下经阴道分娩。如产程进展不快,阴道流血量多,胎心有改变,应采取剖宫产尽快结束分娩,确保母婴安全。

②重度胎盘早剥的护理:重度胎盘早剥以内出血为主,突然发病,持续腹痛并呈进行性加重,宫缩较强,间歇期不能完全放松,子宫压力增高,呈板状腹,宫底增高,压痛明显,胎位不清,胎心音减慢或消失,破膜时出现血性羊水,阴道出血量与贫血程度不成正比。严密观察患者神志、面色、皮肤、黏膜,血氧饱和度。观察腹痛的性质、子宫张力、子宫底高度、羊水性状,注意阴道流血量、性质、颜色及血液是否凝固,穿刺点有无出血,及时发现DIC 早期征象,防止并发症发生。迅速行床边超声检查,判断早剥及宫腔内出血程度,积极采取应对护理措施,绝对卧床休息,避免突然变换体位,尽量减少增加腹压的动作,一切检查及护理操作动作应轻柔。持续胎心监护,及早发现胎儿窘迫,做好术前准备及新生儿窒息的抢救准备,选择剖宫产迅速终止妊娠。

(3)并发症护理

①产后出血:胎盘早剥的产妇,胎儿娩出后易发生产后出血。首先建立两条静脉通道,使用留置针,做好输血、输液准备。在胎肩娩出后,立即给予缩宫素 10U 缓慢静脉注射或米索前列醇400μg 塞肛,继而将缩宫素 20U 加入 5% 葡萄糖液 500ml 静脉滴

注,以维持子宫良好收缩状态。排空膀胱,持续按摩子宫,协助尽快娩出胎盘,正确评估阴道出血量,产后 2h 内每 15～30 分钟按摩子宫 1 次,观察宫底高度,子宫收缩情况,有无活动性阴道流血。持续心电监护,并做好记录。必要时行宫腔填塞,如果出血难以控制,生命体征有改变,严重威胁产妇生命,可行子宫切除术。

②凝血功能障碍:胎盘早剥时释放大量组织凝血活酶进入母体循环内,激活凝血系统而导致凝血功能异常。需密切观察患者皮肤、黏膜、齿龈有无出血点和瘀斑,注射部位有无出血现象,动态监测出凝血时间,阴道有无活动性出血及血凝块、血小板、纤维蛋白原、血浆鱼精蛋白副凝试验等。患者应绝对卧床休息,遵医嘱输入新鲜血、成分血或凝血因子,积极配合病因治疗。

③肾衰竭:胎盘早剥多为重度妊娠高血压疾病引起,加之失血过多、休克时间长或凝血功能障碍等因素,影响肾血流量,出现急性肾衰竭。观察过程中准确记录 24h 出入量,密切注意尿量的变化,如果每小时尿量少于 30ml,及时补充血容量,每小时尿量少于 17ml 或无尿时,使用利尿药,并停止使用对肾有损害的药物。动态监测肾功能、尿比重、尿色、电解质,必要时及时进行血液透析治疗。

(4)心理护理:鼓励患者说出自己内心的感受和担忧,并提供心理支持。在分娩期间多用鼓励性语言,给患者提供动力和信心。告知患者胎盘早剥的相关知识,如病因、治疗和预后等,以及目前的情况对母婴的影响,消除其恐惧心理。

【健康指导】

1. 饮食指导　产妇应进食富含蛋白质食物及新鲜蔬菜和水果,特别是含铁丰富的食物,如瘦肉、猪肝、大枣等,有利于纠正贫血,避免生冷、辛辣刺激食物。

2. 卫生指导　保持外阴皮肤清洁,勤换会阴垫,6 周内禁止盆浴及性生活。

3. 心理调适指导　如果胎儿已死亡,建议家属多给予产妇心理支持,鼓励产妇休产假期间,多与家人和朋友交流,参加力所能及的社会活动。

4. 乳房护理指导　根据产妇具体情况指导母乳喂养,保持乳汁通畅。死产者需及时给予退乳措施。

5. 复诊指导　嘱产妇 6 周后来医院复查,若有阴道出血增多、腹部切口红肿等异常情况,随时复诊。

六、胎儿窘迫

胎儿窘迫(fetal distress)是指胎儿在宫内有缺氧征象,危及胎儿健康和生命者。胎儿宫内窘迫是一种综合症状,是当前剖宫产的主要适应证之一。胎儿窘迫的基本病生理变化是缺血缺氧引起的一系列变化。胎儿窘迫主要发生在临产过程,也可发生在妊娠后期。发生在临产过程者可以是发生在妊娠后期的延续和加重。

【病因及发病机制】

1. 病因　母体血液含氧量不足、母婴间血氧运输或交换障碍及胎儿自身异常因素等均可导致胎儿窘迫。

(1)母亲因素:孕妇长期仰卧位,镇静药和麻醉药使用不当等;孕妇患有高血压病、慢性肾炎、妊娠期高血压疾病、重度贫血、心脏病、心力衰竭、肺心病、产前出血性疾病、创伤和急产或子宫不协调性收缩、缩宫素使用不当、产程延长、子宫过度膨胀、胎膜早破等。

(2)胎儿因素:胎儿有心血管系统疾病,如严重的先天性心血管疾病、呼吸系统疾病、颅内出血、胎儿畸形、母儿血型不合、胎儿贫血及宫内感染等。

(3)脐带、胎盘因素:脐带和胎盘功能障碍影响胎儿获得所需氧气和营养物质,脐带因素有脐带长度异常、缠绕、打结;胎盘因素有植入异常、形状异常、发育障碍和循环障碍等。

2. 病理生理　胎儿窘迫是缺血缺氧引起的一系列病理生理变化。缺氧早期或者一过性缺氧,机体主要通过减少胎盘和自身耗氧量代偿,胎儿则通过减少对肾与下肢血供等方式来保证心脑血流量,不产生严重的代偿障碍及器官损害。在缺氧初期通过自主神经反射,兴奋交感神经,皮质醇及肾上腺儿茶酚胺分泌增多,心率加快、血压上升。胎儿的大脑、肾上腺、心脏及胎盘血流增加,而肾、肺、消化系统等血流减少,出现羊水减少、胎儿发育迟缓等。若缺氧继续加重,则会兴奋迷走神经,扩张血管,有效循环血量减少,主要脏器的功能由于血流不能保证而受损,于是胎心率减慢。当缺氧没有得到改善,可引起严重的脏器功能损害,如缺血缺氧性脑病、胎死宫内。此过程基本是低氧血症至缺氧,继而至代谢性酸中毒,主要表现为羊水少,胎动减少,胎心监护基线变异差,出现晚期减速,甚至出现呼吸抑制。由于缺氧时肠蠕动加快,肛门括约肌松弛引起胎粪排出。此过程可以形成恶性循环,加重母婴的危险。不同原因引起的胎儿窘迫表现过程不完全一致,应加强监护并准确记录,积极评价,及时发现高危征象并积极救治。

【病情评估】

1. 临床表现　胎儿窘迫的主要表现为胎心音改变、胎动异常,孕妇自感胎动增加或停止,严重者胎动消失。根据其临床表现,可以分为急性和慢性胎儿窘迫。急性胎儿窘迫多发生在分娩期,主要表现为胎心率加快或减慢,宫缩压力试验(contraction stress test, CST)或缩宫素激惹试验(oxytocin challenge test, OCT)等出现频繁的晚期减速或变异减速;羊水胎粪污染和胎儿头皮血 pH 下降,出现酸中毒。羊水胎粪污染分为 3 度:Ⅰ度为浅绿色,Ⅱ度为黄绿色并浑浊,Ⅲ度为棕黄色,稠厚。慢性胎儿窘迫常发生在妊娠末期,往往延续至临产并加重,主要表现为胎动减少或消失,胎儿生长受限,胎盘功能减退,无应激试验(non stress test, NST)基线平直,羊水胎粪污染等。

2. 辅助检查

(1)胎盘功能检查:孕妇出现胎儿窘迫一般在 24h 尿雌三醇(E_3)<10mg 或连续监测急剧减少>30%,或于妊娠末期连续多次测定在 10mg/24h 以下。

(2)胎心监测:胎动时胎心率加速不明显,基线变异率<3/min,出现变异减速、晚期减速等。

(3)胎儿头皮血血气分析:诊断胎儿窘迫 pH<7.20(正常值 7.25～7.35),血气分析结果若为 PO_2<10mmHg,PCO_2>60mmHg,可诊断为代谢性酸中毒。

【救治及护理】

1. 救治要点　积极纠正缺氧状态。急性胎儿窘迫者,如宫口开全,胎先露部已达坐骨棘平面以下 3cm 者,应尽快阴道助产娩出胎儿;宫颈未完全扩张,胎儿窘迫情况不严重者,给予吸氧,嘱孕妇左侧卧位,观察 10min,如胎心率变为正常,可继续观察。病情紧迫或经上述处理无效者,立即剖宫产结束分娩。慢性胎儿窘迫者,应根据具体情况决定处理方案,指导孕妇采取左侧卧位,间断吸氧,密切监护病情变化,积极治疗各种并发症或并发症。

2. 护理措施

(1)一般护理

①体位:协助孕妇采取左侧卧位,左侧卧位可以减轻增大的妊娠子宫对腹主动脉及髂动脉的压迫,可以维持正常子宫动脉的血流量,保证胎盘的血液供给。在妊娠晚期,子宫呈右旋转,左侧卧位可改善子宫的右旋转程度。

②吸氧:遵医嘱给予间断吸氧,每次 30min,氧流量为 5L/min,通过吸氧提高孕妇血氧浓度,改善胎儿的血氧状态。

③监测胎心或胎动计数:胎心率是了解胎儿是否正常的一个重要标志。在孕妇心率不快的情况下,胎心率>160/min,尤其是>180/min,为胎儿缺氧的初期表现。胎心率<120/min,尤其是<100/min 为胎儿危险征。出现胎心晚期减速、变异减速和

(或)基线缺乏变异,均表示胎儿窘迫,胎心率异常时需详细检查原因。胎心改变不能只凭一次听诊而确定,应多次检查并改侧卧位后再持续检查数分钟。妊娠近足月时胎动＞20次/24h。计算方法可嘱孕妇早、中、晚自行监测各1h胎动次数,3次的胎动次数相加乘以4,即为接近12h的胎动次数。胎动减少是胎儿窘迫的一个重要指标,每日监测胎动可预知胎儿的安危。胎动消失后胎心在24h内也会消失,故应注意这点以免贻误抢救时机。胎动过频则往往是胎动消失的前驱症状也应予以重视。

(2)症状护理:对已确诊胎儿宫内窘迫行剖宫产手术的患者,应积极做好术前准备。宫口开全胎先露部已达坐骨棘平面以下3cm者,应尽快阴道助产娩出胎儿。除准备好必备的器械药品外,应通知医师做好相应的抢救准备。检查吸痰器、氧气管是否通畅,准备新生儿专用插管、新生儿给氧面罩、呼吸气囊、脐带穿刺针等。备好抢救药品,如肾上腺素、纳洛酮、碳酸氢钠、维生素K等。

(3)心理护理

①一般心理护理:向孕妇及其家属提供相关信息,包括护理措施的目的、操作过程、预期结果有助于孕妇减轻焦虑,也可帮助他们面对现实。必要时陪伴他们,给予心理支持。

②胎儿不幸死亡的父母亲的心理护理:可安排一个远离其他婴儿和产妇的单人房间,护士或安排家人陪伴他们,勿让他们独处。鼓励他们诉说悲伤,表达内心真实情绪,提供支持及关怀。帮助他们使用适合自己的压力应对技巧和方法。如果他们愿意,可让他们看看死婴并同意他们为死产婴儿做一些事情,包括沐浴、更衣、命名、拍照或举行丧礼。但事先应向他们描述死婴的情况,使之有心理准备。提供足印卡、床头卡等作纪念。

【健康指导】

1.教会孕妇自测胎动和胎心监测 胎动是对宫内缺氧最为敏感的指标,也是表明胎儿存活的良好标志。胎动计数是妊娠期监测胎儿宫内状况的一种可长期使用的简便方法。指导用听诊器直接听取胎心率,正常胎心率为 120～160/min,胎动时胎心率应增快＞10/min。如果胎心率不规则或胎心率少于或多于这个数则提示胎儿缺氧,应及时到医院就诊。

2. 定期产检　定期产检有助于通过胎儿心电图检查、胎心率电子监护、超声生物物理评分、多普勒超声脐血流检查等及时发现胎心率异常变化,及时采取应变措施。及时发现可能引起胎儿宫内缺氧的各种母源性因素,并得到及时诊治。

七、妊娠子痫

孕妇妊娠晚期或分娩时、分娩后,出现抽搐发作,或伴昏迷,称为妊娠子痫。典型子痫发作表现为眼球固定,瞳孔放大,头歪向一侧,牙关紧闭,继而口角及面部肌肉颤动,数秒后全身及四肢肌肉强直(背侧强于腹侧),双手紧握,双臂伸直。妊娠子痫是由先兆子痫症状和体征加剧发展而来的。子痫可分为产前子痫、产时子痫和产后子痫,分别发生于妊娠期、分娩期或产后 24h 内,是产科四大死亡原因之一。一旦发生,母婴并发症及死亡率明显增加,故应特别重视,紧急处理。

【病因及病理】

1. 病因　正常晚孕组孕妇血小板 α-颗粒膜蛋白(α-granule membrane protein-140,GMP-140)含量很低,妊娠子痫前期患者 GMP-140 含量较高,尤其较轻度者。GMP-140 含量的变化,与病情严重程度相关,反映妊娠子痫前期时血小板被高度激活,正常晚孕组不同孕周之间无差异。说明妊娠子痫前期患者体内血小板呈活化状态,潜在凝血及纤溶活性增强。

妊娠晚期及分娩期,孕妇凝血功能明显增强,血液处于高凝状态,有助于防止分娩及产后大量出血,这是由多种因素引起的止血、凝血和抗凝系统改变的一种复杂的生理过程,妊娠子痫前期是一种严重的、多脏器功能受损的妊娠并发症,其病理过程包括全身小血管痉挛、血管内皮细胞损伤、凝血/纤溶系统活性失衡、血小板激活,微血管内血小板聚集和血栓形成。

2. **病理** 正常情况下,人体内的凝血、抗凝、纤溶系统的功能处于相互制约的一个动态平衡。妊娠子痫前期时,在诱发因素存在的情况下,异常的高凝状态可引起血管内凝血,在凝血的同时,也开始继发性纤溶活动,以清除血栓,从而使 D-二聚体含量明显升高。D-二聚体是纤维蛋白单体经活化凝血因子交联后再经纤溶酶水解所产生的一种降解产物,它是交联纤维蛋白形成和纤溶酶被激活的标志。

医学专家指出,重度子痫前期 D-二聚体阳性率达 86.7%,且阳性率随妊娠子痫前期病情严重程度而增高。妊娠子痫前期患者体内存在异常增高凝血活性,提示妊娠子痫前期患者可能存在胎盘缺血、绒毛坏死、血管内皮细胞严重受损现象,进而释放大量组织凝血活酶,凝血酶原活化生成凝血酶和纤维蛋白的生成是凝血瀑布反应过程的关键步骤,导致血管内凝血、微血栓形成,说明患者血栓前状态较为严重。

【病情评估】

1. **临床表现** 产前子痫是妊娠期高血压疾病的一种特殊的、严重的临床疾病。妊娠期高血压疾病并发脑溢血较为罕见,但子痫却是妊娠期颅内出血最常见的产科原因。子痫发作时,会引起血氧饱和度下降、呼吸暂停,脑组织缺血、缺氧、水肿,可使脑血管意外的发生率明显增加;躁动及骨骼肌的强直收缩更易引起胎盘早剥等其他损伤。这两种并发症是妊娠期高血压疾病患者死亡的重要原因。

妊娠子痫病发作前多有前驱症状,如面部肌肉跳动,经数秒钟后,全身肌肉呈强直性抽搐,两臂屈曲,两手握固,下肢僵直,呼吸暂停,面色青紫,眼球上翻,全身肌肉发生强有力的抽动,可见口吐白沫或血沫,经 1min 左右后,抽搐渐止,肌肉松弛,青紫渐退,呼吸深,发鼾声,剧烈头痛,腹胀脘痛,恶心呕吐等,抽搐发作时先是眼球固定,瞳孔散大,头常扭向一侧,陷入昏迷状态。病情轻者,抽搐后可很快清醒或抽搐 1～2 次后不再抽搐,重者则陷入深度昏迷,并可再继续抽搐。子痫一旦发生,严重威胁母婴安全。子痫大多数出现在怀孕晚期或即将分娩时,但也有少数患者在分娩过程中或分娩后才出现。

根据抽搐的表现可以概括为 4 期。

(1)侵入期:子痫发作时,先是眼球固定,瞳孔散大,脸部和颈部肌肉僵直,头扭向一侧,紧接着出现口角和脸部的肌肉颤动。这个过程较短,仅有 10s 左右。

(2)强直期:患者双臂屈曲,双手紧握,眼球上翻,口眼㖞斜,牙关紧闭,呼吸暂停,面色青紫,全身肌肉呈僵直收缩,此期持续约 20s。

(3)抽搐期:患者神志丧失,眼睑及颌部时张时闭,头向两侧转动,双手紧握,双臂伸直,发生强烈的抽动。抽搐时呼吸暂停,面色青紫,口吐白沫或血沫。抽搐轻者,发作次数少,重者发作频繁,抽搐时间长,抽搐中易发生创伤,如唇舌咬伤、窒息、吸入性肺炎、摔伤甚至骨折等。

(4)昏迷期:抽搐逐渐停止,全身肌肉松弛,呼吸恢复,且变得深而有鼾声,青紫消退,患者呈昏迷状态。病情轻者,不久即清醒,重者则持续数小时,甚至陷入深昏迷而死亡。

2. 辅助检查

(1)GMP-140 和 D-二聚体测定:对妊娠子痫前期患者进行 GMP-140 检测,可以辅助诊断子痫前期患者凝血功能障碍,指导临床用药。妊娠子痫前期有类似 DIC 的血液改变,存在亚临床 DIC 过程。检测孕妇血液中 GMP-140 和 D-二聚体浓度,提示妊娠子痫前期孕妇存在明显的血栓前状态,表明产前测定血液 GMP-140 及 D-二聚体对妊娠子痫前期凝血功能异常,有辅助早期诊断,防止凝血功能障碍的发生发展。

(2)尿常规检查:根据尿蛋白确定病情严重程度,根据镜检出现的管型情况判断肾功能受损程度。

(3)肝肾功能检查:如进行血尿素氮、肌酐及尿酸等测定。

(4)眼底检查:眼视网膜小动脉痉挛,动静脉管径比例可由正常的2:3变为1:2,甚至为1:4,或出现视网膜水肿、渗出、出血,甚至视网膜剥离,出现一时性失明。

(5)其他检查:如心电图、超声心动图、胎盘功能检查。

【救治及护理】

1. 救治要点

(1)急救:患者发生抽搐时,应有人在其身边扶持,以免孕妇从床上跌下摔伤;及时擦去患者口边的呕吐物,以免因为误吸而产生窒息;由于孕妇全身肌肉的强烈抽搐,可引起子宫收缩而发生早产,故在现场急救中应密切观察。子痫系产科急症,一旦发生,母婴并发症及死亡率明显增加,故应特别重视,紧急处理。

当发现孕妇发生妊娠子痫时应立即采取以下措施。

①凡发现孕妇突然抽搐、昏迷应立即送医院急诊。

②对子痫抽搐、昏迷患者的护理极为重要,要有专人护理,应避免一切声与光的刺激,置患者于暗室,取出义齿,口中放开口器或放置用纱布包裹的压舌板,以免咬破唇舌,头侧卧,防止黏液吸入引起的窒息或吸入性肺炎,禁止饮食及口服药物,加强口腔护理等。

③组织抢救小组,有序地进行治疗、化验检查和必要的监护。

(2)药物治疗

①解痉药物:硫酸镁为中、重度妊高征首选的解痉药物。

②镇静药物:地西泮 5～10mg,口服,3/d;重症者 10～20mg,肌内或静脉注射。苯巴比妥钠 100～200mg 或异戊巴妥钠 0.25g 肌内注射。冬眠合剂(氯丙嗪 50mg,异丙嗪 50mg,哌替啶 100mg)加于 10％葡萄糖液中静脉滴注。优点镇静、降压、降低新陈代谢,提高对缺氧的耐受性等;缺点是血压可急速下降,影响肾脏及胎盘血流,损害肝脏,产生体位性低血压等,对硫酸镁禁忌或疗效不佳者仍可使用。

③利尿药物:氢氯噻嗪 25mg,口服,3/d。同时服氯化钾,以预防低钾。氨苯喋啶 50mg,口服,3/d,此药不排钾,不需补充钾盐。呋塞米利尿作用快而强,用于危重患者。一般 20～40mg,静脉注射,必要时加大剂量或重复应用。注意低钾、钠、氯及低血容量并发症。20％甘露醇 250ml,30min 内快速静脉滴注,4～6h 一次,用于子痫伴脑水肿患者,以降低颅内压。一般不主张利尿。以下几种情况可以酌情利尿:妊高征并发心衰、肺水肿;全身水肿或伴有腹水;严重贫血,血容量过多者。

④降压药物:首选降压药为肼屈嗪,具有扩张周围小血管,降低外周阻力,从而降低血压,同时有增加心排出量、肾血流及子宫胎盘血流量的作用。用法:20～40mg 加于 5％葡萄糖 250～500ml 中静脉滴注,注意调节速度,舒张压不能低于 90mmHg。副作用有低血压休克、恶心、眩晕、心悸;此药不宜静脉注射,不宜快速、大剂量及长期应用。酚妥拉明:为 α 受体阻滞药,具有扩张末梢血管、扩张肾血管、降低外周阻力,尤其适用于伴有心力衰竭、肺水肿患者。用法:10～20mg 加于 5％葡萄糖液 250ml 中静脉滴注。利舍平:0.25mg,口服,3/d,或 1～2mg,肌内注射,每 6 小时 1 次。有胎心减慢,新生儿鼻塞等副作用,胎儿分娩前 4～6h 内忌用。甲基多巴、普萘洛尔、硝苯地平等亦可酌情使用。降压药物虽可使血压下降,但同时减少重要脏器血流量,特别是子宫胎盘的血流量,对胎儿有一定危害,故轻度高血压较少采用。经硫酸镁治疗血压仍≥160/110mmHg 者,为防止脑血管意外、胎盘早剥等并发症,酌情选择不影响心输出量、肾脏及子宫胎盘血流量的降压药物。血压不宜降得过快过低,避免影响胎儿。

2. 护理措施

(1)病情观察:严密监测生命体征,留置尿管,记录 24h 出入量。严密观察病情,注意抽搐持续、间歇时间及次数,昏迷持续时间,特别注意观察瞳孔大小,对光反射,四肢运动情况,及早发现脑出血、肺水肿、心力衰竭、肾衰竭、胎盘早剥等并发症,及时报告,认真记录观察结果及治疗经过,及时书写护理记录。

(2)术前护理

①专人护理,防止受伤:将患者安置于单人暗室,保持室内空气新鲜、流通,保持安静,限制探视以防干扰休息。避免一切外来的声、光刺激,医护活动尽量相对集中、动作轻柔,避免因外部刺激而诱发抽搐。加用床档,防止抽搐及昏迷的患者从床上摔下。遵医嘱给予镇静、控制抽搐、解痉、降压、纠正酸中毒等处理。分娩方式应根据母婴的具体情况而定,控制抽搐后行剖宫产手术结束妊娠或严密监护下经阴道分娩。协助医师控制抽搐,患者一旦发生抽搐,应尽快控制。

②剖宫产术前护理:做好各种检查,如血常规、血型、凝血四项、肝肾功能、术前四项、尿常规、24h 尿蛋白测定,备血、皮肤准备,建立两条静脉通道以静脉留置针为宜,以备急用。

③呼吸道的护理:保持呼吸道通畅,避免分泌物阻塞气道,发生窒息。有活动义齿需取出,牙关紧闭者,应于上下白齿之间放置一只缠好纱布的压舌板,以防咬伤唇舌,同时备齐抢救药品和物品,如氧气、吸痰器、子痫护理盘等。对昏迷未清醒者禁食、禁水,以防误吸而致吸入性肺炎。

④硫酸镁的用药护理:硫酸镁的治疗浓度和中毒浓度相近,所以每次用药前和用药期间,均应检测以下指标:呼吸每分钟不少于 16 次;膝腱反射必须存在;尿量每小时不少于 25ml。治疗时需要备 20ml 注射器和解毒药 10% 葡萄糖酸钙注射液等物品。因钙离子可与镁离子争夺神经细胞上的同一受体,阻止镁离子的继续结合,从而防止中毒反应进一步加重。10% 葡萄糖酸钙注射液 10ml 在静脉注射宜持续 3min 以上,必要时可每小时重复 1 次,直至呼吸、排尿和神经抑制恢复正常,但 24h 内不超过 8 次。

(3)术后护理

①常规护理:立即给患者吸氧,心电监护,术后病情较重,遵

医嘱行一级护理,严密监测生命体征及切口渗出等情况,每 15～30 分钟记录 1 次,及早发现脑出血、肺水肿、急性肾衰竭等并发症。密切观察子宫复旧及恶露情况,严防产后出血。产后 24h 内要密切观察病情变化,防止发生产后子痫。及早发现脑出血、肺水肿、急性肾衰竭等并发症。

②控制感染:每日用氯己定(口灵漱)漱口液漱口 3 次,保持口腔清洁、口气清新。无论采取何种卧位,都应定时翻身、注意肢体活动。床单位保持清洁、平整。根据恶露情况勤换卫生巾,使会阴部清洁舒适。术后患者抵抗力低,易并发细菌感染。病房限制探视,保证充足睡眠与休息。观察切口、肺部、产褥感染征象,定期复查血常规。

③管道的护理:术后 24h 开放尿管,做好会阴护理,保持会阴部清洁舒适,防止尿路感染。24h 后每 4 小时开放尿管 1 次,以锻炼膀胱的排尿功能,利于尿管拔除后能顺利自行排尿。

④饮食与活动:补充营养,给予高蛋白、高热量、高维生素易消化饮食,可采取少量多餐,营养丰富的各种汤汁,多食新鲜蔬菜及水果,保持大便通畅,利于身体恢复及泌乳。患者的术后恢复是患者、家属及医护人员共同参与的结果。患者清醒后护士应指导患者参与护理活动。教会患者及时向医护人员汇报自己的不适感。

(4)并发症护理

①胎盘早剥:子痫发作、血压过高或突然血压升高,可使病损的胎盘血管破裂而致出血,纠正休克,改善患者一般情况,密切观察患者的生命体征、临床症状,为终止妊娠做好准备。

②脑血管意外:子痫发作、血压过高或突然血压升高,可使病损的脑血管破裂而致脑出血。出现反复抽搐、长期昏迷不醒,或出现局部神经体征时,应考虑到脑血管意外,有条件者做 CT 或 MRI 检查明确诊断。密切观察患者的生命体征、临床症状。

③子痫并发心力衰竭:处理原则与内科急性左心衰竭及肺水肿相同。0.4mg 毛花苷 C 加入 10% 葡萄糖液 20～40ml,缓慢静

脉注射,2～4h 后酌情重复;酚妥拉明 10～20mg 加于 5%葡萄糖
250ml 静脉滴注,地西泮 10mg 肌内注射;呋塞米 20～40mg 静脉
注射,待心力衰竭控制后根据病情终止妊娠。

④急性肾衰竭:重症妊娠高血压疾病患者,肾损害较重,可出
现尿少或尿闭,肾衰竭表现。适当限制食盐入量(每日少于 3g)。
每日或隔日测体重,每日记液体出入量、测尿蛋白,必要时测 24h
尿蛋白定量,肝肾功能、二氧化碳结合力等。

【健康指导】

1. 加强高危门诊的管理,做好卫生宣教。

2. 定期进行产前检查,应测血压、体重、尿蛋白,指导患者掌
握识别不适症状及用药后的不适反应。发现高血压应向患者说
明隐患,坚持长期服药,注意生活规律,1 周复查。

3. 指导孕妇合理饮食,减少过量脂肪和盐分的摄入,增加蛋
白质、维生素及富含铁、钙、锌的食物。指导掌握产后自我护理方
法,加强母乳喂养的指导。此外,孕妇足够的休息和愉快的心情
也有助于妊娠高血压疾病的预防。同时,注意家属的健康教育,
使孕妇得到心理和生理支持。

八、子宫破裂

子宫破裂(rupture of uterus)是指子宫体部或子宫下段在妊
娠期或分娩期发生破裂。多发生在分娩期,与阻塞性分娩、不适
当难产手术、滥用宫缩药、妊娠子宫外伤和子宫手术瘢痕愈合不
良等因素有关,个别发生在晚期妊娠。子宫破裂为产科最严重并
发症之一,常威胁母婴生命。

【病因及发病机制】

子宫破裂分为自然破裂和损伤性破裂。自然破裂发生在梗
阻性难产致子宫下段过度延伸而破裂,也可发生在子宫手术后的
切口瘢痕处;损伤性破裂是指难产手术操作不规范所致。

1. 梗阻性难产 骨盆狭窄、头盆不称、胎位异常、胎儿异常、

软产道阻塞等,均可使胎先露部下降受阻,为克服阻力子宫强烈收缩,使子宫下段过度拉长变薄超过最大限度,是引起子宫破裂最常见的原因。

2. 瘢痕子宫　剖宫产或子宫肌瘤剔除术后的子宫肌壁留有瘢痕,妊娠晚期或分娩期宫腔内压力升高及子宫收缩牵拉而致瘢痕破裂。宫体部瘢痕常在妊娠晚期自发破裂,多为完全性破裂;子宫下段瘢痕破裂多发生于临产后,多为不完全性破裂。近年由于剖宫产率增高,瘢痕子宫破裂发生率有上升的趋势,是引起子宫破裂较常见的原因。

3. 宫缩药使用不当　子宫收缩药物使用不当或子宫对宫缩药过于敏感,均可引起宫缩过强,加之先露下降受阻时可发生子宫破裂,如在分娩前肌内注射缩宫素或静脉过量滴注缩宫素、前列腺素栓剂等。

4. 手术创伤　不适当或粗暴的阴道助产手术会发生宫颈撕裂,如宫口未开全行产钳或臀牵引术,严重时可发生子宫下段破裂。穿颅术、内倒转术操作不慎,或植入胎盘强行剥离,也可造成子宫破裂。

【病情评估】

1. 病史　主要收集与子宫破裂有关的既往史及现病史,如是否有子宫手术瘢痕、剖宫产史;此次妊娠有无胎位不正、头盆不称;滥用催产素引产或催产史;是否有阴道助产手术操作史;是否滥用催产素引产或催产史等。

2. 临床表现　临床表现与子宫破裂的部位、时间、范围、内出血的量、胎儿及胎盘娩出的情况以及子宫肌肉收缩的程度等有关。子宫破裂大多数发生在分娩过程中,也可发生在妊娠晚期尚未临产时,通常是渐进发展的过程,多数可分为先兆子宫破裂和子宫破裂两个阶段。

(1)先兆子宫破裂:先兆子宫破裂的四大主要临床表现是子宫形成病理性缩复环、下腹部压痛、胎心率改变及血尿出现。

①症状:在临产过程中,当子宫收缩加强、胎儿下降受阻时,产妇烦躁不安、疼痛难忍、下腹部拒按、表情极其痛苦、脉搏加快、呼吸急促。胎先露部压迫膀胱使之充血,出现排尿困难,甚至形成血尿。常见于发生梗阻性难产的产妇。

②体征:此阶段子宫呈强直性收缩,胎心表现为先加快后减慢或听不清,胎动频繁。由于子宫收缩过频,胎儿供血受阻,常会出现胎儿宫内窘迫。强有力的宫缩使子宫下段拉长变薄,而宫体更加增厚变短,两者间形成明显的环状凹陷,此凹陷逐渐上升达脐部或脐部以上,称为病理性缩复环。子宫下段压痛明显,使膀胱充血,出现血尿。如果不及时排除,子宫将很快在病理性缩复环处及其下方发生破裂。

(2)子宫破裂

①症状:继先兆子宫破裂症状后,产妇突感下腹部撕裂样剧痛,子宫收缩突然停止,腹痛稍缓解后不久又出现全腹持续性疼痛,产妇出现面色苍白、出冷汗、脉搏细数、呼吸急促、血压下降等休克征象。

②体征:产妇出现全腹压痛、反跳痛等腹膜刺激征;腹壁下可清楚扪及胎体,子宫缩小位于侧方,胎心、胎动消失。阴道检查可见鲜血流出,肛查发现曾扩张的宫口回缩,由于胎儿进入腹腔内,下降中的胎先露升高甚至消失。

3. 辅助检查

(1)阴道或肛门检查:扩张的宫口回缩,下降中的胎先露消失(胎儿进入腹腔)。

(2)超声检查:常可发现胎盘后血肿。

(3)实验室检查:血常规检查可见血红蛋白下降,白细胞计数增加,尿常规检查可见有红细胞或肉眼血尿。

(4)其他:如腹部检查,可以发现子宫破裂的不同阶段相应的临床表现和体征;腹腔穿刺可以证实腹腔内出血。

【救治及护理】

1. 救治要点

(1)先兆子宫破裂:立即给予抑制宫缩的药物等有效措施,如肌内注射哌替啶 100mg 或静脉全身麻醉,并立即行剖宫产术,结束分娩。

(2)子宫破裂:立即进行输液、输血、吸氧等抢救休克措施,积极纠正休克的同时,尽快行手术治疗。手术方式应根据产妇的全身情况、破裂的部位、时间、程度及有无严重感染而决定。

2. 护理措施

(1)病情观察:密切观察产程进展,及时发现导致难产的诱因,注意宫缩和胎心率的变化。

(2)预防子宫破裂的护理:建立三级保健网,加强产前检查,宣传孕妇保健知识;对有剖宫产史或有子宫手术史者,应在预产期前 2 周住院待产;对于缩宫素、前列腺素等子宫收缩药的使用指征和方法应严格掌握,避免滥用。

(3)先兆子宫破裂的护理:设专人守护,注意胎心率和宫缩的变化。了解下腹有无压痛,若发现患者宫缩强直、面色改变、呼吸急促,及时报告医师给予地西泮 10mg 静脉注射。在待产时出现宫缩过强,产妇下腹部压痛或腹部出现病理性缩复环,应立即报告医师或停止缩宫素引产和一切操作,监测产妇的生命体征,给予宫缩抑制药、吸氧处理,做好剖宫产的术前准备。协助医师向家属交代病情,做好患者心理护理,并获得家属签字同意手术的协议书。

(4)子宫破裂患者的护理:一旦确诊子宫破裂,无论胎儿是否存活,均应在抢救的同时尽快手术治疗。严格执行医嘱,密切配合,在抢救的同时迅速做好术前准备。

①术前护理:迅速建立两条有效的静脉通路,静脉选择上肢粗大血管,采用静脉留置套管针。留取血标本,快速配血、备血。根据医嘱快速补足血容量。迅速做好术前准备,尽快通知手术室

作好麻醉、抢救准备。平稳搬运患者,保持搬运过程中静脉通畅。给予吸氧,保暖。

②术后护理:腹部置沙袋加压,观察腹部切口有无渗血、渗液,保持敷料干燥,防止敷料脱落及感染。严密观察子宫收缩及阴道流血情况。保持子宫轮廓清晰,收缩良好,阴道流血量少。根据医嘱正确用药,如宫缩药、抗生素。维持静脉输液、输血通畅,注意静脉滴速,观察有无输血输液反应。引流管护理。预防感染,早晚2次生活护理(会阴、导尿管、静脉留置针的护理)保持口腔和皮肤的清洁,做好保护性隔离,严格无菌操作。饮食护理,术后第1日即用回奶药,并嘱不挤压乳房,以利回乳。休息与活动:术后去枕平卧,头偏向一侧,保持呼吸道通畅。术后6h协助翻身,第2日予以半卧位以减轻腹部切口疼痛。保持室内空气新鲜,环境安静、整洁,通风良好。经常更换内衣、床单,预防感冒。鼓励产妇尽早下床活动,活动量逐渐由小到大,促进全身功能恢复。

(5)心理护理:做好心理护理,针对产妇恐惧、悲观情绪及时疏导。向产妇及家属解释子宫破裂的治疗计划及对再次妊娠的影响。对胎儿已死亡的产妇,要帮助其度过悲伤阶段,倾听产妇诉说心理感受。为产妇提供舒适环境,给予生活上的护理,鼓励其进食,以恢复体力。为产妇提供产褥期休养计划,帮助产妇尽快调整情绪,以适应生活。

【健康指导】

1. 孕期指导 对于有剖宫产史、子宫手术史、产道异常及胎位异常的孕产妇,建议其增加产检次数,提前到医疗条件较好的医院待产,保持轻松愉悦的心情。

2. 监测指导 告知产妇子宫破裂的先兆症状,如上腹不适、持续腹痛、下腹部压痛、血尿等,发现异常应立即就诊。嘱产妇常规42d后到医院复查,若有阴道出血增多、腹痛、发热等异常情况,随时复诊。

3. 产后饮食指导　鼓励产妇进食富含蛋白质、维生素、微量元素的食物及新鲜蔬菜和水果,特别是瘦肉、猪肝、大枣等含铁丰富的食物,有利于纠正贫血。

4. 乳房护理指导　如果胎儿存活,根据产妇身体情况指导母乳喂养,保持乳汁通畅。如死产者需及时采取退乳措施。

九、羊水栓塞

羊水栓塞(amniotic fluid embolism,AFE)是指在分娩过程中羊水进入母体血液循环引起的肺栓塞,导致出血、过敏性休克和DIC 等一系列病理改变,发病急、病情凶险,是产科的一种少见而危险的并发症。

【病因及发病机制】

1. 病因　羊水栓塞指羊水中的有形物质进入母体血液循环,如胎儿毳毛、角化上皮、胎脂、胎粪。目前认为与下列因素有关:①羊膜腔内压力过高,临产后,尤其是第二产程子宫收缩时,羊膜腔压力升高可达 100～175mmHg,羊水被挤入破损的微血管而进入母体血液循环。②血窦开放,分娩过程中,宫颈黏膜损伤时静脉血窦开放,羊水进入母体血液循环;宫颈撕裂伤、子宫破裂、前置胎盘、胎盘早剥或剖宫产术中羊水通过病理性开放的子宫血窦进入母体血液循环。③胎膜破裂,大部分羊水栓塞发生于胎膜破裂之后,羊水可从子宫蜕膜或宫颈管破损的小血管进入母体血液循环;羊膜腔穿刺或钳刮术时子宫壁损伤处静脉窦亦可成为羊水进入母体的通道。

羊水栓塞的诱发因素有高龄初产、经产妇、子宫收缩过强、急产、胎膜早破、前置胎盘、子宫破裂、剖宫产等。

2. 病理生理　羊水栓塞的核心问题是过敏性变态反应。由于羊水进入母体血液循环后,阻塞肺小动脉,引起过敏反应,进而导致机体发生一系列复杂严重的病理生理变化。

(1)肺动脉高压:由于羊水进入母体血液循环后,上皮细胞、胎脂、胎粪及毳毛等有形成分在肺内形成栓子。羊水内含有大量激活凝血系统物质,使小血管内形成广泛的血栓,阻塞肺小血管,反射性引起迷走神经兴奋,引起支气管分泌物增多和小支气管痉挛,使肺通气和肺换气量减少。肺小血管阻塞引起的肺动脉高压导致急性右心衰竭,继而呼吸循环功能衰竭、休克,甚至死亡。

(2)过敏性休克:致敏源为羊水中胎儿有形成分,作用于母体引起变态反应,导致过敏性休克,多在羊水栓塞后立即发生,表现为血压骤降甚至消失。休克后出现心肺功能衰竭。

(3)DIC:由于多种凝血因子及纤维蛋白原增加,妊娠时母体血液呈高凝状态,羊水中含大量促凝物质可激活凝血系统,在血管内产生大量的微血栓,消耗大量凝血因子及纤维蛋白原,发生DIC。同时羊水中也含有纤溶激活酶,当纤维蛋白原下降时可激活纤溶系统,由于大量凝血物质的消耗和纤溶系统的激活,血液由高凝状态迅速转变为纤溶亢进,血液不凝固,极易发生产后出血及发生失血性休克。

(4)急性肾功能衰竭:由于休克和DIC的发生导致肾急性缺血,易引起肾功能障碍和衰竭。

【病情评估】

1. 病史　评估发生羊水栓塞的各种诱因,如是否有前置胎盘或胎盘早剥、宫缩过强或强直性宫缩、胎膜早破或人工破膜、中期妊娠引产或钳刮术、羊膜腔穿刺术等病史。

2. 临床表现

(1)典型的羊水栓塞:典型的羊水栓塞是以骤然血压下降组织缺氧和消耗性凝血病为特征的急性综合征。起病急,来势凶险,尤其是胎儿娩出前后的短时间内。

①心肺功能衰竭和休克:在分娩过程中或分娩前后,尤其是刚刚破膜不久,产妇突然发生寒战、呛咳、气急、烦躁不安、呕吐等前驱症状,继而发生呼吸困难、发绀、抽搐、昏迷、血压急剧下降,短时间内出现休克状态,少数病例只发出一声尖叫或者打一个哈

欠后因心跳、呼吸骤停而死亡。

②DIC 引起的出血：部分羊水栓塞患者经抢救度过了休克期，继而出现 DIC，表现为以大量阴道出血为主的全身出血倾向，如黏膜、皮肤针眼出血及血尿等。部分羊水栓塞病例在临床上缺少呼吸、循环系统的症状，起病即表现为难以控制的大量出血。

③急性肾衰竭：由于休克和 DIC 的发生导致肾急性缺血，患者出现尿少或无尿、尿毒症表现，部分患者在休克出血控制后可因肾衰竭而死亡。

（2）不典型的羊水栓塞：此类患者病情发展缓慢，症状隐匿；患者羊水破裂时突然一阵呛咳，之后缓解；也有些患者无明显症状仅表现为寒战，几小时后出现出血不止、血液不凝、酱油色血尿时才被诊断。

3. 辅助检查

（1）实验室检查：痰液涂片和血涂片可找到羊水中的有形物质，DIC 各项血液检查指标阳性。

（2）心电图：出现右心房、右心室扩大。

（3）X 线：约 90％的患者可见肺部双侧弥散性点状、片状浸润影，沿肺门周围分布，伴轻度肺不张及心脏扩大。

【救治及护理】

1. 救治要点　确诊后应立即抢救产妇，主要原则是纠正呼吸循环功能衰竭和改善缺氧症状、抗过敏；抗休克，纠正凝血功能障碍，防治肾衰及感染。

2. 护理措施

（1）一般护理：加强产前检查，对有诱发因素者，严密观察警惕本病的发生，如剖宫产、前置胎盘、胎盘早期剥离、急产等。正确使用缩宫素，专人看护，严密观察其用药反应，防止宫缩过强。人工破膜时宜在宫缩间歇时进行，严格掌握人工破膜的时间，减少羊水进入母体血循环的机会。破口要小并注意控制羊水的流出速度。中期引产时，羊膜腔穿刺不应超过 3 次，钳刮时应先刺破胎膜,待羊水流出后再钳夹胎块。期间必要时适当给予镇静药及抑制子宫收缩药,以缓减宫缩。

(2)急症护理

①遵医嘱吸氧:取半卧位,严重者加压给氧,必要时气管插管或气管切开或使用呼吸机,维持有效的呼吸节律,减轻肺水肿,改善缺氧症状。

②抗过敏:遵医嘱立即静脉推注抗过敏药物,如琥珀酸氢化可的松 300～500mg,先用 200mg 静脉注射继而滴注;或用地塞米松 20～40mg,先用 20mg 静脉注射,继而滴注。

③解除痉挛:首选药物是盐酸罂粟碱 30～90mg,稀释于 15%～20% 葡萄糖液 20ml 内静脉缓慢注射;或用阿托品 1～2mg,每 15～30 分钟静脉注射 1 次,两药并用效果更佳;氨茶碱 250mg 稀释于 25% 葡萄糖液内静脉缓慢注射,并观察治疗反应。

④纠正心力衰竭消除肺水肿:遵医嘱用 0.4mg 毛花苷 C 加入 50% 葡萄糖液 20ml 中静脉注射,必要时 1～2h 后可重复应用,通常于 6h 后再重复一次以达到饱和量。呋塞米 20～40mg 静脉注射,有利于消除肺水肿,防止发生急性肾衰竭。

⑤抗休克纠正酸中毒:若用小分子右旋糖酐补足血容量后血压仍不回升,可用多巴胺 20mg 加入 5% 葡萄糖液 250ml 静脉滴注,以每分钟 20 滴开始,以后酌情调节滴速;5% 碳酸氢钠 250ml 静脉滴注,早期及时应用能较快纠正休克和代谢失调。

⑥DIC 阶段:应早期抗凝,补充凝血因子,应用肝素;晚期抗纤溶同时也补充凝血因子,防止大出血。

⑦少尿或无尿阶段:应及时应用利尿药,预防与治疗肾衰竭。

(3)重症护理:专人护理,保持呼吸道的通畅,在抢救过程中正确有效及时完成治疗计划。留置导尿管,保持导尿管的通畅,做好会阴的护理,准确记录出入量,严密观察产妇尿的颜色、性状和量的变化,发现异常,如呈茶色,有血红蛋白尿,立即报告医师,以便及早发现肾衰竭。持续心电监护,严密观察各项监测指标的变化,特殊护理应详细记录,并记录 24h 的出入量。预防感染,在各项操作中严格执行无菌操作,正确使用大剂量抗生素,防止肺部和生殖道感染。注意皮肤护理,预防压疮发生。对产后患者的恶露情况应注意观察,如患者产后阴道流血为暗红色不凝血,考虑为迟发型羊水栓塞继发 DIC,立即通知医师进行抢救。肝素是治疗 DIC 的关键药物,为抗凝物质,能改善微循环功能,恢复凝血机制,应及早应用,但有导致出血的不良反应。后期使用时应严格掌握肝素的指征,如果出现尿血,创口渗血不止,大量阴道流血应立即停止给药。

(4)产科处理:羊水栓塞在胎儿娩出前或刚临产时发生,在改善母体呼吸循环功能,并纠正凝血功能障碍后,应监测产程进展。在第一产程发病者,应立即做好剖宫产手术前的准备,行剖宫产结束分娩。宫口已开全或接近开全时发病,应及时做好阴道分娩及手术助产,准备娩出胎儿。产后对无法控制的阴道流血患者,予以子宫切除术,做好腹部全子宫切除手术的前后准备和护理。切除子宫可减少胎盘剥离面大血窦的出血,控制病情不再继续恶化。中期妊娠钳刮术中或于羊膜腔穿刺时发生者应立即终止手术,进行抢救。发生羊水栓塞时,如正在滴注缩宫素者应立即停止。

(5)心理护理:对于神志清醒的患者,应给予鼓励,增强信心,将病情用通俗易懂的语言进行讲解,使其对病情有所认识,减轻紧张心理。如患者有多次流出不凝固的鲜血,极度恐惧焦虑,应告知患者精神紧张对止血极为不利,向其介绍病情及选择救治方法的目的和意义,有针对性做好思想工作,取得患者及家属配合,促进疾病恢复。

【健康指导】

1. 自我监测指导　产妇清醒后,告诉其若有胸闷、心悸或阴道出血增多情况,要及时报告医护人员。向产妇及其家属讲解保持管道通畅的重要性,嘱其翻身、活动时注意保持各管道通畅,防止意外脱管。

2. **心理指导**　本病病情危急,患者多处于昏迷状态,医护人员应向家属详细交代病情,请家属积极配合抢救和治疗。待产妇病情稳定后,鼓励其说出发病前后的心理感受,给予心理疏导,如果产妇因病情需要行子宫切除者,要解释不影响其基本生活和女性特征的道理,减轻其焦虑恐惧心理。

3. **活动指导**　疾病早期,可床上翻身;待病情好转后,活动量需循序渐进,若有头晕、心悸要暂停活动。

十、产后出血

产后出血(postpartum hemorrhage)是指胎儿娩出后 24h 内出血量超过 500ml 者,是产妇分娩期的严重并发症,是产妇死亡的重要原因之一,在我国居于产妇死亡原因的首位。短时间内大量失血可迅速发生失血性休克,重者危及产妇生命,休克时间过长可引起脑垂体缺血坏死,继发严重的腺垂体功能减退——席汉综合征(Sheehan's syndrome)。

【病因及发病机制】　子宫收缩乏力、胎盘因素、软产道损伤及凝血功能障碍等是临床上引起产后出血的主要原因,产后出血既可由以上单一因素所致,也可由以上多因素相互影响、互为因果并存。

1. **子宫收缩乏力**　胎儿娩出后,子宫平滑肌的收缩和缩复对肌束间的血管起到有效的压迫作用,故影响子宫平滑肌收缩及缩复功能的因素均可引起子宫收缩乏力性出血。子宫收缩乏力是产后出血最常见的原因,占产后出血总数的 70%～80%。常见的因素有以下两点。

(1)局部因素:①多胎妊娠、巨大胎儿、羊水过多使子宫过度膨胀,子宫肌纤维过度伸展失去弹性;②妊娠合并子宫肌瘤或子宫畸形引起子宫肌纤维发育不良,影响子宫肌正常收缩;③子宫肌壁损伤,如剖宫产史、子宫肌瘤剔除术后、产次过多、急产等均可造成子宫肌纤维损伤;④子宫肌水肿或渗血,如妊娠高血压疾病、严重贫血、宫腔感染等产科并发症可使子宫平滑肌层水肿或渗血,引起子宫收缩乏力;⑤胎盘早剥所致子宫胎盘卒中以及前置胎盘等均可引起产后出血。

(2)全身因素:产妇心理过度紧张,对分娩有恐惧,尤其对阴道分娩缺乏信心;产程时间过长或难产,造成产妇体力消耗过多乃至衰竭,体质虚弱;临产后过多使用镇静药、麻醉药或子宫收缩抑制药;产妇合并有急、慢性的全身性疾病等。

2. 胎盘因素　根据胎盘剥离情况,导致产后出血的胎盘因素有以下三点。

(1)胎盘滞留:胎儿娩出后,胎盘应在 15min 内娩出,如果 30min 仍未娩出者,胎盘剥离面血窦不能正常关闭而导致产后出血。以下情况可导致胎盘滞留。①胎盘嵌顿:宫缩药使用不当,宫颈内口附近子宫平滑肌出现环形收缩,使已剥离的胎盘嵌顿于宫腔内;②膀胱充盈:阻碍已剥离胎盘下降而致胎盘滞留于宫腔影响子宫收缩而出血;③胎盘剥离不全:第三产程过早牵拉脐带或按压子宫影响胎盘正常剥离导致的胎盘剥离不全,剥离面血窦开放致出血。

(2)胎盘粘连或植入:胎盘粘连是指胎盘绒毛全部或部分穿入子宫壁表层不能自行剥离者。胎盘植入是指胎盘绒毛穿透子宫壁表层而植入子宫肌层者。完全性植入或粘连者因胎盘未剥离而无出血;部分胎盘植入或粘连者因胎盘部分剥离导致子宫收缩不良,已剥离面血窦开放发生致命性出血。

(3)胎盘部分残留:当部分胎膜或胎盘小叶、副胎盘残留于宫腔时影响子宫收缩,以致出血。

3. 软产道裂伤　软产道裂伤常见于会阴、阴道、宫颈裂伤,严重者裂伤可达阴道穹隆、子宫下段甚至盆腔壁,形成腹膜后血肿、阔韧带内血肿而致大量出血。常与下列因素有关。

(1)急产、产力过强、巨大儿。

(2)外阴组织弹性差,如子宫收缩过强、产程进展过快、软产道未经充分的扩张。

(3)阴道分娩助产操作不规范。

(4)会阴切开缝合时止血不彻底,宫颈或阴道穹隆的裂伤未能及时发现等。

4. 凝血机制障碍 任何原因导致凝血功能异常均可引起产后出血。临床包括两种情况:其一为血小板减少症、白血病、再生障碍性贫血、重症肝炎等妊娠合并凝血功能障碍性疾病。其二为重度妊娠期高血压疾病、重度胎盘早剥、羊水栓塞、死胎滞留过久等妊娠并发症导致凝血功能障碍,发生弥散性血管内凝血。凝血功能障碍所致的产后出血常为难以控制的大量出血。

【病情评估】

1. 病史 是否有与诱发产后出血有关的病史,如孕前患有出血性疾病、重症肝炎、子宫肌瘤;妊娠期合并妊娠高血压疾病、前置胎盘、胎盘早剥、多胎妊娠、羊水过多;多次人工流产史及产后出血史,分娩期产妇精神过度紧张,过多使用镇静药、麻醉药;产程过长,产妇衰竭或急产以及软产道损伤等。

2. 临床表现

(1)宫缩乏力

①症状:产程延长,胎盘剥离延缓,在未剥离前阴道不流血或仅有少许出血,胎盘剥离后因子宫收缩乏力使子宫出血不止,按摩子宫及使用宫缩药后子宫收缩变硬,阴道出血停止或减少。期间产妇可出现失血性休克,表现为面色苍白、出冷汗、口渴、心悸、头晕、脉细弱及血压下降。

②体征:检查腹部时常感到子宫轮廓不清,松软如袋状,宫底升高或摸不到宫底。

(2)软产道裂伤或凝血功能障碍

①症状:胎儿娩出后立即发生阴道出血,血液鲜红。阴道壁血肿的产妇会有尿频或肛门坠胀感,且有排尿疼痛。

②体征:腹部检查宫缩良好,轮廓较清晰,检查宫颈有裂伤,个别产妇可裂伤至子宫下段。阴道裂伤多在阴道侧壁、后壁和会阴部。

3. 辅助检查

(1)评估产后出血量:注意观察阴道出血是否凝固,同时估计出血量。

(2)实验室检查:血常规检查,出凝血时间、凝血酶原时间等的测定。

(3)测量生命体征和中心静脉压:血压下降情况;脉细数;呼吸短促;体温开始可低于正常,随后可以升高,通过观察体温变化情况以识别感染征象。中心静脉压测定结果,如果小于 $2cmH_2O$ 提示右心房充盈压力不足,表明静脉回流不足,血容量不足。

【救治及护理】

1. 救治要点　根据出血原因迅速止血,补充血容量,纠正失血性休克,防治感染。

(1)因产后子宫收缩乏力造成的大出血可以通过使用宫缩药、按摩子宫、宫腔内填塞纱布条或结扎血管等方法达到止血的目的。宫腔内填塞纱布条是指应用无菌纱布条填塞宫腔,有明显局部止血作用。填塞后 24h 取出纱布条,取出前应先肌内注射宫缩药。宫腔填塞纱布条后需密切观察生命体征及宫底高度和子宫大小。

(2)软产道撕裂伤造成的大出血,需及时、准确地修复缝合伤口。如果为阴道血肿所致要先切开血肿,清除血块,缝合止血,同时注意补充血容量。

(3)胎盘因素导致的大出血,要及时将胎盘取出,并做好必要的刮宫准备。

(4)凝血功能障碍所致出血,应针对不同病因、疾病种类进行治疗,如对血小板减少症、再生障碍性贫血等患者应输新鲜血或成分输血;如发生 DIC 应进行抗凝与抗纤溶治疗。

(5)产妇因血容量急剧下降而发生低血容量性休克,对于失血较多尚未有休克征象者,应及时补充血容量;对于发生失血性休克者,应立即输血,以补充同等血量为原则。为患者提供安静、舒适的环境,保持平卧,给予吸氧、保暖。遵医嘱给予抗感染治疗。

2. **护理措施**

(1)预防出血

①妊娠期:加强孕期保健,定期产检,高危妊娠者应提前入院。

②分娩期:第一产程时密切观察产程进展,防止产程延长,避免产妇衰竭状态,必要时给予镇静药,保证产妇休息;第二产程严格无菌操作,指导产妇正确使用腹压,适时适度做会阴侧切,分娩后立即使用缩宫素,减少出血;第三产程正确处理胎盘娩出及测量出血量。

③产褥期:产后 2h 仍需留在产房接受监护,督促产妇及时排空膀胱,建议早期哺乳,刺激宫缩,减少阴道出血。

(2)症状护理

①子宫次全或全切术后一般护理:体位与病情观察,按手术及麻醉方式决定术后体位。同时要保持床单位整洁,协助患者翻身按摩双下肢,预防压疮及静脉血栓的形成;严密观察生命体征,观察阴道及切口有无出血、渗血、渗液,如伤口敷料有渗血或引流管内有新鲜血流出,每小时超过 200ml,连续 3～4h 不止,并出现脉速、烦躁、血压下降等表现,应立即通知医师,加快输液速度,做好再次手术的准备。预防感染,体温低者注意保暖,体温过高者给予物理降温、药物降温。管道护理,保持各引流管通畅,观察引流液的颜色、性状、量,若有异常及时通知医师;每日更换引流袋 1 次,留置尿管患者每日会阴护理 2 次,每日更换尿袋 1 次。饮食与活动,指导患者正确饮食,手术当日禁食水,术后第 1 日,可进不胀气流质饮食,排气后进半流质饮食,排便后进普食。术后无

禁忌证,指导早期下床活动,并每日逐渐增加活动量,防止并发症的发生,促进身体功能的恢复。

②子宫腔内填塞碘纺纱布止血术后护理:无菌条件下,将纱布送入宫腔,直接压迫血窦止血。术后保持外阴清洁,观察阴道出血量,24h 后取出纱布。

③宫颈、阴道、外阴损伤缝合术后护理:做好会阴护理,保持外阴清洁;术后 3d 可行红外线烤灯照射,以促进伤口愈合。

④出血、贫血:积极止血、补液、补血。

(3)并发症护理

①腺垂体功能减退——席汉综合征:主要是预防产后出血,一旦发生产后大出血,应及时补充循环血容量,避免休克的发生。希恩综合征的治疗目前主要采取激素替代治疗。

②失血性休克:产后出血量多且急,产妇因血容量急剧下降而发生低血容量性休克。专人护理,建立静脉通路,准确记录出入量;改善组织灌注,采取休克体位,遵医嘱使用血管活性药物;保持呼吸道通畅,并给氧;严格无菌操作预防感染,正确使用抗生素;休克时体温降低,应予以保暖;神志不清患者,应加床档以防坠床,预防意外损伤;输液肢体宜用夹板固定,必要时以约束带固定。

(4)心理护理:大量失血后,产妇抵抗力下降,活动无耐力,生活自理能力受限,医护人员应多给予产妇安慰、关心,以增加安全感。解释有关各种护理措施的目的,提供病情好转的信息,增强治愈的信心。

【健康指导】

1. *产后饮食*　指导产妇应加强营养,进食富含蛋白质、维生素等食物及新鲜蔬菜和水果,特别是含铁丰富的食物,如瘦肉、猪肝、大枣等,有利于纠正贫血,避免进食生冷、辛辣食物。

2. *产后活动*　嘱产妇充分休息,病情好转后逐步增加活动量,活动量适量为宜,告知产妇在活动期间,如果出现心悸、口渴、头晕、恶心、呕吐等不适,应暂停活动,及时通知医护人员。

3. 卫生 继续观察子宫复旧及恶露情况,嘱产妇勤换会阴垫,保持外阴清洁,讲解子宫复旧的过程和恶露的变化。产褥期禁止盆浴及性生活。

4. 母乳喂养 根据产妇具体情况指导母乳喂养,保持乳汁通畅,建议产妇纯母乳喂养 6 个月以上。

5. 复诊 嘱产妇常规 42d 后来院复诊,明确产后复诊的时间、目的和意义,如出现阴道出血增多、体温升高、恶露有异味等异常情况,应随时复诊。

第七节 儿科急危重症护理

一、新生儿窒息与复苏

胎儿因缺氧发生宫内窘迫或娩出过程中引起的呼吸循环障碍称为新生儿窒息(asphyxia of newborn),是引起新生儿伤残和死亡的主要原因之一。需积极抢救和正确处理,降低新生儿病死率及预防后遗症。

【病因及发病机制】

1. 病因

(1)孕母因素:孕妇患糖尿病、严重贫血,心、肺、肾等全身性疾病;孕母妊娠期有妊高征、胎盘异常及多胎妊娠;孕母吸毒、吸烟;孕母年龄≥35 岁或<16 岁。

(2)分娩因素:难产、手术助产,如高位产钳、胎头吸引等;麻醉、镇痛药、缩宫药使用不当等。

(3)胎儿因素:早产儿、巨大儿等;严重先天性畸形的新生儿,如呼吸道畸形、先天性心脏病等;羊水或胎粪吸入气道的胎儿;宫内感染所致神经系统受损等。

(4)胎盘和脐带因素:前置胎盘、胎盘早剥、胎盘老化等;脐带受压、打结、绕颈、脱垂等,造成脐带血流中断。

2. 发病机制

(1)呼吸改变:原发性呼吸暂停,胎儿或新生儿窒息缺氧时,开始阶段呼吸代偿性加深加快,若缺氧未及时改善,随即转为呼吸抑制。此时患儿肌张力存在,血管轻微收缩,血压升高,循环尚好,但有发绀,如及时解除病因,改善症状,可恢复自主呼吸。继发性呼吸暂停,若缺氧持续存在,则出现几次喘息样呼吸后,血压开始下降,心率减慢,肌张力消失,面色苍白,呼吸运动减弱,随后出现呼吸暂停。此时需要正压辅助通气可恢复自主呼吸。

(2)各器官缺血缺氧改变:窒息开始时,由于低氧血症和酸中毒,各器官间血液重新分布,肺、肾、肌肉、皮肤等处血管收缩,血流量减少,从而保证心、脑等生命器官的供血。如缺氧持续,无氧代谢使酸性产物急剧增加,导致重度代谢性酸中毒。此时血流代偿机制丧失,心脏功能受损,心率和动脉压下降,重要器官供血减少,易发生脑损伤;其他已处于缺血状态下的器官更易受缺氧缺血的损害。

(3)血液生化和代谢改变:在窒息应激状态时,血 $PaCO_2$ 升高,pH 和 PaO_2 降低,儿茶酚胺及胰高血糖素释放增加,使早期血糖正常或增高;若缺氧情况持续,糖原消耗增加、储存空虚,随即出现低血糖。酸中毒还抑制胆红素与白蛋白的结合,降低肝酶活性,使非结合胆红素增加而致高胆红素血症;亦能导致左心房心钠素分泌增加,造成低钠血症。血游离脂肪酸增加,促进钙离子与蛋白结合而导致低钙血症。

【病情评估】

1. 临床表现

(1)宫内窒息:早期表现为胎动增加,胎心≥160/min,晚期为胎动减少或消失,胎心<100/min 或不规则,羊水呈黄绿色或墨绿色。

(2)Apgar 评分:Apgar 评分是广泛使用的评价新生儿窒息程

度的最简捷实用的方法。内容包括皮肤颜色、心率、对刺激的反应、肌张力和呼吸 5 项,每项 0～2 分,总共 10 分。分别于出生后 1min、5min、10min 进行评分,8～10 分为正常,4～7 分为轻度窒息,0～3 分为重度窒息。生后 1min 评分可反映窒息严重程度,5min 及 10min 评分有助于判断复苏效果和预后。如 5min 评分仍低于 6 分者,神经系统受损较大。具体评分见表 10-1。

表 10-1 新生儿 Apgar 评分法

体征	评分标准		
	0	1	2
皮肤颜色	青紫或苍白	躯干红、四肢青紫	全身红
心率(次/min)	无	小于 100	大于 100
弹足底或插鼻管反应	无反应	有些动作	哭泣、有喷嚏
肌肉张力	松弛	四肢略屈曲	四肢能活动
呼吸	无	不规则、慢	正常、哭声响亮

(3)各器官受损表现:不同程度的中枢神经、循环、呼吸、泌尿、消化系统和机体代谢方面异常改变。①中枢神经系统:主要是缺氧缺血性脑病和颅内出血。②心血管系统:轻症表现为传导系统和心肌受损;严重者出现心源性休克和心力衰竭。③呼吸系统:易发生羊水或胎粪吸入综合征,肺出血和持续肺动脉高压,低体重儿常见肺透明膜病、呼吸暂停等。④消化系统:应激性溃疡和坏死性小肠结肠炎等。缺氧还导致肝葡萄糖醛酸转移酶活力降低,酸中毒更可抑制胆红素与白蛋白结合而使黄疸加重。⑤泌尿系统:急性肾衰竭时表现为少尿、蛋白尿、血尿素氮及肌酐增高,肾静脉栓塞时可见肉眼血尿。⑥代谢方面:常表现为低血糖,低钠血症和低钙血症等电解质紊乱。

2. 辅助检查

(1)血气分析:血气分析可提示酸中毒类型,当胎儿头皮血

pH$\leqslant$7.25 时提示胎儿严重缺氧,需做好抢救准备。其中 pH 值、$PaCO_2$ 和 PaO_2 值,可作为应用碱性药物的依据。

(2)头颅 CT 检查:头颅 CT 检查帮助诊断缺氧缺血性脑病和颅内出血。

(3)其他:如检测血糖、电解质、血尿素氮及肌酐等生化指标。

【救治及护理】

1. 救治要点

(1)预防及治疗孕母疾病:做好产前检查,对高危产妇进行监护。

(2)早期预测:做好抢救准备工作,包括人员、物品和仪器等。

(3)及时复苏:采用国际公认的 ABCDE 复苏方案。A(airway):清理呼吸道,尽快吸净呼吸道黏液和羊水;B(breathing):建立呼吸,增加通气;C(circulation):维持正常循环,保证足够心排血量;D(drug):药物治疗;E(evaluation):评价。ABC 最为重要,其中 A 是根本,B 是关键。评价和保温贯穿整个复苏过程。呼吸、心率和血氧饱和度是窒息复苏评估的三大指标,遵循"评估-决策-措施"步骤,循环往复,直到完成复苏。

(4)复苏后处理:评估和监测生命体征、尿量、肤色、神经系统症状,注意维持内环境稳定,控制惊厥,治疗脑水肿。

2. 护理措施

(1)病情观察:密切观察 24h 心电图、血压、呼吸,必要时进行血流动力学监测,注意尿量、意识等情况。若有条件,将患儿置于单人抢救室或心血管监护室,给予床边心电、呼吸、血压的监测,特别是在前 24h 内必须连续监测,室内应配备必要的抢救设备和用物,准确测量体温、呼吸,填写窒息和恢复时间,抢救过程中的治疗和用药及护理、交接班记录等。

(2)一般护理

①体位:患儿需侧卧位,必要时给予半卧位,抬高床头 15~30°,有利于呼吸。

②吸氧:遵医嘱给氧,根据血氧饱和度采取不同给氧方式和流量。

③用药:建立好静脉通道,严格掌握好输液速度及输液量,了解药物药理作用及可能出现的不良反应。

④饮食:合理喂养,根据病情推迟喂奶时间,有吸吮能力者可直接哺乳,吸吮无力者应该给予滴管或鼻饲喂养。

⑤保温:整个治疗护理过程中,应注意患儿的保温,可将患儿置于远红外保暖床,病情稳定后置暖箱中保暖或热水袋保暖,维持患儿肛温 36.5～37℃。

(3)症状护理:复苏。

①A——通畅气道:胎儿娩出后,将新生儿置于预热的开放式远红外线抢救台上,擦干头部及全身的羊水及血迹。患儿仰卧,肩部以布卷或毛巾垫高 2～2.5cm,使颈部稍向后伸仰,清理口、咽、鼻部的黏液,使气道通畅,用吸痰管吸净口腔、咽部及鼻腔的黏液和分泌物,先口腔后鼻腔。吸引时间不超过 10s。

②B——建立呼吸:采用拍打足底或摩擦患儿背部等触觉刺激,促使呼吸出现。经刺激后如果出现正常呼吸、心率＞100/min,给予保暖观察。触觉刺激后无自主呼吸、心率＜100/min者,应立即用复苏器加压给氧,面罩应盖住口鼻、下巴尖端,通气频率为 40～60/min,压力大小应根据患儿具体情况而定,通气有效可见胸廓起伏。如声门下有胎粪颗粒者、需较长时间加压给氧者、疑有膈疝者,应 20s 内完成气管插管和 1 次吸痰。30s 后若无规律性呼吸或心率小于 100/min,需进行气管插管正压通气。

③C——恢复循环,胸外心脏按压:无心跳或 30s 正压人工呼吸后心率＜60/min,需胸外心脏按压,通常采用双拇指或中、示指法按压,操作者双拇指并排或重叠于患儿胸骨下 1/3 处,其他手指围绕胸廓托在后背同时按压;或仅用中、示两手指并拢按压胸骨体下 1/3 处,频率为 90/min,按压 3 次通气 1 次,按压深度为胸廓压下 1.5～2cm。按压有效可摸到颈动脉和股动脉搏动。

④D——药物治疗:建立静脉通路,保证药物有效及时进入体内;在充分正压呼吸和胸外心脏按压不能恢复正常循环,心率仍<60/min,可应用 1:10 000 肾上腺素 0.1～0.3ml/kg,静脉或气管注入,必要时可重复。遵医嘱根据病情给予纠酸、扩容药物,必要时可给纳洛酮及血管活性药物。

⑤E——评价:复苏过程中,及时评价患儿情况,再决定下一步的操作,直到完成复苏,并准确记录。

(4)并发症护理

①缺氧缺血性脑病:窒息缺氧时血-脑脊液屏障受累所致,是新生儿窒息后的主要并发症。做好病情观察,保持呼吸道通畅,吸氧等护理。

②心脏传导系统和心肌受损:加强心电监测,有异常积极配合医师治疗。

③黄疸:窒息缺氧可降低胆红素与清蛋白的结合力,使黄疸加深,时间延长。做好病情观察和皮肤护理。

(5)心理护理:向家属耐心细致地解释病情,告知患儿目前情况和预后,介绍有关的医学基础知识,取得家长理解,减轻家长的恐惧心理,得到家长配合,帮助家长树立信心。

【健康指导】

1. 产前做好孕妇心理护理,保持轻松愉悦心情。

2. 做好产前指导,妊娠晚期防止早产和胎膜早破,并加强胎心、胎动的监测。

3. 告知孕妇及家属若有异常情况立即来院处理或行剖宫产术,从而减少新生儿窒息发生和减轻窒息程度。

4. 指导产妇及家属当患儿病情突然变化时,应采取的简易应急措施。

二、小儿心力衰竭

小儿心力衰竭是指心脏收缩或舒张功能下降,不能搏出同静脉回流及身体组织代谢所需的血液供应,不能满足机体的需要,并由此产生一系列症状和体征。

【病因及发病机制】

新生儿心力衰竭病因很多,最多见的为先天性心脏病,如心肌炎、主动脉狭窄、肥厚性心肌病。如新生儿出生后数小时内窒息缺氧,会导致心内膜下心肌坏死而造成二尖瓣和三尖瓣急性关闭不全,致使肺血管阻力升高,发生心力衰竭。在小于 7d 的新生儿中先天性心脏病(尤其重症类型),如左心发育不良,大血管错位等,由于心血管结构异常导致心脏负荷增加而致心力衰竭。

新生儿心力衰竭的血流动力学改变,心脏负荷过重、心肌收缩力减弱,是发生心力衰竭的主要病理基础。炎症、缺氧、缺血、酸中毒等,可使心肌结构、心肌细胞膜完整性或心脏传导系统受损,或致心脏负荷过重,当心脏通过心率加快、收缩力加强、心脏扩大及心肌肥厚等机械能作用仍不能代偿,均最终导致心肌收缩力减弱。

【病情评估】

1. 病史　询问有无心脏病病史,家族史,有无诱发因素。

2. 临床表现　新生儿左、右心力衰竭不易截然分开,往往表现为全心衰竭。

(1)肺循环淤血表现:左心衰早期表现为呼吸急促,严重者可出现呼吸表浅、不规则、呼吸困难、端坐呼吸,心尖部第一心音减低和奔马律,肺底可闻干湿啰音。当 $SpO_2 < 80\%$ 或 $PaO_2 < 40mmHg$ 时即可出现发绀。

(2)体循环淤血表现:主要表现为颈静脉怒张、肝大、尿少或有轻度蛋白尿,周围性水肿多不明显,严重心力衰竭可见手背、足背及眼眶周围轻度水肿。

(3)心功能减退表现

①心动过速或心动过缓:新生儿安静时心率持续>160/min,为心衰早期表现之一,若心率>180/min,提示为房性心动过速、

严重心力衰竭或心力衰竭晚期,晚期心力衰竭亦可表现为心动过缓。

②心脏扩大:是心功能受损的重要表现,见于有先天性心脏病者。

③心律失常:心力衰竭晚期常可出现舒张早期奔马律,交替脉或期前收缩等。

(4)其他:烦躁、喂养困难、哭声低弱、出汗(儿茶酚胺分泌增加)、面色苍白、体重增长缓慢等。

3. 辅助检查

(1)X 线胸片:X 线胸片可明确心脏是否扩大,吸气时胸片第10、11 后肋及心尖在膈肌以上。胸片可诊断是否有肺充血、肺纹理增多、肺瘀血。

(2)多普勒超声心动图:可根据射血分数了解心功能,并可了解心血管解剖变化、瓣膜功能,可见心房和心室腔扩大。

(3)心脏生物学标志物检测:除心肌酶谱升高外,心力衰竭时血浆去甲肾上腺素、利钠肽、内皮素、心肌蛋白等均可升高。此外,心力衰竭时血浆脑利钠肽和氨基末端脑利钠肽前体、抵抗素和脂联素、超敏 CRP 和肽素等升高。

【救治及护理】

1. 救治要点

(1)病因治疗:去除病因是解除心力衰竭的重要措施。如发生感染者,宜用抗生素积极控制感染,对先天性心脏病患儿,应选择适宜时机做手术根治。

(2)一般治疗:对于哭闹、烦躁者,通常用地西泮或苯巴比妥肌内注射,极度烦躁者用吗啡皮下注射,4～6h 可重复 1 次,但可抑制呼吸,对有呼吸衰竭者慎用;患者应保持充分休息与睡眠,减轻心脏负担;对于呼吸困难患儿遵医嘱吸氧。

(3)抗心力衰竭治疗

①心肌收缩力药物:洋地黄类正性肌力药,如地高辛是治疗

新生儿心力衰竭的最常用的洋地黄制剂。新生儿对本药反应稳定,疗效确切,排泄较快,不易积蓄中毒,可以通过检测血药浓度调节剂量。因肌内注射后血药浓度不稳定,本药通常不做肌内注射,口服又可因溢奶而致剂量不足,因此,治疗早期最常用静脉注射。

②降低后负荷药物:血管扩张药,适用于心力衰竭伴低血压或休克者可降低心脏后负荷。血管扩张药静脉滴注时,宜从小剂量开始,待病情稳定后,逐渐减量并停用,防止反跳作用。血管紧张素转化酶抑制药,此类药可与地高辛合用,适用于轻至重度心力衰竭、左向右分流型先天性心脏病导致的心力衰竭。

③减轻前负荷药物:利尿药可加速水钠排泄,减少血容量,从而减轻心脏前负荷,有利于心功能的恢复。本药需与强心药同时使用,选用呋塞米与洋地黄药物治疗心力衰竭未控制或有显著水肿,如需长期使用,可用间歇疗法。

2. 护理措施

(1)病情观察:密切观察生命体征变化,定时测量心率、心律、心音等,详细记录 24h 出入量,必要时进行心电监护,若有变化,及时与医师联系。

(2)一般护理

①环境:有条件的置于单人抢救室或心血管监护室,室内应配备必要的抢救设备和用物。保持病室安静舒适,室内空气流通,室温为 22～24℃,湿度为 50％～60％。

②输液:建立好静脉通道,严格掌握好输液速度及输液量,了解药物药理作用及可能出现的不良反应。尽量减少静脉输液或输血,必输时每日总量宜控制在 75ml/kg 以下,输入速度宜慢,以每小时 5ml/kg 以上的速度为宜。

③给氧:有呼吸困难、发绀、低氧血症者给予吸氧。有急性肺水肿患儿吸氧时,湿化瓶可改盛 20％～30％乙醇,间歇吸入,每次10～20min,间隔 15～30min,重复 1～2 次。

④饮食:控制水盐摄入,轻者可给少盐饮食,指每日饮食中钠盐不超过 0.5～1g,重者无盐饮食。宜给予低脂、低胆固醇、低盐食物。保持大便通畅,必要时服用缓泻药。急性期协助患儿做好生活护理,保持皮肤和口腔的卫生。

⑤休息与活动:取半坐卧位(小婴儿取 15°～30°斜坡卧位)。保证充分休息,减少氧耗,避免各种刺激,活动原则以心力衰竭程度而定,病情好转后逐渐增加活动量,以不出现症状为限。

(3)用药护理

①洋地黄药物治疗的护理:使用药物前应了解患儿的基本临床资料,每次用药前应测量脉搏,当婴儿脉率低于 90/min,年长儿常低于 70/min 时,或出现心电图 PR 间期延长、心律失常时应及时报告医师决定是否停药。应严格按时按剂量给药,婴幼儿用量甚小,注射时每次要用生理盐水稀释,用量少于 0.5ml,稀释后用1ml 注射器吸药,口服药则要与其他药物分开服用。若患儿口服后出现呕吐,则通知医师,更换给药途径。钙剂与洋地黄制剂有协同作用,应避免同时使用。

洋地黄制剂达到疗效的主要指标是:心率减慢、肝缩小、气促改善,安静、胃纳好转、尿量增加。长期使用洋地黄制剂者,要监测血清地高辛浓度,小儿血清地高辛有效血浓度为 1～3ng/ml。采血标本时间应在服药后 6h 左右。

小儿洋地黄中毒表现:最常见为心律失常,严重胃肠道反应和神经系统症状,表现为房室传导阻滞,阵发性心动过速,心动过缓;恶心、呕吐;嗜睡、黄绿视等。新生儿电解质紊乱、低钾低镁、高钙、大量使用利尿药后等均易发生洋地黄中毒。

②血管扩张药物治疗的护理:按时准确给药,给药时应避免药液外渗。应用硝普钠治疗时要严格掌握剂量,使用或保存时应避光,现配现用。注意药物的不良反应,主要是血压下降,其次是心悸、头痛、恶心。在用药前应测量血压、心率,若发现不良反应,应及时通知医师。

③利尿药物治疗的护理：掌握用药时间，尽量在早晨及上午给药，避免夜间排尿过多而影响休息。详细观察水肿的程度及变化情况，定时称体重及记录出入量。使用碱性利尿药易引起低血钾，密切观察电解质失衡症状，且要警惕出现洋地黄中毒反应。长期应用利尿药时，应补充含钾丰富的食物，如牛奶、菠菜。

（4）防止继发感染：患儿机体抵抗力低下，协助做好生活护理和清洁卫生，长期卧床及有水肿者，定时翻身按摩受压部位，预防压疮。避免呼吸道感染，感染与非感染患儿应分室居住。注意饮食卫生，防止肠道感染。

（5）心理护理：根据患儿的心理特点采用相应的对策，给予安慰鼓励，避免患儿抗拒哭闹，加重心脏负荷，同时最好能有家长陪伴，使患儿情绪稳定、有安全感。

【健康指导】

1. 指导家属应避免心力衰竭的诱因，如感冒、腹泻等。

2. 指导家属给予低盐低脂饮食，忌食盐腌制食品。

3. 指导按照医嘱服药，不得随便改变药物的用法和用量，以免发生不良后果。

4. 告知家属当病情突然变化时应采取简易应急措施，并及时就医。

三、新生儿颅内出血

因缺氧或产伤引起的脑损伤出血称为新生儿颅内出血（intracranial hemorrhage of the newborn），是新生儿早期的死亡原因，早产儿发病率较高且预后较差。颅内出血的症状体征与出血部位及出血量有关。

【病因及发病机制】

1. 缺氧缺血　产前、产程中及产后各种引起缺氧、缺血的因素均可导致颅内出血的发生，以早产儿多见。缺氧和酸中毒可损伤毛细血管内皮细胞，使毛细血管通透性增高、破裂出血；可以损伤脑血管自主调节功能,当体循环压力增高,脑血流量增加使毛细血管破裂;可以引起室管膜下生发层基质出血,脑实质点状出血,蛛网腔下腔出血。

2. 产伤　以足月儿多见,因胎头过大、头盆不称、使用高位产钳和吸引器助产、急产等,致使胎儿短时间内头部挤压变形,导致大脑镰和小脑幕撕裂,引起硬脑膜下出血;大脑表面静脉撕裂常伴有蛛网膜下腔出血。

3. 其他　新生儿肝功能不成熟,凝血因子不足。快速输入高渗液体、机械通气不当,气胸等使血压波动过大,引起颅内出血。少数颅内出血者,是由脑血管畸形或原发性出血性疾病引起。

【病情评估】

1. 病史　评估孕妇围生期健康状况,胎儿有无宫内窘迫、患儿有无窒息史,有无异常生产史,如产伤等。

2. 临床表现　颅内出血的症状体征与出血量有关,通常出生后 1~2d 出现症状,少数患儿出现症状时间较晚。一般先表现为神经系统兴奋症状,随后出现抑制症状。

(1)常见症状:①意识改变:易激惹、过度兴奋或表情淡漠、嗜睡、昏迷等。②眼部症状:双目凝视、斜视、眼球上转困难、眼球震颤,瞳孔不对称,对光反应差等。③颅内压增高:脑性尖叫、前囟隆起、惊厥、角弓反张等。④呼吸改变:呼吸增快或减慢,不规则或暂停等。⑤肌张力改变:早期增高,以后减低。⑥原始反射:觅食反射、拥抱反射等减弱或消失。⑦其他:低体温、面色苍白、黄疸和贫血。

(2)不同部位的颅内出血临床表现特点:①脑室周围-脑室内出血:多见于早产儿,主要见于胎龄小于 32 周,体重低于 1500g 的早产儿。最常见症状为拥抱反射消失,肌张力低下,淡漠及呼吸暂停。当大量出血时,神经系统迅速由兴奋转向抑制,意识昏迷,瞳孔固定,对光反应消失,惊厥及去大脑强直状态,血压下降,心动过缓,呼吸停止而死亡。有的经过稳定期后,出现新的症状,存活者常留有脑积水和其他神经系统后遗症。②蛛网膜下腔出血：与出血量的多少有关，少量出血者仅有激惹、肌张力低下等，出血量多时出现抽搐，早产儿可同时发生呼吸暂停；病情发展迅速，常于短期内死亡。③小脑出血：临床症状不典型，多发生在胎龄小于32周的早产儿，常合并肺透明膜病、肺出血，大多数有呼吸暂停、心动过缓，最后因呼吸衰竭而死亡。④脑实质出血：多因小静脉栓塞后毛细血管内压力增高，继而破裂出血。少量点片状出血，可无临床症状。脑干出血，可有呼吸不规则、瞳孔变化和心动过缓等。主要后遗症为脑性瘫痪、癫痫和发育迟缓等。⑤硬脑膜下出血：多因机械损伤大血管引起，多有产伤史。轻微出血者在出生数月后产生慢性硬脑膜下积液，出现发育迟缓和贫血等。明显出血者生后即可出现不安、尖叫、惊厥伴对侧偏瘫体征。大量出血时颅内压可突然升高，可引起短时间内呼吸暂停。

3. 辅助检查

(1)脑脊液检查：脑脊液压力升高，镜下可见皱缩红细胞，呈浅黄色，数天之内可出现低糖脑脊液症，持续最长时间可达1个月。

(2)影像学检查：头颅超声、CT或MRI等检查可了解出血部位、程度和范围。

(3)血常规与血生化检查：血常规可以有贫血表现，血清肌酸激酶同工酶增高。

【救治及护理】

1. 救治要点

(1)支持疗法：保持安静舒适的环境，减少不必要的刺激。维持血压，保证热量供给，注意液体平衡，及时纠正酸中毒。遵医嘱吸氧，改善脑缺氧。注意保暖，必要时可入暖箱。

(2)止血：选择维生素K_1及酚磺乙胺、卡巴克洛、巴特罗酶等药物止血。

(3)镇静：出现惊厥时，首选苯巴比妥，也可选用地西泮等抗惊厥。

(4)降低颅内压:可用呋塞米静脉推注,也可选用地塞米松,中枢性呼吸衰竭者可用小剂量 20%甘露醇注射液,早期慎用甘露醇,以免加重出血。乙酰唑胺可减少脑脊液的产生,必要时腰椎穿刺放脑脊液或侧脑室引流,进行性加重者行脑室-腹腔分流。

(5)应用脑代谢激活药:出血停止后,使用胞磷胆碱,也可选用脑活素,10~14d 为 1 个疗程。恢复期可给吡拉西坦。

(6)其他:贫血、休克时可输洗涤红细胞和新鲜血浆。足月儿有症状的硬脑膜下出血,用腰穿针从前囟边缘进针吸出积血。

2. 护理措施

(1)病情观察:严密观察患儿生命体征、神志、瞳孔、呼吸形态、肌张力及囟门张力等改变,出现异常时,及时通知医师并做好抢救准备,观察并准确记录惊厥发生的时间、性质、体征等,遵医嘱给予镇静、脱水药,并注意观察用药疗效及不良反应。

(2)一般护理

①环境与休息:保持安静,减少噪声,保持绝对静卧,减少不必要的刺激,将护理和治疗集中进行,动作要轻、稳、准,选用留置针静脉穿刺,减少反复穿刺,避免加重颅内出血。患儿躁动不安时,对症处理,不可强加约束,应加床档保护、戴手套,以防坠床和抓伤。

②建立静脉通道:建立有效静脉通道,严格掌握好输液速度及输液量,了解药物药理作用及可能出现的不良反应。

③合理用氧:遵医嘱根据缺氧程度选择用氧方式和浓度,维持血氧饱和度在 85%~95%。保持呼吸通畅,备好吸痰用物,及时清除呼吸道分泌物。避免压迫胸部,影响呼吸。呼吸暂停时应刺激患儿皮肤及采取人工辅助呼吸,若出现呼吸衰竭,需及时进行气管插管、机械通气。

④合理喂养:出血早期禁止直接哺乳,防止因吸奶用力或呕吐而加重出血。可用奶瓶喂养,当患儿出现恶心、呕吐则提示颅

内压增高。脱水治疗时,为防脱水过度导致水电解质平衡失调,需密切观察患儿精神状态、囟门、皮肤弹性、尿量及颜色变化。根据病情选择喂养方式,不能进食者,遵医嘱给予鼻饲或静脉高营养,保证患儿热量及营养的供给。

⑤维持体温稳定:体温过高时应该给予物理降温,体温过低时用远红外辐射、暖箱保暖。

⑥皮肤护理:保持皮肤和口腔的清洁卫生。

(3)颅内压增高的护理

①保持呼吸道通畅:及时清除呼吸道分泌物,解除呼吸道梗阻,充分给氧后,若患儿缺氧症状得不到改善或患儿排痰困难,应配合医师及早行气管切开术。若患儿呼吸减弱、潮气量不足,应使用呼吸机辅助呼吸。

②预防呼吸道感染:每天口腔护理 2 次,雾化吸入 2~3 次,翻身、拍背每 2~3 小时 1 次,翻身动作要轻稳。气管切开患儿每日更换气管敷料,气管内套管每 4 小时消毒 1 次,气管套外口用单层无菌生理盐水纱布覆盖。吸痰时严格遵守无菌操作,每次吸引不超过 15s,避免患儿咳嗽过剧而增加颅内压。

③保持大小便通畅:观察患儿排便情况,避免用力排便,根据情况给予缓泻药或低压小量灌肠通便,必要时用手指抠出粪块,及时解除尿潴留,防止腹压增高引起颅内压增高。

(4)并发症护理

①癫痫:做好病情观察、发作时防止发生窒息、外伤及坠床。

②脑瘫、智力低下:做好康复训练,教会家属患儿功能训练方法,并坚持锻炼。

(5)心理护理:由于患儿病情危重,家属心理负担大,向家属解答病情、排除思想顾虑,鼓励坚持治疗及随访,安慰家属,增强治疗信心,保持乐观的情绪。

【健康指导】

1. 告知家长相关信息,解答病情,讲解颅内出血的严重性,可能会出现的后遗症。

2. 给予家长支持和安慰,减轻其紧张情绪和恐惧心理。

3. 有后遗症时,鼓励并指导家长,尽早为患儿进行功能训练和智力开发,减轻脑损伤影响。鼓励家长坚持对患儿治疗和康复训练,定期到医院随访。

四、新生儿肺出血

新生儿肺出血是指两肺叶以上融合出血,不包括散在、局灶性出血。是新生儿死亡最重要原因之一。

【病因及发病机制】

1. 病因

(1)感染因素:败血症、感染性肺炎、坏死性结肠炎等,肺出血多发生在生后 1 周左右。

(2)缺氧因素:呼吸窘迫综合征、胎粪吸入综合征、重症缺氧缺血性脑病、青紫型复杂先天性心脏病等,肺出血多发生在生后 3d。

(3)早产:早产儿肺发育不成熟,易发生肺出血,特别伴有感染、低体温等时。

(4)医源性因素:复苏过程中应用碱性药物,氧中毒,机械通气峰压过高,应用表面活性物质治疗肺部疾病等。

(5)其他:寒冷损伤、充血性心力衰竭,高黏滞综合征,凝血功能障碍,弥散性血管内凝血,外伤性引起的气管及支气管糜烂等。

2. 发病机制　新生儿肺出血的确切机制目前仍未完全阐明。

(1)出血性肺水肿:气道抽吸物与全血比较,血细胞比容明显降低,提示气道血性液来自于出血性肺水肿而非直接原血进入肺。

(2)缺氧和酸中毒:可导致肺毛细血管压力增加以及部分血管渗出或破裂。

(3)肺泡屏障完整性改变:毛细血管内皮与肺泡上皮的完整

性改变、呼吸膜的滤过压力改变都会导致患儿肺出血。

【病情评估】

1. 临床表现　患儿反应差、面色苍白、发绀、呼吸困难突然加重,出现三凹征,呼吸不规则,血氧饱和度低于正常水平。大多肺部听诊出现局部或弥散性细湿啰音,并迅速增多。诊断肺出血的最有力依据是从口、鼻流出血性分泌物,或从气管插管中吸出大量的血性分泌物。但约50%的患儿始终无血性分泌物从鼻或口腔流出。

2. 辅助检查

(1)血气分析:有不同程度的酸中毒,以混合性或代谢性酸中毒多见,可见 PaO_2 降低, $PaCO_2$ 可增高,碱剩余(BE)负值增大。

(2)血常规:肺出血后,红细胞减少,血红蛋白降低,白细胞可正常、增高或降低。由于大量血液丢失,血细胞比容降低。部分患儿血小板减少。

(3)生化改变:部分有低血糖,低血钙,低蛋白血症。

(4)X线检查:两肺出现广泛性斑片状、均匀无结构的高密度影;肺血管瘀血影;大量肺出血时两肺呈"白肺"改变;心脏轻度至中度增大,以左室增大较明显。

【救治及护理】

1. 救治要点　由于肺出血主要临床表现为失血性休克和血液积聚于肺泡引起的血气交换障碍,故其主要治疗手段为清除气道血性液和恢复有效通气。

(1)常规治疗

①病因治疗:治疗原发病,怀疑败血症时给予抗感染等。

②一般治疗:保持呼吸道畅通,注意保暖给氧,适当控制入量。

③纠正酸中毒:通过恢复足够通气和维持正常血压,必要时给予碳酸氢钠,纠正酸中毒。

④补充血容量:建立静脉通道,进行液体复苏以纠正血流动

力学不稳定,包括使用浓缩红细胞,每次 $10\sim15ml/kg$,维持血细胞比容在 45% 以上,必要时给予升高血压药物。

(2)恢复有效通气

①机械通气:正压通气和呼气末正压是治疗肺出血的关键措施。一般初始参数:PIP $25\sim30cmH_2O$,呼气末正压通气(PEEP)$6\sim8cmH_2O$,呼吸率(RR)$35\sim45/min$,Ti $0.5\sim0.75s$,并根据病情遵医嘱调节呼吸机参数。

②表面活性物质的应用:肺出血患儿在机械通气后,病情稳定,但肺顺应性仍较差者,或存在肺部疾病恶化时,单剂量应用,以改善缺氧症状。

③动脉导管开放:通常应在肺出血 $24\sim48h$ 后,低氧血症和酸碱平衡失调得到改善,凝血障碍得到控制,可考虑用吲哚美辛来关闭动脉导管,必要时也可行外科结扎。

④应用止血药:可使用 0.2U 巴特罗酶加生理盐水 1ml 气管插管内滴入,同时用 0.5U 巴特罗酶加生理盐水 2ml 静脉滴注。

2. **护理措施**

(1)病情观察:密切观察生命体征变化,必要时进行血流动力学监测,注意尿量、意识等情况。认真填写抢救过程中的治疗和用药及护理、交接班记录等。

(2)一般护理

①备好抢救用物:根据病情,患儿置于单人抢救室或心血管监护室,给予床边监测,室内应配备必要的抢救设备和用物,如氧气、吸引装置、人工呼吸机、急救车,各种抢救机械包及药品等。

②输液:建立好静脉通道,严格掌握好输液速度及输液量,掌握药物药理作用及可能出现的不良反应。

③吸氧:根据血氧采取不同方式和流量给予吸氧。

④休息与体位:卧床休息,协助患儿侧卧位,有利于呼吸。急性期做好生活护理,保持皮肤和口腔的卫生。

(3)症状护理

①气体交换受损的护理:保持气管的通畅,及时吸痰,注意无菌操作,每次吸完痰后用呋喃西林溶液冲洗吸痰管,用完后把吸痰管弃掉,减少感染的发生。注意气道的湿化,通常24h内气管滴入50ml左右生理盐水,痰液黏稠时用α-糜蛋白酶稀释,可在雾化液内加入庆大霉素等抗生素预防和治疗呼吸道炎症。

②合并心力衰竭的护理:按心力衰竭护理常规执行。

(4)并发症护理

①感染:严格执行无菌操作及保护性措施,遵医嘱给予抗感染治疗。

②酸碱平衡失调:做好病情观察及给药护理。

(5)心理护理:让家属了解治疗过程,取得最佳配合,排除思想顾虑,安慰患儿家长,增强治疗信心,保持乐观的情绪。

【健康指导】

1. 告知家长相关信息,解答病情,给予家长支持和安慰,减轻其紧张情绪和恐惧心理。

2. 告知家长积极治疗原发疾病,避免各种诱发因素,如上呼吸道感染。

3. 指导家属合理调整饮食,适当控制进食量,少食多餐。

4. 指导家属当病情突然变化时,应采取的简易应急措施。

五、呼吸衰竭

呼吸衰竭是各种原因引起呼吸中枢和(或)呼吸功能障碍,使机体气体交换发生障碍,出现低氧血症和高碳酸血症。广义呼吸衰竭应该还包括机体气体运输障碍、血液携氧能力不足、组织细胞氧交换能力不足等。

【病因及发病机制】

1. 病因　儿童呼吸衰竭的病因因年龄不同有较大的差别。

(1)新生儿:常见早产儿因肺泡表面活性物质缺乏而导致呼

吸窘迫综合征、新生儿窒息、吸入性肺炎等。

（2）小于 2 岁儿童：常见于支气管肺炎、哮喘持续状态、喉炎、先天性心脏病、气道异物吸入、鼻咽梗阻、先天性气道畸形（如气管蹼、囊肿、大叶肺气肿）等。

（3）大于 2 岁儿童：常见于急性感染性多发性神经根炎、哮喘持续状态、中毒、溺水、脑炎等。

2. 病理生理　呼吸衰竭的主要病理生理改变是呼吸系统不能进行有效地气体交换，出现低氧血症和高碳酸血症，导致机体氧供应不足，二氧化碳排出受阻，不能满足代谢的需求，由此引起代谢紊乱和脏器功能障碍。

【病情评估】

1. 病史　询问产史，出生时是否顺产，有无窒息史，了解患儿既往有无累及呼吸中枢和（或）器官的病史，特别是呼吸道感染史和神经系统疾病史，生后预防接种史。

2. 临床表现

（1）呼吸系统表现

①中枢性呼吸衰竭：异常呼吸主要表现为呼吸节律和频率的变化，呼吸快慢、深浅不匀，出现如潮式呼吸、毕奥呼吸、下颌式呼吸、呼吸暂停等。

②周围性呼吸衰竭：主要表现为呼吸困难，呼吸增快，但深浅度随病程变化而变化，早期呼吸浅快、之后出现呼吸无力。有鼻翼扇动、明显三凹征，呈点头、叹气式呼吸。

（2）低氧血症的表现

①发绀：是缺氧的典型表现，以口周、唇、甲床等处明显。一般当血氧饱和度<80%时出现发绀。但严重贫血、血红蛋白含量低于 50g/L 时，可不出现发绀。

②心血管功能紊乱：早期表现为心率增快、血压升高、心排血量增加；严重时可出现心率减慢、心律失常、心排血量减少，导致心力衰竭或心源性休克。

③神经系统症状:早期表现为睡眠不安、多汗、烦躁、易激惹,随后出现嗜睡、意识障碍等神经系统症状,严重时出现惊厥、颅内压增高、脑疝等症状。

④肾功能障碍:常表现为少尿或无尿,蛋白尿,还可见红细胞、白细胞、管型尿;严重时可发生肾衰竭。

⑤消化系统症状:可出现腹胀、恶心、食欲减退等胃肠道症状,严重时可出现消化道出血。

(3)高碳酸血症的表现:患儿表现为烦躁不安、多汗、皮肤潮红、四肢湿、瞳孔缩小、脉搏增快、血压升高、口唇暗红;继而心率减慢、四肢颤动,严重时则出现惊厥、昏迷、视盘水肿等。

3. 辅助检查

(1)血气分析:用以判断呼吸衰竭的类型、程度,酸碱平衡失调的程度。

(2)影像学检查:胸部 X 线、头颅 CT 等检查。

【救治及护理】

1. 救治要点

(1)保持呼吸道通畅:及时清理呼吸道分泌物及异物,改善通气功能。必要时给予雾化吸入,定时给患儿进行翻身、拍背。帮助患儿咳嗽,促进排痰;严重者可酌情进行吸痰。必要时给予支气管扩张药解除支气管痉挛,保持呼吸道通畅。

(2)氧疗:有效吸氧是改善缺氧最好的方法,使血液氧分压保持在 60mmHg 以上。合理使用呼吸兴奋药治疗中枢呼吸衰竭者,如洛贝林。严重呼吸衰竭者使用机械通气。

(3)对症支持治疗:维持重要脏器功能,维持水电解质平衡,选用敏感抗生素有效防治感染。

(4)去除病因:在抢救的同时积极治疗原发病,减少或消除诱因。

2. 护理措施

(1)病情观察:监测患儿生命体征,密切观察其呼吸频率、节律、深度、有无呼吸困难及程度,还需观察皮肤颜色、末梢循环、尿量。评估患儿意识状态和神经系统症状、有无球结膜水肿及程度,观察有无肺性脑病症状。重症患儿需连续监测 24h。

(2)一般护理

①环境与休息:患儿均安置在新生儿 ICU 病房,紫外线照射每日 2 次,通风每日 2 次,疑有传染病者尽早隔离。充分休息,减少耗氧量,减轻心脏负担,护理操作应尽量集中进行,必要时可适当使用镇静药。

②眼部与皮肤护理:眼部可用氯霉素滴眼液滴眼,每日 3 次,还可用油纱布敷盖;为防止鹅口疮的发生,将制霉菌素片压成碎末状涂抹;每次便后涂油保护,保持臀部清洁干燥,轻轻按摩背部,一旦发生红臀可用红外线灯照射。

③输液:特别是对于心力衰竭及多脏器衰竭者,可用输液泵维持液体滴速在 5 滴/min 以内,记录出入量与输液反应。

④加强喂养:可用硅胶管经口下鼻饲管喂养,给予高蛋白、高热量、易消化饮食,以供给机体足够的能量,增加抵抗力。

(3)症状护理

①合理吸氧:Ⅰ型呼吸衰竭可用面罩间歇高浓度吸氧;Ⅱ型呼吸衰竭患儿应用持续低流量吸氧,氧流量为 1~2L/min,通常用鼻塞或鼻导管吸氧。

②辅助呼吸:机械通气时,应专人监护,无创呼吸机辅助通气及建立人工气道进行机械通气时,合理设定呼吸机模式和参数,并根据血气结果及时调整。及时处理呼吸机报警。观察呼吸机是否与患儿呼吸同步,及时查找原因并处理。为防止感染,定期清洁并更换气管内套管、呼吸机管道及湿化瓶等物品。

(4)用药护理:遵医嘱正确给药,密切观察药物疗效及不良反应,如血管活性药、洋地黄、利尿药等;禁用呼吸抑制药,慎用镇静药。备好抢救用物与药品,如气管插管包、气管切开包、简易呼吸器、吸痰器、氧气筒、强心药等。

（5）并发症护理

①上消化道出血：常用激素类、茶碱类药物扩张支气管，平喘，但易引起患者发生应激性溃疡，出现上消化道出血，表现为粪隐血试验阳性、恶心、呕吐物呈咖啡色样等。若出现上消化道出血症状，应立即予止血药物治疗，及时清理口腔血块或残血，并观察血压的变化。

②心律失常：呼吸衰竭患儿几乎都有酸碱平衡紊乱，其中以酸中毒居多，酸中毒会加重心肌缺氧，易并发心律失常，必须严密观察病情变化，及早治疗。

③酸碱平衡失调和电解质紊乱：呼吸衰竭患者常发生酸碱平衡失调，其中以代谢性酸中毒最常见，呼吸性酸中毒次之，及时发现酸碱失衡，及时抢救。

（6）心理护理：做好家属接待与解答工作，提供相关信息，让家属了解治疗过程，取得最佳配合，消除其紧张焦虑情绪，排除思想顾虑，安慰患儿家长，给予心理支持，增强治疗信心，保持乐观的情绪。

【健康指导】

1. 指导患儿家属学会有效咳嗽、咳痰防辐射，正确进行腹式呼吸、缩唇呼吸等呼吸功能锻炼，执行合理的家庭氧疗方法。

2. 指导患儿家属避免疾病的诱因。协助患儿家属制订合理的活动与休息计划，增强体质。

3. 指导遵医嘱正确用药，熟悉药物的用法、剂量和注意事项。

六、急性肠套叠

急性肠套叠是指部分肠管及其肠系膜进入邻近肠腔内，引起的一种绞窄性肠梗阻。本病在我国发病率较欧美高，男性高于女性。多发生于4～8个月肥胖小儿，以春末及夏季多见。

【病因及发病机制】

1. 病因　肠套叠分为原发性和继发性两种。原发性肠套叠主要为婴幼儿;仅 5％病例存在明显的器质性原因,称继发性肠套叠,如梅克尔憩室翻入回肠腔内成为肠套叠的起点;肠息肉、肠肿瘤、肠壁血肿等牵拉肠壁引起等,多为年长儿。饮食改变、病毒感染、肠痉挛及自主神经失调等都会诱发肠套叠。

2. 病理生理 肠套叠多为近端肠管套入远端肠腔内,根据套入部位的不同可分为回盲型、回结型、回回结型、小肠型、结肠型和多发型。其中回盲型最常见,占总数的 50％～60％。肠套叠多为顺行性套叠,与肠蠕动方向一致,套入部随着肠蠕动逐渐向远端推进,肠管及肠系膜一并套入,套入肠管不断增长,不能自动退出。外层肠管的持续痉挛收缩,挤压套入肠管,牵拉和压迫肠系膜,使肠管发生循环障碍,静脉和淋巴回流受阻,套入部肠管充血、水肿、肠壁增厚、颜色变紫,分泌大量黏液,进入肠腔内,与血性渗液和粪质混合,出现典型的果酱样血便。病情加重时,常累及动脉,造成供血不足,肠壁缺血性坏死并出现全身中毒症状,严重者可并发肠穿孔和腹膜炎。

【病情评估】

1. 临床表现 多为既往健康的儿童突然发病,分为急性肠套叠和慢性肠套叠。全身情况:依就诊早晚而异,早期患儿情况一般尚好,体温正常,但有苍白、食欲减退或拒乳,无全身中毒症状。晚期精神萎靡或嗜睡,有脱水和电解质紊乱、高热、反应迟钝等表现,严重者会出现中毒性休克等症状。

(1)急性肠套叠:多见于 2 岁以内婴幼儿,典型表现为腹痛、呕吐、血便和腹部包块。

①腹痛:为最早症状,患儿主要表现为突然出现剧烈阵发性绞痛、屈膝缩腹哭闹不安,伴手足乱动,面色苍白,出汗、拒食,持续数分钟或更长时间后腹痛缓解,间歇 10～20min 又反复发作。腹痛是由肠系膜被牵拉和(或)套叠鞘部强烈收缩引起。

②果酱样血便:为患儿肠套叠的重要特征,大多发病后 6～12h 出现,数小时后可重复排出,做直肠指检时可发现血便。

③呕吐:早期因肠系膜受牵拉引起反射性呕吐,常在腹痛发作数小时后出现,呕吐物为胃内容物,初为乳汁、乳块、食物残渣,后为胆汁,晚期如发生肠梗阻,呕吐物可为粪便样液体,且有腥臭味。

④腹部肿块:触诊应在两次哭闹间歇期进行,右上腹肝下可触及套叠肿块,呈腊肠样、有弹性、表面光滑、稍活动或有压痛,发作时,肠鸣音亢进。晚期发生肠坏死或腹膜炎时,明显腹胀、腹水、压痛和腹肌紧张,肿块不易触及。

(2)慢性肠套叠:多见于年长儿,起病缓慢,临床表现常不典型。也有阵发性腹痛,但间歇期长,呕吐少见,便血出现晚。腹痛发作时腹部或脐周多能触及腊肠样包块,腹痛缓解时腹部无包块,病程可长达十余天。很少有严重脱水及休克表现,由于年长儿肠腔较宽阔可无肠梗阻发生,肠管也不易发生坏死。

2.辅助检查

(1)腹部超声:肠套叠超声显示在横断面上为"同心圆"或"靶环"征,在纵切面上,呈"套筒"征,常为首选检查方法。

(2)空气灌肠:空气灌肠后,能清楚看见套叠头的块影在 X 线透视下可见杯口阴影,同时进行灌肠复位。

(3)钡剂灌肠:用于慢性肠套叠的疑难病例,由于钡剂在套叠部位受阻,可见套叠部分充盈缺损,钡剂前端的杯口影,钡剂进入鞘部与套入部之间呈现的线条状或弹簧状阴影。

(4)超声监视下水压灌肠:经肛门注入 37～40℃等渗盐水匀速推入肠内,可见"靶环状"块影退至回盲部,"半岛征"由大到小,最后消失,诊断、治疗可同时完成。

【救治及护理】

1.救治要点

(1)非手术疗法:急性肠套叠是属于急症,一旦确诊需立即进行处理,病程在 48h 内,且全身情况良好可用灌肠疗法,包括空气灌肠、钡剂灌肠等。

(2)手术疗法:用非手术疗法不能复位,以及可疑肠坏死或穿孔者应采取手术治疗。根据患儿全身情况及套叠肠管的病理变化选择进行治疗,手术方法包括单纯手法复位、肠切除吻合、肠造口等。

2. 护理措施

(1)病情观察:密切观察腹痛部位、性质、持续时间、伴随症状,腹部是否可触及腊肠样包块;密切观察患儿腹痛、呕吐情况,以及大便的量、颜色和性状。观察生命体征、意识状态、严格记录24h 液体出入量,注意有无水、电解质紊乱情况以及有无出现并发症。

(2)一般护理:建立好静脉通道,严格掌握好输液速度及输液量,了解药物药理作用及可能出现的不良反应。保持安静舒适的环境和适宜的温湿度。协助其卧床休息,必要时予半卧位,抬高床头 15°～30°。禁食,协助做好生活护理,保持皮肤和口腔的清洁。

(3)非手术治疗的护理:密切观察患儿呕吐、腹痛、腹部包块及血便情况。若患儿安静入睡,不再哭闹,呕吐停止,腹部包块消失,肛门排气以及排出黄色大便,说明患儿经灌肠复位治疗后症状缓解;若患儿出现阵发性哭闹,烦躁不安,腹部包块,应立即通知医师并协助处理。

(4)手术治疗前的护理

①输液:迅速建立静脉通道,按医嘱输液、输血、使用止血药、抗生素,纠正电解质紊乱。

②禁食:患儿入院后应禁食,对需要手术治疗的患儿,确保手术前禁食 4～6h。

③减轻疼痛:疼痛发作时,取弯腰、屈膝侧卧位,绝对卧床休息,以缓解疼痛。鼓励家长探视患儿,加强患儿心理护理,做好安全防护,防止患儿因剧痛在床上辗转不安而发生坠床。

④做好手术前准备:若患儿肠套叠未及时复位或又发生新的

套叠,应立即通知医师并做好术前准备,包括测生命体征、按医嘱做青霉素皮试、插胃管并妥善固定、术前用药等。

(5)手术治疗后的护理

①做好常规护理及观察:根据病情给予适当的卧位(如抬高床头),预防腹胀及肠粘连;遵医嘱吸氧、监测心电图,观察体温、伤口敷料有无潮湿或渗血,防止吻合口瘘和预防感染;胃肠减压,保持管道通畅,记录减压液的量和性质,术后排气、排便后可拔除胃肠引流管,逐渐恢复经口进食;注意膀胱充盈情况。

②饮食管理:根据病情禁食 1～2d,禁食期间做好口腔护理。胃肠功能恢复正常后开始经口进食,通常为流食,以后按医嘱进食,逐渐恢复普食。若术后 4d 病情仍不允许进食,可从胃管给予少量肠内营养液。

(6)并发症护理

①吻合口瘘:做好术前准备,加强术后护理。

②肠坏死:做好手术准备及术后护理。

(7)心理护理:由于患儿病情危重,家属心理负担大,应告知患儿家属基本的医疗及护理知识,及时解答疑惑,排除思想顾虑,给予心理支持,增强治疗信心,保持乐观的情绪。

①鼓励家属探视患儿,在疼痛时、复位后或手术后陪伴患儿,缓解其焦虑。

②如需手术,应在术前向家长解释治疗方法的目的,消除其不安心理,取得其对治疗和护理的支持与配合。

③指导家属避免各种诱因,当病情发生变化时,及时就医。

七、惊厥

全身或局部骨骼肌群突然发生不自主强直或阵挛性收缩,常伴意识障碍的一种神经系统功能暂时紊乱的状态称为惊厥(convulsion)。新生儿惊厥是新生儿时期常见的急症,反复发作可引起脑组织损害,遗留后遗症,影响儿童的智力发育。

【病因及发病机制】

1. **感染性疾病病因**

(1)颅内感染:如细菌、病毒、真菌、原虫等引起的脑膜炎、脑炎及脑脓肿。常大多在疾病初期或极期出现反复而严重的惊厥,伴有不同程度意识障碍和颅内压增高症状。

(2)颅外感染:①高热惊厥:是儿童惊厥最常见的原因,上呼吸道感染引起的发热最多见;②感染性中毒性脑病:多由重症肺炎、败血症细菌性痢疾、伤寒等严重感染引起。在原发病的极期出现反复惊厥、意识障碍与颅内压增高症状。

2. **非感染性原因**

(1)颅内疾病:如脑外伤、脑肿瘤、原发癫痫、脑血管畸形、颅脑发育异常等。

(2)颅外疾病:窒息、缺氧缺血性脑病、电解质紊乱,如低血钙、低血镁、低血钠等,严重心肺疾病、遗传代谢性疾病、中毒,如农药、鼠药、中枢神经兴奋药等均可引起惊厥。

【病情评估】

1. **病史**　询问患儿有无既往发作史、发作时是否存在诱因,以及发作时的特点,如意识状态、持续时间等;了解患儿的出生史、喂养史、感染史,有无颅脑损伤史、心脏病或肾病等病史。

2. **临床表现**

(1)惊厥的典型表现:常见于癫痫大发作,表现为突然发作,伴不同程度的意识丧失,面部和四肢肌肉呈强直性或阵挛性收缩;面色青紫、口吐白沫、牙关紧闭、眼球凝视、上翻或斜视;部分患儿有大小便失禁;发作时惊厥持续时间为数秒至数分钟,发作停止后多入睡。

(2)惊厥的不典型表现:多见于新生儿或小婴儿。一般神志清楚,常出现微小动作,如表现为单侧肢体抽动、两眼凝视、反复眨眼、咀嚼、呼吸暂停等。

(3)惊厥持续状态:是指惊厥发作持续 30min 以上,两次发作间歇期意识障碍不能完全恢复者。由于惊厥持续状态时间过长，可引起缺氧性脑损害、脑水肿，甚至死亡等严重后果。

（4）高热惊厥：是由单纯发热诱发的惊厥，是小儿惊厥常见的原因，患儿多有高热惊厥家族史，根据发作特点可分为以下类型。①单纯型高热惊厥：发作后，除原发病的表现外，一切如常，无神经系统症状；一般持续数秒至10min，多呈全身强直阵挛性发作；1次热性疾病中，大多只发作1次。②复杂型高热惊厥：一般惊厥发作持续15min以上；惊厥形式呈部分性发作，具有不对称性和局限性，发作后有暂时性麻痹；在24h以内发作2次及以上；可反复发作5次以上；发作后清醒，体温不太高时即出现惊厥。

3. 辅助检查　根据需要做血、便、尿常规检查，血生化检查，如血糖、血钙、血钠、血尿素氮等；为鉴别有无颅内感染，进行脑脊液检查；眼底检查，若视网膜下腔出血提示颅内出血、视盘水肿提示颅内高压；其他检查包括脑电图、超声、CT、心电图等。

【救治及护理】

1. 救治要点　及时控制惊厥发作，使用止惊药物，是处理惊厥的首要措施；寻找与治疗病因，预防惊厥复发。

（1）地西泮：为控制惊厥的首选药物，常选择0.1～0.3mg/kg缓慢静脉注射，作用发挥快，1～3min即可生效，但作用时间短暂，必要时15～30min后重复用一次。但每次注射剂量不可过大，用药速度不可过快，防止出现抑制呼吸、降低血压，使用过程中应注意观察呼吸和血压的变化。

（2）苯巴比妥钠：也为控制新生儿惊厥的首选药物，按5～10mg/kg静脉注射，作用发挥较慢，维持时间长，注入后20～60min才能在脑内达到药物浓度的高峰，不能使惊厥发作立即停止。其不良反应有抑制呼吸、降低血压，因此注意监测呼吸和血压的变化。

（3）10％水合氯醛：本药作用较快，持续时间较短。每次0.5ml/kg，一次最大剂量应少于10ml，用于加入等量生理盐水灌肠或鼻饲。

（4）苯妥英钠：可用于地西泮治疗无效时，每次 15～20mg/kg 静脉注射，应缓慢，推注时间不少于 10min。本药无抑制呼吸现象，止惊作用缓慢，但使用时应进行心电监护，及时发现心律不齐的危险。

2. 护理措施

（1）一般护理

①环境：保持环境舒适安静，光线柔和。适宜的温湿度，使体温维持在 36.5～37℃，耗氧量减至最低，减少不必要的刺激，护理操作应尽量集中进行，尽量减少搬动患儿。

②保持呼吸道畅通：惊厥发作时应即刻让患儿平卧，头偏向一侧，松解衣领，及时清理口咽部分泌物及呕吐物，并托起患儿下颌防止舌后坠引起窒息。痰液黏稠不易咳出时，可采用超声雾化吸入以稀释痰液，利于排出，必要时采取吸痰，保持呼吸道通畅。

③给予吸氧：若惊厥发作时间较长，无论有无发绀，均应该给予吸氧，根据血氧饱和度，遵医嘱采取不同给氧方式和氧流量。惊厥发作时氧需量增加，吸氧可减轻缺氧与脑损害。

④加强防护：抽搐发作要注意防止碰伤及坠床，在床栏处放置棉垫，必要时约束肢体，上下牙齿之间应放置牙垫，防止舌咬伤。对可能出现抽搐者应专人护理，护理操作时动作轻柔准确。

⑤加强皮肤、口腔护理：保持床单位清洁平整、柔软干净，翻身时避免拖、拉等动作，防止皮肤擦伤。便后及时用温水擦洗臀部皮肤，并涂滑石粉，及时更换衣裤，防止皮肤感染及压疮的发生。婴幼儿应选择质地柔软的尿布，大小便后及时更换尿布。为保持口腔清洁，每次喂完奶或进食后喂适量的温水以冲洗口腔。

⑥保证足够营养：惊厥发作时，禁忌任何饮食，包括饮水。待惊厥停止、神志清醒后根据病情适当给予流质或半流质饮食。对于抽搐后意识障碍者可选用静脉或鼻饲补充营养，同时应密切观

察有无恶心呕吐、呛咳等症状。痰多者鼻饲前吸痰,鼻饲后30min内不宜吸痰。

(2)高热护理:对于高热惊厥者,应立即使用退热药。中枢性高热时给予物理降温,为预防脑水肿,以头部物理降温为主,采用冰帽,降低脑组织的代谢,减少耗氧量,利于脑细胞恢复。此外在枕下、腋下、腹股沟放置冰袋,冰袋外应包裹薄巾,防止局部冻伤,忌在胸前区及腹部进行冷疗,亦可用乙醇或温水擦浴。

(3)用药护理:持续而频繁的惊厥,往往并发脑水肿,应严格遵医嘱在指定时间内使用脱水药,如20%甘露醇,输液中调节好输液的速度,一般在30min内滴完。使用过程中应注意穿刺部位有无渗出,若有渗出应及时更换穿刺部位,用2%普鲁卡因局部封闭,禁忌热敷。

(4)并发症护理

①智力障碍:做好康复训练,指导家属常规训练方法,多加训练。

②癫痫:做好病情观察及护理,做好抢救准备。

(5)心理护理:经常和患儿家属交流,主动向家属解释病情和预后,排除思想顾虑,减轻焦虑情绪,帮助家属树立信心,使其配合治疗,提高治愈率。

【健康指导】

1. 告知家属及时控制体温是预防惊厥的关键。

2. 指导患儿家属应按时服用抗癫痫药,不能随便停药。

3. 告知家属本病的病因和患儿病情的相关诱因,指导家长掌握预防及控制惊厥的措施。对惊厥发作时间较长的患儿应指导家长观察有无神经系统后遗症,如耳聋、肢体活动障碍等。

4. 对于癫痫的患儿,告知家属应确保患儿生活规律、充分的休息和睡眠,避免情绪激动,遵医嘱正确用药,并定期门诊随访。

八、新生儿缺氧缺血性脑病

各种围生期因素引起的缺氧和脑血流减少或暂停导致胎儿

或新生儿的脑损伤称为新生儿缺氧缺血性脑病(hypoxic-ischemic encephalopathy, HIE)。是新生儿窒息后的严重并发症之一,也是新生儿死亡和婴幼儿神经系统功能障碍的主要原因,病情重,病死率高,少数可产生永久性神经功能缺陷,如脑性瘫痪、智力障碍、癫痫等。

【病因及发病机制】

1. 病因

(1)缺氧:缺氧是发生新生儿缺氧缺血性脑病的核心,反复呼吸暂停、严重的呼吸系统疾病、右向左分流型先天性心脏病、围生期窒息等均可导致缺氧,是主要的原因,常发生在产前、产时,少数为产后。

(2)缺血:严重的心动过缓或心跳停止、重度心力衰竭或周围循环衰竭等可导致新生儿缺氧缺血性脑病。

2. 发病机制

(1)脑血流改变:当窒息缺氧为不完全时,体内出现器官间血流重新分布,出现代偿机制,以保证脑组织血流供应;如缺氧继续存在,脑血流灌注下降,出现第二次血流重新分布,脑内血流分流,以保证丘脑、脑干和小脑的血灌注量,此时大脑前、中、后动脉灌注的边缘带最易受损。缺氧及酸中毒还可导致脑血管自主调节功能障碍,当血压升高过大时,易致脑室周围毛细血管破裂出血;而低血压时脑血流量减少,又可引起缺血性损伤。

(2)脑组织生化代谢改变:脑组织所需的能量来源于葡萄糖,缺氧时无氧糖酵解增加,乳糖堆积,易引起低血糖;三磷腺苷产生减少,细胞膜钠钙泵功能不足,使钠、钙离子进入细胞内,激活某些受调节的酶,从而进一步破坏脑细胞膜的完整性。

(3)神经病理学改变:皮质梗死及深部灰质核坏死是足月儿常见的神经病理学改变;早产儿以脑室周围出血和脑室内出血多见,其次是白质病变,如白质脂类沉着、星形细胞反应性增生和脑室周围白质营养不良,后者发展为囊性改变。

【病情评估】

1. 临床表现 根据病情程度不同分为轻、中、重度。主要表现为意识及肌张力改变,严重者可伴有脑干功能障碍。

(1)轻度:常表现为兴奋、易激惹,肢体及下颏可出现颤动,拥抱反射活跃,肌张力正常,呼吸平稳,通常不出现惊厥,前囟平。症状一般在出生 24h 内明显,于 33d 内逐渐减轻至消失,预后良好,脑电图正常,影像诊断不一定是阳性。

(2)中度:常表现为嗜睡,反应迟钝,拥抱、吸吮等原始反射减弱,肌张力减低,肢体自发动作减少,呼吸不规律,瞳孔缩小,对光反应迟钝,前囟张力正常或稍高,常伴有惊厥等。症状在出生后 72h 内明显,大多数 7d 内症状消失。若病情恶化,反复抽搐,神志较差甚至昏迷,10d 后症状不消失者预后差,可有后遗症。早产儿则表现为下肢肌张力减退比上肢严重,而足月儿上肢肌张力减退比下肢严重。脑电图检查可见癫痫样波或电压改变,影像诊断常发现异常。

(3)重度:常表现为意识不清,出现昏迷状态,拥抱、吸吮等原始反射消失,肌张力消失,肢体松软,反复呼吸暂停,瞳孔不等大或放大,对光反应差,前囟张力高,惊厥频繁,心率减慢。脑电图及影像诊断明显异常,脑干诱发电位也异常。此型患儿死亡率高,存活者多留有后遗症。

2. 辅助检查

(1)脑电图:脑电图不同程度的改变显示脑损害程度,表现为节律紊乱、低波幅背景波上的棘慢波爆发或持续弥散性慢活动,对判断损伤程度和预后有指导意义。

(2)脑干诱发电位:可显示异常波,在 HIE 时可表现为出波延迟、波幅变平及波脱失、潜伏期延长。

(3)超声:可进行动态观察,显示病变主要为缺血性脑水肿所引起的改变。超声对脑水肿、脑室及其周围出血有较好的诊断价值。

(4)头颅 CT 与 MRI:双侧大脑半球呈局灶性或弥散性低密度影,可见脑室变窄,双侧基底核和丘脑呈对称性密度增高等影像变化。头颅 CT 有助于了解脑水肿情况,颅内出血的部位。对临床治疗有指导意义,最适合的检查时间在生后 2~5d。MRI 对 HIE 病变性质与程度评价方面优于 CT。

(5)神经元特异性烯醇化酶:神经元受损时此酶活性升高,正常值<6μg/L。

【救治及护理】

1. 救治要点

(1)供氧:保持良好的通气功能是支持治疗的关键,选择适当的方法供氧。保持 PaO_2 > 50 ~ 70mmHg(6.7 ~ 9.3kPa)、$PaCO_2$ < 40mmHg(5.3kPa),但要防止 PaO_2 过高和 $PaCO_2$ 过低。

(2)维持血压:可用多巴胺和多巴酚丁胺等药物,保证各脏器的血液灌注。

(3)维持血糖在正常高值:但应注意防止高血糖,因为缺氧脑组织血糖过高所造成的组织酸中毒的危害比低血糖更为严重。

(4)止惊:首选药物为苯巴比妥钠,剂量为 20mg/kg,于 15~30min 静脉滴入,若未能控制惊厥,1h 后可加用 10mg/kg,维持用量为 3~5mg/(kg·d)。肝功能不全者改用苯妥英钠,顽固性抽搐者加用地西泮或水合氯醛。地西泮的作用时间短、疗效快,静脉滴注,剂量为 0.1~0.3mg/kg,两药合用时应注意观察是否出现抑制呼吸。

(5)减轻脑水肿:控制液体入量,每日液体总量不超过 60~80ml/kg;可先选用呋塞米,剂量为 1mg/kg,静脉推注;给予 20% 甘露醇,首剂 0.5 ~ 0.75g/kg 静脉推注,以后可用 0.25~0.5g/kg,每 4~6h 1 次。通常不主张使用糖皮质激素。

(6)纠正酸中毒:改善通气以纠正呼吸性酸中毒,在此基础上可遵医嘱使用碳酸氢钠纠正代谢性酸中毒。

(7)亚低温治疗:亚低温治疗新生儿缺氧缺血性脑病仅适用于足月儿。采用人工诱导方法使体温降低2~4℃。应于发病后6h内应用,并持续48~72h。全身性降温能迅速、稳定地将脑部温度降到预期的温度,但易出现新生儿硬肿症,选择性头部降温能避免其缺点,又能发挥脑保护作用。

2. 护理措施

(1)病情观察:严密监护患儿意识状态、囟门、肌张力、生命体征等情况,以及有无惊厥发生,发生的时间、特点等。做好记录并及时与医师取得联系。

(2)一般护理

①环境:保持环境安静舒适,适宜的温湿度保持室内空气新鲜,进行紫外线照射消毒。为减少患儿刺激,各项护理操作和治疗集中进行,动作轻柔。所有患儿均裸体进入经预热的暖箱,根据患儿年龄、体重调节暖箱温湿度。箱温每小时升高1℃,患儿移出暖箱后体温应保持在36~37℃。

②保持呼吸道通畅,给予吸氧:及时清理呼吸道分泌物,保持呼吸道通畅,必要时进行吸痰,吸痰时压力应低于13.3kPa,时间不超过15s,吸痰过程中观察面色、呼吸状况。脑组织对缺氧极为敏感,根据患儿情况,及早选择合适的给氧方式,合理给氧是提高血氧浓度,减轻脑损伤的关键。

③输液:建立有效静脉通道,严格掌握好输液速度及输液量,了解药物药理作用及可能出现的不良反应。

④控制抽搐:抽搐可增加脑组织氧耗,加重脑缺氧及脑损伤,及时发现并控制抽搐对疾病的发展有至关重要的作用。

(3)高压氧舱治疗的护理:高压氧舱治疗时患儿应采取右侧卧位,头部略高20°~30°,防止呕吐物吸入。进舱不宜输液,注意保暖。患儿入舱后先虚掩舱门洗舱,常压下向舱内输入氧气,用以置换舱内空气,当测氧仪显示氧浓度达50%以上时即达洗舱目的。检查氧气管线路有无漏气、曲折,以保持吸氧的有效性和安全性。缓慢匀速升压,升压时间持续 15min,稳压治疗时间为 30min。首次治疗压力宜低,新生儿压力一般为 0.03~0.04MPa。

注意观察患儿有无呕吐、面肌抽搐、出冷汗等早期氧中毒症状,若出现以上症状,应立即停止升压,适当排气减压至症状消失。在减压阶段应缓慢等速减压,速度为 0.015~0.02MPa/min,时间不得少于 15min,必须严格执行减压方案。

(4)亚低温治疗的护理:在进行亚低温治疗降温过程中,应采取循环水冷却法进行选择性头部降温,水温开始保持在 10~15℃,待体温降至 35.5℃时,开始体部保暖。应在 30~90min 内将脑温降至 34℃。

治疗过程中应密切观察患儿的面色、反应、末梢循环等情况,准确记录 24h 的出入量。给予持续的心电监护,应随时观察心率的变化,如出现心率过缓或心律失常,及时联系医师是否停止亚低温治疗。注意皮肤的血运情况,尤其是头部,由于低温期间皮肤血管收缩,血液黏稠度增高,血流缓慢,易发生皮肤破损或硬肿。

亚低温治疗结束后,及时给予缓慢复温,不少于 5h,避免快速复温出现低血压,复温过程中监测肛温,体温正常后,需每 4 小时测量一次体温。

(5)心理护理:由于患儿病情危重,家长心理负担大,向家长解答病情,排除思想顾虑,减轻紧张情绪,安慰家属,保持乐观的情绪,增强治疗信心。

【健康指导】

1. 恢复期指导家长掌握康复训练的技能,坚持进行动作训练与感知刺激,促进患儿早日康复。

2. 定期到医院复查,坚持治疗。

九、新生儿溶血病

新生儿溶血病(hemolytic disease of newborn,HDN)是因母

婴血型不合引起的同种免疫反应,导致胎儿、新生儿红细胞破坏,引起严重的贫血、心力衰竭,或留有神经系统后遗症,甚至危及患儿生命。新生儿溶血以 ABO 血型不合最常见,其次为 Rh 血型不合,MN 血型不合罕见。

【病因及发病机制】

由父亲遗传而母亲体内所不具有的红细胞血型抗原,通过胎盘进入母体或母体通过其他途径获得这些抗原后,刺激母体产生相应血型抗体。这些抗体(IgG)进入胎儿血液循环后,与胎儿红细胞表面的相应抗原结合,在单核-吞噬细胞系统内被破坏,引起溶血。如果母婴 Rh 血型不合的胎儿红细胞在分娩时进入母体血,则母亲产生的抗体一般不会导致这一胎发病;而再次怀孕,即使经胎盘进入母体的胎儿血量很少,也可发生溶血反应,使下一胎发病。

【病情评估】

1. 临床表现　新生儿溶血病症状轻重与溶血程度及胎儿代偿能力有关。多数 ABO 溶血病患儿除黄疸外,无其他明显异常。Rh 溶血病症状较重,甚至可致死胎。

(1)黄疸:ABO 溶血病多在生后第 2～3 天出现,而 Rh 溶血病多在 24h 内出现,未结合胆红素增多,黄疸迅速加重,少数严重者结合胆红素增高,表现为"胆汁淤积综合征"。

(2)贫血:各类型贫血程度不一,Rh 溶血病一般出现贫血较早,并且较严重,出生时即可有严重贫血,出现皮肤苍白、胎儿水肿或伴心力衰竭等症状。

(3)肝脾大:ABO 溶血病很少发生肝脾大,由于髓外造血活跃,Rh 溶血病多有不同程度肝脾增大。

(4)胆红素脑病:也称为核黄疸,早产儿更易发生,一般在生后 2～7d 出现症状。临床表现分为警告期、痉挛期、恢复期、后遗症期。警告期表现为吸吮无力、拥抱反射减弱或消失、肌张力减低等。1/2～1d 后很快进入痉挛期,出现凝视、肌张力增高、角弓反张、前囟隆起、呼吸不规则等。恢复期表现为吸吮力和对外界反应逐渐恢复，体温、肌张力恢复正常，但常逐渐出现手足徐动症，听力下降，智能落后，眼球运动障碍等症状，也就是后遗症期。

2. 辅助检查

(1)母子血型检查：检查母子 ABO 和 Rh 血型，证实是否有血型不合。

(2)检查有无溶血：溶血时红细胞和血红蛋白减少，早期新生儿血红蛋白＜145g/L 可诊断为贫血；血涂片有核红细胞增多；网织红细胞增高；血清总胆红素和未结合胆红素明显增加。

(3)致敏红细胞和血型抗体测定：包括改良直接抗人球蛋白试验，即改良 Coombs 试验，抗体释放试验和游离抗体试验。

【救治及护理】

1. 救治要点

(1)产前治疗

①血浆置换：对血 Rh 抗体效价明显增高，但又不宜提前分娩的孕妇，可进行血浆置换。

②宫内输血：胎儿胎肺未成熟，且水肿或胎儿 Hb＜80g/L 者，可直接将与孕妇血清不凝集的浓缩红细胞在超声下注入脐血管或胎儿腹腔内。

③提前分娩：既往有输血、死胎、流产和分娩史的 Rh 阴性孕妇，本次妊娠 Rh 抗体效价增高，羊水胆红素增高，且羊水卵磷脂/鞘磷脂＞2 者，可考虑提前分娩。

(2)新生儿治疗：包括光疗、换血疗法、免疫球蛋白与清蛋白治疗、纠正水电解质和酸碱平衡紊乱，如代谢性酸中毒，防止低血糖、低血钙等；保持呼吸道通畅，纠正缺氧；及时纠正贫血，必要时输血；维护心功能，防止心力衰竭。

2. 护理措施

(1)病情观察：密切观察患儿是否出现神经系统症状，如嗜睡、肌张力减退；观察患儿皮肤黏膜及巩膜颜色；观察患儿大小便的量及性质;观察是否有潜在的并发症,如有无惊厥及抽搐,双眼凝视、上翻、四肢抽动等现象。

①环境:保持安静舒适、安静整洁的环境,适宜的温湿度,患儿体温过低不利于血清胆红素的降低,注意保暖,避免患儿受凉。为患儿换衣服、换尿布、洗澡等操作应尽量集中进行,动作快速、轻柔。尽量减少亲友探视,以免患儿发生感染。

②哺乳:频繁有效的哺乳可减少患儿体内胆红素的肠肝循环,在患儿出生后的最初 3～4 日,做到频繁有效的吸吮,可有效干预高胆红素血症的发生;黄疸期间应根据患儿具体情况,按需调整喂养方式,少量多餐、间接喂养。

③加强基础护理:皮肤护理,保持患儿的皮肤清洁舒适,勤翻身、勤换尿布、勤沐浴、勤换衣;眼睛护理,观察双眼是否有分泌物增多、发炎等现象,若有感染,遵医嘱可涂红霉素眼膏;脐部护理,观察脐部有无渗血渗液、红肿等现象,如感染可用络合碘不定时涂抹。

(3)光疗护理

①监测体温和箱温变化:光疗时应根据病情、体温情况,每 2～4h 测体温 1 次,使体温保持在 36～37℃ 为宜,根据体温调节箱温。若患儿体温上升超过 38.5℃ 时,暂停光疗,通知医师体温恢复正常后再继续治疗。

②合理安排补液:光疗过程中,患儿不显性失水比正常小儿高 2～3 倍,按需喂奶、喂水,以及观察出入量。按医嘱静脉输液,切忌快速输入高渗溶液,使已与清蛋白结合的胆红素进入脑组织。

③光疗前后及期间要监测血清胆红素变化,注意观察并记录黄疸的部位、程度及其变化,以判断疗效;还应注意患儿皮肤有无发红、干燥、皮疹,以及有无呼吸暂停、烦躁、嗜睡、发热等症状发生。

④保证充足的光疗时间,通常光照 12～24h 才能使血清胆红

素下降,一般在血清胆红素低于 $171\mu mol/L$ 时可停止光疗。

(4)心理护理:患儿患溶血病时,家属常表现出忧虑和恐慌,医护人员应耐心细致地解答病情,告知患儿目前情况,减轻疑虑和困惑,帮助家属树立信心。

【健康指导】

1. 指导喂养方法:若为母乳性黄疸,可继续母乳喂养;若出现黄疸不退可改为隔次母乳喂养,逐步过渡到正常母乳喂养;若黄疸严重,可考虑暂停母乳喂养,黄疸消退后再恢复母乳喂养。

2. 指导家属避免相关疾病诱因,如为红细胞 G6PD 缺陷者,需忌食蚕豆及其制品,患儿衣物保管时勿放樟脑丸。

3. 为预防新生儿溶血病,做好产前咨询及孕妇预防性服药。发生胆红素脑病者,注意后遗症的出现,给予康复治疗和护理。

十、新生儿败血症

细菌侵入血循环,并在血液中生长繁殖,产生毒素而引起的全身感染,称为新生儿败血症(neonatal septicemia),是严重细菌感染性疾病,发病率及病死率较高,早产儿多见。常见病原体为细菌,也可为真菌、病毒或原虫等。

【病因及发病机制】

1. 自身因素　新生儿皮肤黏膜屏障功能差,免疫系统功能不完善,血液中补体少,在应激状态下,免疫细胞对特异性抗原反应差、杀菌力下降,细菌一旦侵入易导致全身感染。

2. 病原菌　在我国,病原菌以金黄色葡萄球菌、大肠埃希菌为主。近年来,由于血管导管、气管插管技术的广泛应用和极低体重儿的存活率提高,机会致病菌,如表皮葡萄球菌、铜绿假单胞菌、克雷伯菌、大肠埃希菌、变形杆菌等致败血症增多,耐药菌株感染有增加趋势,空肠弯曲菌、幽门螺杆菌等亦成为败血症致病菌。

3. 感染途径　感染途径可发生在产前、产时或产后。近年来医源性感染有增多趋势。

(1)产前孕妇有感染史,特别是羊膜腔感染更易引起败血症的发生。

(2)产时感染与胎儿通过产道时被细菌感染有关,如产程延长、胎膜早破及助产过程中消毒不严、产伤等,细菌感染,易致胎儿发生败血症。

(3)产后感染较常见,尤其是金黄色葡萄球菌。产后感染常与细菌经脐部、皮肤黏膜损伤处及呼吸道、消化道等部位的侵入有关。另外,环境、用具、家庭成员及医护人员,均可通过飞沫、皮肤接触等致新生儿感染。

【病情评估】

1. 临床表现　临床症状常不典型,无特征性表现。按发病时间分为早发型和迟发型败血症:早发型败血症是指在新生儿出生后 7d 内,迟发型败血症是指在 7d 后出现症状。

新生儿败血症通常早期表现为哭声弱、体温异常、精神不佳、食欲缺乏等,继而发展为不哭、不动、体温不升、呼吸异常、精神萎靡、嗜睡、拒乳,出现病理性黄疸并迅速加重,严重者有核黄疸出现。少数严重者很快发展成循环衰竭、呼吸衰竭、弥散性血管内凝血、中毒性麻痹、并发化脓性脑膜炎。

2. 辅助检查

(1)血常规:一般白细胞总数升高,核左移,中性粒细胞增高。少数感染严重者白细胞计数也可降低,但中性粒细胞中杆状核细胞比例增加,血小板计数增加。

(2)病原学检查

①血培养:细菌培养是确诊新生儿败血症的依据,应在抗生素使用前进行,抽血时严格无菌操作。局部病灶的细菌培养结果对病原诊断有参考价值,血培养阳性率较低,培养阴性结果也不能排除败血症。

②直接涂片:可酌情进行胃液、咽部、脐部、外耳道分泌物等

涂片和培养,对本病诊断有参考意义。

(3)C 反应蛋白测定:C 反应蛋白有助于疗效观察和预后判断。细菌感染后,C 反应蛋白 6～8h 即上升,当感染被控制后短期内即可下降。

【救治及护理】

1. **救治要点**

(1)合理使用抗生素:使用抗生素原则是早期、联合、足量、足疗程、静脉用药,一般疗程为 10～14d,有并发症者应治疗 3 周以上。应选用药物敏感的抗生素,葡萄球菌感染时,应选用新型青霉素或万古霉素;革兰阴性杆菌感染宜选用氨基糖苷类、氨苄西林或第三代头孢菌素。如果病原不明应根据具体情况联合用药。

(2)支持、对症治疗:及时清除局部感染灶,如脐炎等;注意保暖,遵医嘱合理给氧、补充能量和液体;纠正酸中毒及电解质紊乱;必要时输注新鲜血浆或全血、粒细胞、血小板及免疫球蛋白。

2. **护理措施**

(1)病情观察:若有条件置于单人抢救室或心血管监护室给予床边心电、呼吸、血压的监测,特别是在前 24h 内必须连续监测,若出现面色发灰、四肢厥冷、脉搏细弱、脑性尖叫、呕吐频繁等症状时,及时与医师取得联系,并做好抢救准备。

(2)一般护理

①维持体温稳定:当体温过高时,可调节环境温度,采取物理降温方法或多喂水来降低体温;体温较低或不升时,及时给予保暖措施,必要时进温箱。

②营养供给:喂养时需少量、多次给予哺乳,保证机体的需要。吸吮无力者,可鼻饲喂养或静脉营养。

③抗感染:根据药敏试验合理选择用药,保证抗生素有效进入体内,并观察药物疗效及有不良反应发生。

④清除局部感染灶:为防止感染继续蔓延扩散,及时清理局部感染灶,如脐炎、鹅口疮、脓疱疮等,促进皮肤病灶早日痊愈。

（3）症状护理

①合并肺炎者，要严密观察患儿的呼吸、心率的变化。如出现呼吸困难时可轻拍背部，清除鼻分泌物；如出现心率明显增快，肝脏进行性增大，烦躁不安、面色苍白或口唇发绀，提示有心力衰竭发生，应及时通知医师，给予强心利尿等对症处理，做好记录，密切观察用药后反应。

②细菌毒素刺激，可使毛细血管壁受损，皮肤黏膜出血，当进行性损伤肝脏时可致感染，因此进行护理时，需观察皮肤黏膜有无瘀点或出血及其大小等情况，以便及时控制病情发展。对败血症性黄染的患儿，应及时行退黄处理，遵医嘱静脉滴注清蛋白及茵栀黄。

（4）并发症护理：做好病情观察及给药护理，新生儿败血症最易并发化脓性脑膜炎，有时神经系统症状并不明显，因此要提高警惕，及早做脑脊液检查。其次易发生肺炎或肺脓肿，出现呼吸系统症状。其他的还可出现多脏器功能障碍综合征、蜂窝织炎、骨髓炎，肾盂肾炎等。

（5）心理护理：由于患儿病情危重，家属心理负担大，及时告知家属患儿目前情况，耐心解答病情排除思想顾虑，减轻焦虑情绪，增强治疗信心，保持乐观的情绪。

【健康教育】

1. 做好围生期保健，指导孕妇定期做产前检查，对胎膜早破、产程过长的新生儿应进行预防性治疗。对有感染与发热的母亲应用能通过胎盘屏障的广谱抗生素。

2. 指导家长正确喂养患儿、保持皮肤、黏膜清洁卫生，避免感染或损伤。不要用粗糙不洁的布巾擦洗新生儿脐部等。若有感染性病灶，应及时就医处理，并应用适量抗生素预防感染。

第11章

临床常见各种危象护理

第一节　高血糖危象

一、糖尿病酮症酸中毒

糖尿病酮症酸中毒(diabetic ketoacidosis,DKA)为最常见的糖尿病急症,也是内科常见急症之一。主要是由于糖尿病代谢紊乱加重,脂肪酸在肝氧化产生大量酮体,超过机体的处理能力,以至于血酮体增加、尿酮体阳性,以及水、电解质和酸碱平衡失调,以高血糖、高血酮和代谢性酸中毒为主要表现的临床综合征。临床早期表现为"三多一少"症状加重,酸中毒失代偿后,病情迅速恶化、疲乏、食欲减退、恶心、呕吐、多尿、口渴、头痛、呼吸深快,呼气中有烂苹果味。

【病因及发病机制】

1. 病因　诱发糖尿病酮症酸中毒的主要原因为急性感染、胃肠疾病(呕吐、腹泻等)、创伤、手术、妊娠和分娩、胰岛素不适当减量或突然中断治疗、CSII 使用不当或发生故障有关,有时可无明显诱因。其中 20%~30%患者无糖尿病病史。

2. 发病机制

(1)胰岛素缺乏和胰岛素拮抗激素升高,导致糖代谢障碍,血糖不能正常利用,血糖升高。

(2)脂肪动员和分解引起酮体大量生成超过组织利用和排泄的速度,导致酮症酸中毒。

(3)病理生理改变包括酸中毒、严重失水、电解质平衡紊乱、携带氧系统失常、周围循环衰竭和肾功能障碍、中枢神经功能障碍。

【病情评估】

1. 临床表现

(1)早期"三多一少"症状加重:多饮多尿、体力及体重下降的症状加重。

(2)胃肠道症状:酸中毒失代偿后,病情迅速恶化,食欲缺乏、恶心、呕吐。

(3)呼吸改变:呼吸中可有类似烂苹果气味的酮臭味(丙酮)。

(4)脱水与休克症状:后期严重失水,中、重度酮症酸中毒患者常有脱水症状,脱水达 5% 者可有脱水表现,如尿量减少、皮肤干燥、眼球下陷等。脱水超过体重 15% 时则可有循环衰竭,症状包括心率加快、脉搏细弱、血压及体温下降、四肢厥冷等,严重者可危及生命。

(5)神志改变:早期有头痛、头晕、萎靡继而烦躁、嗜睡、昏迷。晚期不同程度意识障碍,反射迟钝、消失、昏迷、感染等诱因引起的临床表现可被 DKA 的表现所掩盖。

2. 辅助检查

(1)血糖:血糖升高,多在 16.7～33.3mmol/L,有时可达 33.3～55.5mmol/L。

(2)尿酮:强阳性,当合并肾功能障碍时,酮体不能由尿排出,故虽发生酮症酸中毒,但尿酮体阴性或仅微量。

(3)血酮:血酮测定多采用硝普盐法,目前比较公认的是血酮＜0.6mmol/L 为正常,＞1.0mmol/L 为高血酮,血酮＞5mmol/L 有诊断意义。

(4)血电解质及尿素氮(BUN):钠、氯常由于血液浓缩,亦可正常或升高;血钾可正常,偏低也可偏高。但总体来说,钾、钠、氯均减少 BUN 多升高,这是血容量下降、肾灌注不足、蛋白分解增加所致,BUN 持续不降者,预后不佳。

(5)血酸碱度:血二氧化碳结合力及 pH 下降,剩余碱水平下降阴离子间隙明显升高。

【救治及护理】

1. 救治要点　糖尿病酮症酸中毒的治疗原则包括尽快补液以恢复血容量、纠正失水状态,降低血糖,纠正电解质及酸碱平衡失调,同时积极寻找和消除诱因,防治并发症,降低病死率。酸中毒严重者应适当补充碱性药物,如果患者已非常可能发生酮症或酮症酸中毒,但一时来不及就诊,则应立即采用一些简易的方法处理,如给患者多饮水,包括饮淡盐水(1000ml 水加 9g 食盐),每2～3h 深部肌内注射短效胰岛素 10～20U 等,并设法及时送至医院处理。糖尿病酮症酸中毒有反复发作的倾向,故在酮症或酮症酸中毒纠正以后,患者应对其诱因保持警惕,坚持正确的治疗方式,发生感染时及早有效治疗,并及时调整胰岛素等降糖药物的剂量,以防糖尿病酮症酸中毒的再次发生。

2. 护理措施

(1)一般护理

①环境:有条件的患者应置于单人抢救室内,配备血糖检测仪和尿酮测试物品,必要时给予心电、呼吸、血压、血氧饱和度的监测,配备必要的抢救设备和用物。保持病房安静,空气流通。

②严密观察病情:严密观察生命体征和神志变化,低血钾患者应做心电图监测,为病情判断和观察治疗反应提供客观依据,及时采血、留尿,监测尿糖、尿酮、血糖血酮、电解质及血气等;记录 24h 出入量;补液时监测肺水肿发生情况。

③按医嘱准确足量使用胰岛素:抢救糖尿病酮症酸中毒患者,使用小量胰岛素与及时补充液体是非常重要的同步措施。即每小时给予每千克体重 0.1U 胰岛素,使血清胰岛素浓度恒定达到 100～200U/ml,可有效抑制脂肪分解和酮体生成降低血糖,而使钾离子运转的作用变弱。

入院立即建立两条静脉通道(最好在同一侧上下肢,另一侧便于测血压及采集血标本),一条快速输注液体及抗生素,另一条给予小剂量胰岛素 6～8U 加生理盐水 100ml,均匀滴注 1h,定时监测血糖,如下降至 13.9mmol/L 及以下时,应及时改变液体为 5％葡萄糖液 500ml 加入胰岛素 8U 持续缓慢滴注补液,若有不适应及时报告医师。

④纠正电解质及酸碱失衡:轻症患者经补液及胰岛素治疗后,酸中毒可逐渐得到纠正,不必补碱。重症酸中毒,二氧化碳结合力<8.92mmol/L,pH<7.1,应根据血 pH 和二氧化碳结合力变化,给予适量碳酸氢钠溶液静脉输入。

⑤给予吸氧:根据血氧饱和度数值采取不同的方式和流量给氧,保持患者呼吸道通畅。

⑥饮食:适当限制患者饮食中含糖及动物脂肪较高的食物及饮食的量,餐前查血糖以指导胰岛素用量。注射胰岛素后保证患者按时进食。嘱患者多饮水、多排尿促进尿酮排出。

⑦生活护理:危重期协助患者做好生活护理,定时翻身、拍背,保持皮肤和口腔清洁,避免口腔内细菌繁殖引起感染。

(2)症状护理:保持皮肤清洁,及时更换汗湿的衣裤。床单位平整、干燥,定时翻身,避免拖拉动作。按摩受压处皮肤,可用 50％红花乙醇按摩。如患者恶心、呕吐明显,需密切观察呕吐程度、呕吐物的颜色、量、次数及患者的难受程度。遵医嘱及时应用止吐药,预防因呕吐而造成的脱水。注意保暖及皮肤护理,按时清洁皮肤、翻身以预防压疮和继发感染。如患者有昏迷或意识障碍,保持呼吸道通畅,及时清除呼吸道分泌物及呕吐物,头偏向一侧,防止窒息。必要时吸氧、保暖,烦躁不安者应加床档。加强口腔护理,昏迷患者口腔护理每日 2 次,应用 pH 试纸选择漱口液。

(3)并发症护理

①糖尿病酮症酸中毒昏迷:患者若有意识障碍,严重脱水,甚至休克,应严密观察体温、脉搏、呼吸、血压。患者常需快速大量

输液应用胰岛素,易引起脑水肿,如患者治疗中出现恶心、呕吐、头痛等症状均应减慢输液。必要时给予 20%甘露醇静脉注射脱水治疗。

②高渗性昏迷:同糖尿病酮症酸中毒昏迷护理。

③低血糖:是血葡萄糖浓度低于正常的临床综合征,病因较多,发病机制复杂。严格遵医嘱应用胰岛素,并定时监测血糖变化,观察患者有无低血糖反应的表现。如患者血糖 < 2.8mmol/L,给予 50%葡萄糖液 40ml 静脉注射,对于清醒能自理者,口服 50%葡萄糖或食物。对于口服阿卡波糖的患者应直接应用 50%葡萄糖。

④糖尿病足:应该注意足部护理,评估患者有无足溃疡的危险因素,对足部观察和检查,对任何微小的足部感染或损伤应及时处理,保持足部的清洁,勤换鞋袜预防外伤,指导患者不要赤脚走路,以防刺伤,以免造成溃烂和坏疽,促进肢体血液循环,下肢循环障碍的患者应注意保暖,避免肢体压迫太久,避免用刺激性较强的外用药物。

⑤感染:糖尿病患者容易出现各种感染并发症。应以预防为主,在按医嘱使用抗生素的同时,护理人员应协助重病者翻身、拍背,保持皮肤清洁并注意口腔、会阴部的清洁护理。

(4)心理护理:患者的心理变化对血糖波动有很大的影响,应告知患者保持心情愉快,有助于血糖的控制,护理人员应多安慰患者,经常指导并进行糖尿病健康教育,使患者对糖尿病知识有所掌握,从而避免并发症的发生,提高患者生活质量。

【健康指导】

1. 饮食护理　应制定总热量,多喝水,每天所需的总热量应根据患者的标准体重和劳动强度来计算,按脂肪、蛋白质、糖类的适当比例及患者的口味制定不同食谱,注意食物的组成和分配,早餐 1/5、中餐 2/5、晚餐 2/5 的热量提供,昏迷者可留置胃管,鼻饲流质饮食。

2. 预防诱发疾病　患者在合并感染,并发厌食、呕吐、腹泻等情况下可诱发糖尿病酮症酸中毒,一旦出现,应及时复诊。积极治疗原发病,严密监测血糖,及时发现并处理糖尿病酮症酸中毒。

3. 提高患者治疗的依从性　医护人员应选择并做出个体化的治疗方案,患者应遵医嘱服药,不要随意中断胰岛素的治疗或减少胰岛素的用量,坚持定期门诊、改变不良的生活方式。

4. 实施健康教育　通过健康教育提高糖尿病患者自我治疗、自我护理的水平,帮助患者掌握糖尿病酮症酸中毒的症状和体征,发生时能自我识别。

二、糖尿病乳酸酸中毒

糖尿病乳酸酸中毒是糖尿病患者一种较少见而严重的并发症,是糖尿病患者葡萄糖氧化过程受阻滞,增强了葡萄糖酵解,产生大量乳酸,如乳酸脱氢酶不足,乳酸不能继续氧化成丙酮酸,使乳酸的合成大于降解和排泄,体内乳酸聚集而引起的一种糖尿病急性代谢性并发症。一旦发生,病死率高,常高达50%以上。

【病因及发病机制】

1. 糖尿病患者常有丙酮酸氧化障碍及乳酸代谢缺陷,因此平时即存在高乳酸血症。

2. 糖尿病急性并发症,如感染、酮症酸中毒、高血糖高渗状态时,可造成乳酸堆积,诱发乳酸性酸中毒。乳酸性酸中毒可与酮症酸中毒并存。

3. 糖尿病患者合并的心、肝、肾脏疾病使组织器官灌注不良,低氧血症;患者糖化血红蛋白水平增高,血红蛋白携氧能力下降,更易造成局部缺氧引起乳酸生成增加;此外,肝肾功能障碍影响乳酸的代谢、转化及排出,进而导致乳酸性酸中毒。

【病情评估】

1. 病史　常见于服用大量双胍类药物的糖尿病患者,合并感染、脓毒血症及严重心、肺、肝、肾慢性疾病者,也易于引起乳酸生成增加、代谢障碍;主要症状为恶心、呕吐、腹泻等。

2. 临床表现 糖尿病乳酸性酸中毒发病急,但症状与体征无特异性。轻症:仅有乏力、恶心、食欲降低、头昏、嗜睡、呼吸稍深快。中至重度:有恶心、呕吐、头痛、头昏、全身酸软、口唇发绀、呼吸深大,但无酮味、血压下降、脉弱、心率快,可有脱水表现,意识障碍、四肢反射减弱、肌张力下降、瞳孔扩大、深度昏迷或出现休克。

3. 辅助检查 血乳酸增高($>5mmol/L$),血 $pH<7.35$,阴离子间隙$>18mmol/L$,$NaHCO_3<20mmol/L$。

【救治及护理】

1. 救治要点

(1)及时发现及治疗,必要时吸氧。严重者给予辅助呼吸,因机械通气通过提高动脉氧分压,可在一定程度上改善周围组织的氧供,减少乳酸的产生,加速乳酸的代谢。

(2)补液扩容,充分补充液体及能量,使用小剂量胰岛素控制血糖,避免血糖过高或过低,减少乳酸生成。补液量一般在第一个 24h 达 $4000\sim5000ml$,严重者达 $6000\sim8000ml$,可用 0.9%氯化钠注射液、葡萄糖注射液、血浆等,可部分口服补液。

(3)补碱。静脉输入 5%碳酸氢钠,当 $pH>7.25$ 时停止,以免发生碱中毒。当血 $pH<7.0$ 时,生存率极低,且会加重休克时微循环障碍及组织缺氧,影响心血管功能,降低扩容和血管活性药物的效应,但补碱不宜过多过快,否则可加重缺氧及颅内酸中毒。

(4)胰岛素。加入葡萄糖溶液中静脉滴注,以减少糖类的无氧酵解,利于血乳酸的消除。

(5)血液透析,常用于水钠潴留的患者。

(6)积极去除诱因,维持循环功能及电解质平衡。

2. 护理措施

(1)一般护理:①环境:有条件的患者应置于单人抢救室内,

配备血糖检测仪和尿酮测试物品,必要时给予心电、呼吸、血压、血氧饱和度监测,配备必要的抢救设备和用物。保持病房安静,空气流通。②输液速度:以碳酸氢钠为例,过快易造成碱中毒,过慢酸中毒难以纠正;胰岛素应用要监测血糖,预防低血糖发生;补充氯化钾速度不可过快;用药要现用现配,严格执行无菌操作。③建立三条静脉通道:快速纠正失水,一路静脉滴注小剂量胰岛素;一路静脉滴注碳酸氢钠注射液,应用微量输液泵灌注;一路进行常规补液治疗。熟练掌握输液量及输液速度,准确执行医嘱,根据脱水程度及电解质紊乱情况调节输液速度。④饮食:应适当限制患者饮食中含糖及动物脂肪较高的食物及饮食量,应少食多餐,低糖、高蛋白、高纤维素饮食,可减少对胰岛素分泌的刺激并指导患者正确服用降糖药物,不可过量服用。⑤给予吸氧:以面罩吸氧配湿化装置,根据患者的病情调节氧流量。⑥危重期护理:协助患者做好生活护理,保持皮肤和口腔的卫生,保持皮肤的清洁,避免口腔内细菌繁殖引起感染。⑦严密观察病情:密切观察生命体征及神志变化。观察尿、便情况,记录出入量,与患者保持良好沟通,了解患者思想活动,尊重患者人格,确认患者的不适,接受患者对不适症状的行为反应。

(2)症状护理

①保持皮肤清洁,及时更换汗湿的衣裤,床单位平整、干燥,定时翻身。按摩骨突出及受压处皮肤,可定时用50%红花乙醇按摩,促进血液循环,预防压疮发生。

②保证充足的水分摄入,特别是当患者恶心、呕吐明显时,需密切观察呕吐程度、呕吐物的颜色、量、次数及患者的不适程度。遵医嘱及时应用止吐药治疗,预防因呕吐而造成脱水。

③如患者有昏迷或意识障碍,保持呼吸道通畅,清除呼吸道分泌物及呕吐物,头偏向一侧防止窒息,按昏迷常规护理,意识恢复后要注意观察是否有出汗、嗜睡、再度意识模糊等情况,以便及时处理。必要时吸氧、保暖,烦躁不安者应加强陪护。加强口腔

护理,保持口腔清洁。

(3)并发症护理

①低血糖:严格遵医嘱应用胰岛素,并定时监测血糖变化,观察患者有无低血糖反应的表现。如患者血糖$<2.8mmol/L$,给予50%葡萄糖液40ml静脉注射,对清醒能自理者,口服50%葡萄糖或食物。对口服阿卡波糖的患者应直接应用50%葡萄糖。为防止患者清醒后再度出现低血糖反应,需要观察12~48h。

②感染:糖尿病患者容易出现各种感染并发症。应以预防为主,在按医嘱使用抗生素的同时,护理人员应帮助重病者定时翻身、拍背,保持皮肤清洁及注意口腔、会阴部的清洁护理。

③糖尿病酮症酸中毒昏迷:患者若有意识障碍,严重脱水,甚至休克,应严密观察体温、脉搏、呼吸、血压。患者常需快速大量输液应用胰岛素,易引起脑水肿。昏迷患者应加强生活护理。

④糖尿病足:评估患者有无足溃疡的危险因素,每天检查双足一次,了解足部有无感觉减退、麻木、刺痛感;观察足部皮肤有无颜色、温度改变及足背波动情况。保持足部清洁,避免感染,指导患者勤换鞋袜,每天清洗足部1次,10min左右;水温适宜,不能烫脚。预防外伤,对任何微小的足部感染或损伤应及时处理,以免造成溃烂和坏疽,下肢循环障碍的患者应注意保暖,避免肢体压迫太久,避免用刺激性较强的外用药物。

⑤高渗性昏迷:同糖尿病酮症酸中毒昏迷护理。

【健康指导】

1. 乳酸性酸中毒是糖尿病最严重的并发症之一。正常剂量服用二甲双胍极少出现,服大剂量的二甲双胍容易出现乳酸性酸中毒,应避免。

2. 按医嘱服药,定期门诊随访。学会自我监测,控制好血糖、血压、糖化血红蛋白等指标。合理用药,不要随意减量或停用药物,指导患者及家属当病情突然变化时要及时就诊。

3. 定期监测血糖,应激状况时每天监测血糖。积极治疗高血压、高脂血症、糖尿病等疾病,正确遵医嘱服药。

4. 合理控制饮食,严格控制热量及钠盐的摄入,控制总热量,根据患者标准体重及劳动强度计算其每日所需总热量,按照糖类占总热量的 50%～60%,蛋白质占 15%～20%,脂肪占 20%～30% 的比例制定饮食处方,患者三餐的热量分配为 1/5、2/5、2/5 或分四餐为 2/7、2/7、2/7、1/7,菜肴应尽量味淡一些,如果有水肿或高者血压,食盐应在 2g/d 以内,尽量不吃腌制食物。

5. 注意劳逸结合,适当进行运动锻炼。糖尿病患者宜在餐后 1～2h 运动。

三、糖尿病高渗性非酮症昏迷

糖尿病高渗性非酮症昏迷(hyperosmolar nonketotic diabetic coma,HNDC)是糖尿病急性代谢紊乱的另一临床类型,以高血糖、高血钠、高血浆渗透压、严重脱水为特点,无明显酮症酸中毒表现,患者常有不同程度意识障碍或昏迷,病死率高,可达 40%～70%。也称高渗性昏迷,多见于老年人。

【病因及发病机制】

1. 病因　常见诱因有感染、外伤、手术、脑血管意外等各种应激;急性胃肠炎、胰腺炎、严重肾疾病、水摄入不足或失水过多、尿崩症、血液透析和静脉高营养疗法等;应用糖皮质激素、免疫抑制药、利尿药等;输入高浓度葡萄糖液或摄入大量含糖饮料等。

2. 发病机制　发病机制比较复杂,尚未完全阐明。严重高血糖导致渗透性利尿,血液浓缩,渗透压升高,细胞内脱水和电解质紊乱,脑细胞脱水导致脑功能减退,引起意识障碍甚至昏迷。此外,高血糖和高渗透压本身也可能抑制酮体生成。

【病情评估】

1. 临床表现　起病隐匿、缓慢,最初表现为多饮多尿,但多食不明显,或反而食欲减退。出现神经精神症状,逐渐出现反应迟钝、烦躁或淡漠、嗜睡甚至昏迷等严重脱水和神经精神症状,晚期出现少尿甚至尿闭。对于昏迷的老年人,脱水伴有尿糖或高血糖,特别是有糖尿病病史并使用利尿药或糖皮质激素者,应高度警惕发生高渗性高血糖状态的可能。

2. 辅助检查

(1)血糖和尿糖:本症以显著高血糖、高尿糖为主要特点。血糖多超过 33mmol/L,尿糖强阳性,但无酮体或较轻,血尿素氮及肌酐升高。患者如脱水严重或有肾功能损害使肾糖阈升高时,尿糖也可不呈现强阳性,但尿糖阴性者罕见。

(2)血电解质:通常情况下,血钠正常或升高,也可降低;血钾正常或降低,也可升高;总体钠和钾均为减少。患者还可有钙、镁、磷的丢失。患者血钠和血钾的水平,取决于其丢失量和在细胞内外的分布状态,以及其失水的程度。

(3)血尿素氮和肌酐:常显著升高,其程度反映严重脱水和肾功能不全。尿素氮(BUN)可达 21~36mmol/L,肌酐(Cr)可达 163~600μmol/L,BUN/Cr 比值可达 30∶1 以上(正常人多在 10∶1~20∶1)。

(4)血浆渗透压:显著升高是 HNDC 的重要特征和诊断依据。

(5)酸碱失衡:约半数患者有轻度或中度代谢性、高阴离子间隙酸中毒。阴离子间隙增高 1 倍左右,血 HCO_3^- 多高于 15mmol/L,pH 多高于 7.3。增高的阴离子主要是乳酸和酮酸等有机酸根,也包含少量硫酸及磷酸根。

(6)血酮和尿酮:血酮多正常或轻度升高,定量测定多不超过 50mg/dl,用稀释法测定时,很少有血浆稀释至 1∶4 以上仍呈阳性反应者。尿酮多阴性或弱阳性。

(7)血白细胞计数:HNDC 患者的血白细胞计数常增高,可达 $50×10^9/L$;血细胞比容增高,反映脱水和血液浓缩。

(8)影像学检查:根据病情选做尿培养、胸部 X 线片和心电图等。

【救治及护理】

1. 救治要点

(1)补液:补液对预后起着决定性作用。早期静脉输入等渗盐水,以便较快扩张微循环而补充血容量,迅速纠正血压。患者的失水程度比 DKA 严重,估计可达体液的 1/4 或体重的 1/8 以上。

(2)胰岛素:通常采用静脉持续滴注小剂量胰岛素治疗方案,血糖下降速度不宜过快,血糖下降过快易导致脑水肿发生。一般用普通胰岛素,剂量为 3~5U/h。需要量相对酮症酸中毒昏迷为少,患者可以进食后开始皮下注射胰岛素,但是皮下注射胰岛素后应注意检测血糖,血糖降至 13.9mmol/L 时停止注射胰岛素,防止血糖下降太快、太低而发生脑水肿。通常来说皮下注射胰岛素后,胰岛素的降糖效应可以与静脉胰岛素至少重叠 1~2h,因前者起效时间长而后者代谢快。需要注意的是,本病患者对胰岛素的敏感性较糖尿病酮症酸中毒高,发生低血糖的概率可能更高。

(3)纠正电解质紊乱:电解质紊乱以钠和钾的丢失为主,而钠的丢失可通过补充含氧化钠的液体而得到纠正,故纠正电解质紊乱的关键是补钾,目前国内补钾仍以氯化钾为主。若有低血钙、低血镁或低血磷时,可酌情给予葡萄糖酸钙、硫酸镁或磷酸钾缓冲液。

(4)纠正酸中毒:部分患者有酸中毒,如果程度不重则不考虑使用碱性药物。

(5)纠正诱发因素。

2. 护理措施

(1)一般护理

①环境:有条件的患者应置于单人抢救室内,配备血糖检测仪,必要时遵医嘱给予心电、呼吸、血压、血氧饱和度的监测,配备必要的抢救设备和用物。保持病房安静,空气流通。

②卧床休息:嘱患者绝对卧床休息,减少活动。定时翻身并

进行皮肤护理,预防压疮。

③补液护理:补液是重要的护理措施,还可应用鼻饲胃肠补液配合静脉补液。补液以先快后慢为原则,总输入量按脱水程度或体重的 10%～15% 补充,第一个 2h 补液量 1500～2000ml,24h 补液量 6～10L,静脉滴注补总液体量的 1/2,剩余 1/2 由胃肠道补液,至电解质正常后逐渐减少补液量。补液过程中应观察患者的尿量、颈静脉充盈程度,心肺情况。老年患者以及冠心病患者,不宜过快、过多。

静脉补液:使用静脉留置针及双通道正压接头,且选择粗、直、远离关节和静脉瓣的血管进行穿刺,以保持静脉通畅。建立两条静脉通路,一条为静脉补液,另一条为输注胰岛素。治疗开始时,先使用生理盐水 250～2000ml,根据血钠、渗透压情况决定是否使用低渗液。补液量需视失水程度,不宜过快、过多,以免发生脑水肿、肺水肿。当血糖下降至 13.9mmol/L 时应开始补 5% 葡萄糖和钾盐,同时暂停胰岛素治疗并密切监测血糖变化。

胃肠道补液:置胃管(或口服),胃管内注入温开水,温度 38～40℃,每小时 100～200ml,每次 50～100ml,缓慢注入,过快过多会引起胃黏膜出血及液体从胃管内逆流,影响治疗,加重病情。胃肠补液定时定量,每次注水前抽吸胃液检查胃管是否在胃内,并观察是否有胃潴留。

④静脉应用小剂量胰岛素:以 4～6U/h 持续静脉滴注,血糖无下降者用量可加倍,血糖降至 13.9mmol/L 改为输 5% 葡萄糖液或 5% 葡萄糖氯化钠溶液加入胰岛素(葡萄糖:胰岛素为3～4g:1U),直至患者能进糖尿病饮食,改为餐前皮下注射胰岛素。

⑤给予吸氧:根据患者血氧饱和度遵医嘱采取不同方式和流量。

⑥饮食:适当限制患者饮食含糖及动物脂肪较高的食物及饮食量,餐前查血糖以指导胰岛素用量。注射胰岛素后保证患者进食。

⑦危重期:危重期协助患者做好生活护理,保持皮肤和口腔的卫生。

⑧沟通:了解患者思想活动,尊重患者人格,确认患者的不适,接受患者对不适症状的行为反应。

(2)并发症护理

①心律失常:应用抗心律失常药物,注意用药后反应。

②心力衰竭:遵医嘱进行抗心力衰竭治疗,密切观察输液速度。

③低血糖:严格遵医嘱应用胰岛素,并定时监测血糖变化。

④感染:积极抗感染治疗,抗生素要现配现用。

⑤肾衰竭:按肾衰竭护理常规护理。

(3)心理护理:要关心体贴患者及家属,进行健康教育及并发症的防护教育,配合医护人员治疗和护理,讲解疾病的相关知识,解除其焦虑情绪。

【健康指导】

1. 指导患者外出时随身携带识别卡,以便发生紧急情况时及时处理。采用多种方法,如讲解、放录像、发放宣传资料等,讲解有关糖尿病的知识及各种并发症的预防措施,消除患者紧张恐惧心理,提高患者治疗的依从性。

2. 实施健康教育,提高糖尿病患者自我治疗、自我护理的水平,帮助患者掌握糖尿病酮症酸中毒的症状和体征,一旦发生能自我识别、及早治疗。

3. 预防诱发疾病,一旦出现,及时复诊,积极治疗原发病,严密监测血糖。

第二节　低血糖危象

低血糖症(hypoglycemia)是一组由多种病因引起的以血中葡萄糖度过低,引起交感神经兴奋和中枢神经异常的症状及体征时称为低血糖危象。一般以血糖浓度低于 2.8mmol/L 作为低血糖的标准。但是否出现症状,个体差异较大。

【病因及发病机制】

1.病因　根据临床特点结合发病机制可把低血糖症分为空腹低血糖、餐后低血糖和药物引起的低血糖。

(1)空腹低血糖的病因

①内分泌性胰岛素或胰岛素样物质过多,如胰岛素瘤、胰外肿瘤;对抗胰岛素的内分泌激素不足,如垂体功能减退、肾上腺皮质功能低下、甲状腺功能减退。

②肝源性肝炎、肝硬化、肝瘀血,先天性糖原代谢酶缺乏等。

③营养障碍尿毒症,严重营养不良等。

(2)餐后低血糖的病因

①胃切除术后饮食性反应性低血糖与胃排空加速,葡萄糖迅速吸收,与刺激胰岛素过量分泌有关。

②功能性餐后低血糖多在餐后 2～4h 发作,特点是低血糖症状不经治疗可自行恢复,临床多见于伴有神经质的中年女性患者,这些人体内肾上腺素分泌较多或肾上腺的餐后反应异常,特别是含糖饮食会刺激交感神经引起过强反应。

③晚期或迟发性餐后低血糖为糖尿病早期表现之一,主要是由于进食后引起迟发胰岛素释放所致。

(3)药物引起的低血糖的病因

①胰岛素:糖尿病患者因胰岛素应用不当而致低血糖是临床最常见的原因。如延迟进餐、剧烈运动、胰岛素用量过大等。

②口服降糖药:如对初用降糖药的老年人,如果用量不当容易发生低血糖,由于格列本脲代谢产物仍有部分活性,特别是当患者肝、肾功能不良时,格列本脲引起的低血糖严重而持久,临床医师应特别注意。另外像磺丙脲,由于其半衰期长达 36h,容易累积而引起低血糖。

③其他药物:如乙醇、水杨酸、磺胺类、β 受体阻滞药等。

2.发病机制 人体通过神经体液调节机制来维持血糖的稳定,当血糖下降时,重要的反应是体内胰岛素分泌减少,而胰岛素的反调节激素如肾上腺素、胰高血糖素、皮质醇分泌增加,使肝糖原产生增加,糖的利用减少,以保持血糖稳定。人体内维持血糖正常有赖于消化道、肝肾及内分泌腺体等多器官功能的协调一致。其主要生理意义在于保证对大脑细胞的供能,脑细胞所需的能量几乎完全直接来自血糖,而且本身没有糖原储备,当血糖降到≤2.8mmol/L时,一方面引起交感神经兴奋,大量儿茶酚胺释放,另一方面由于能量供应不足使大脑皮质功能抑制,皮质下功能异常,出现脑缺糖型和兴奋型两组症状。

【病情评估】

1.病史 收集患者资料,注意患者有无内分泌系疾病及家族史;进食情况;用药史,特别是否使用胰岛素、口服其他降糖药或水杨酸、磺胺类、β受体阻滞药等。

2.临床表现

(1)急性低血糖及病程短者呈交感神经兴奋症群,如激动不安、颤抖、饥饿、软弱、出汗、心动过速、面色苍白、流涎、收缩压升高、舒张压降低、震颤,一过性黑矇,意识障碍,甚至昏迷。

(2)多数患者表现为大脑皮质和(或)小脑的症状,如头痛、头晕、焦虑、激怒、嗜睡、注意力涣散、定向障碍、震颤、癫痫大发作或小发作、人格改变(哭、吵、闹、骂)、奇异行为、共济失调等,最后木僵昏迷。长期严重低血糖可导致永久性脑损害。这些症状随着血糖逐渐下降而出现,当血糖水平降低速度缓慢时,患者没有脑功能障碍症状出现。

3.辅助检查 血糖测定、其他检查则根据鉴别诊断的需要进行。

【救治及护理】

1.救治要点

(1)可根据 Whipple 三联征确定低血糖:包括低血糖症状;发

作时血糖低于2.8mmol/L;补糖后低血糖症状迅速缓解。凡怀疑低血糖危象的患者,应立即做血糖测定,并在治疗过程中动态观察血糖水平。

(2)升高血糖:如患者尚清醒,有吞咽运动时,可喂服糖水;如患者昏迷或抽搐时,立即静脉注射50%葡萄糖溶液50ml,并继以10%葡萄糖注射液500~1000ml静脉滴注,视病情调整滴速和输入液量,患者清醒后,应尽早进食果汁及食物。必要时可静脉滴注氢化可的松和(或)肌内注射胰高血糖素。处理后即使意识完全恢复,仍然需要继续观察,特别是由口服降糖药引起的低血糖症,血液中较高的药物浓度会继续起作用,患者再度陷入昏迷的可能性仍然很大。

当患者出现其他症状时,根据其症状做好相应护理;病因明确时,应积极对因治疗,如胰岛B细胞瘤应尽早手术治疗,肝脏疾病所致者亦应积极治疗肝脏疾病。昏迷患者按昏迷常规护理。意识恢复后应注意观察是否有出汗、嗜睡、意识蒙眬等再度低血糖状态,以便及时处理。抽搐者除补糖外,可酌情应用适量镇静药,并注意保护患者,防止外伤。

2. 护理措施

(1)病情观察:密切观察生命体征、神志的变化及大小便情况,准确记录出入液量。患者使用胰岛素或氯磺丙脲时,可有低血糖反应,为防止患者清醒后再度出现低血糖反应,需要观察12~48h,并观察治疗前后的病情变化,评估治疗效果。

(2)加强护理

①昏迷患者立即开放气道,给予吸氧;立即采血测血糖和血胰岛素水平,按昏迷护理常规护理。

②轻者迅速给予糖类食物或饮料,不能口服或症状严重者立即静脉注射50%葡萄糖50~100ml,继以5%~10%葡萄糖滴注,抽搐患者除补糖外,可酌情应用适量镇静药,并注意保护患者,防止躁动发生危险。

③对补充葡萄糖无明显反应者可能为:长期低血糖;低血糖伴有发热者;内分泌功能减退的低血糖。必须补充更大量的葡萄糖,并加用氢化可的松 100～200mg 与葡萄糖混合滴注。还可用胰高糖素肌内注射或静脉推注。神志不清者,切忌喂食,以避免呼吸道窒息。

(3)心理护理:安慰患者向其家属解释病情,积极配合抢救治疗原发病和消除诱因,迅速纠正低血糖,稳定患者情绪。

【健康指导】

指导患者自我监测血糖、尿糖,按时应用降糖药、按时进食,一旦发生心悸、冷汗、饥饿感等低血糖现象时,应及时处理,如自服糖水或进食含糖食物,及时就医、指导患者正确服用降糖药物及胰岛素的名称、剂量、给药时间和方法,教会其观察药物疗效和不良反应。指导患者正确处理疾病所致的生活压力,树立起与疾病长期斗争及战胜疾病的信心。

第三节　超高热危象

超高热是指体温升高至体温调节中枢所能控制的调定点以上($>41℃$)。超高热危象是指高热同时伴有抽搐、昏迷、休克、出血等危急征象,常由病毒、细菌感染等引起。

【病因】

1. 感染性发热病因　常见原因有细菌感染、病毒感染、真菌感染、恶性疟疾、寄生虫、支原体、螺旋体、立克次体等病原体引起的全身各系统器官的感染。

2. 非感染性发热的原因　凡是病原体以外的各种物质引起的发热均属于非感染性发热。常见病因如下。

(1)变态反应:变态反应时形成抗原抗体复合物,激活白细胞释放内源性致热原而引起发热,如血清病、输液反应、药物热及某些恶性肿瘤等。

（2）体温调节中枢功能异常：体温调节中枢受到损害，使体温调定点上移，造成发热。常见于：①物理性因素，如中暑等；②化学性因素，如催眠药、农药等药物中毒等；③机械因素，如颅脑外伤、脑出血等。

（3）代谢疾病：如甲亢、嗜铬细胞瘤高血压发作等。

【病情评估】

1. 病史　了解原发疾病，发病前的环境情况，是否去过流行病区，居住环境有无传染病的存在，有无注射疫苗。

2. 症状评估　了解患者此次发热是急骤的还是缓慢，持续有多长时间，如何演变，是否进行治疗，使用什么药物，疗效如何，有无其他伴随症状。了解患者出现高热之前有无先兆，有无感染的征象，有无寒战和大汗，有无剧烈的头痛、呕吐，有无肢体的瘫痪，有无食欲亢进，有无出血现象。

3. 辅助检查

（1）影像学检查：X线、心电图检查，根据情况做超声、CT等检查。

（2）实验室检查：根据患者的临床表现，针对性地选择，如血常规、尿常规、大便常规、脑脊液常规，病原体显微镜检查、细菌学检查、血清学检查、红细胞沉降率、类风湿因子、自身抗体的检查，活体组织病理检查。

【救治及护理】

1. 救治要点　迅速而有效地将体温降至 38.5℃ 是治疗超高热危象的关键。根据病情的不同，选择适当的降温措施，及时降低体温，防止体温过高导致患者机体严重损害，甚至死亡或遗留后遗症。

（1）降温

①物理降温：适应于高热而循环良好者。

遵循热者冷降，冷者温降的原则。不宜在短时间内将体温降得过低，以防虚脱。降温效果不佳者可适当配合通风或服药等措施。温水擦浴：当体温超过 39℃，患者有寒战、四肢厥冷，可用 32～35℃温水擦浴。伴皮肤感染或有出血倾向者不宜皮肤擦浴。擦浴中注意观察病情，患者如有寒战，或脉搏、呼吸、神色有异常变化，应立即停止擦浴并报告医师。冰水擦浴：当体温超过 39.5℃，患者烦躁、四肢末梢灼热，可用冰水擦浴降温。伴皮肤感染或有出血倾向者不宜皮肤擦浴。冷敷、冰敷：当体温超过 39℃，可在头部、腋下、腹股沟等大动脉处用冷毛巾或冰袋敷。乙醇擦浴：当体温超过 39.5℃，可用 30％～50％、27～37℃的乙醇擦浴。乙醇擦浴以拍擦的方式进行，不用摩擦方式，因摩擦方式易产热，在腋窝、腘窝、腹股沟等血管丰富处应适当延长时间，以利于散热；禁擦后颈、胸前区，腹部和足底。

②药物降温：当物理降温效果不佳者，根据医嘱选择药物降温。药物可以防止肌肉震颤，减少机体分解代谢，扩张血管，从而将减少产热和利于散热。常用药物阿司匹林、地塞米松等。药物降温后 30min 应复测体温并记录，通常体温应逐步下降，不宜骤降至 37℃以下，以防虚脱。在应用药物降温时，应注意避免引起患者体温骤然下降出现大汗淋漓，加重患者血液浓缩，可再次使患者的体温升高。如患者用药后脉搏细速、面色苍白、口唇发绀、四肢厥冷，应注意保暖，可给予热水袋或热饮料以防体温继续下降。

③冬眠降温：使用以上措施体温仍高，尤其是烦躁、惊厥的患者，可在物理降温的基础上静脉滴注冬眠药物，达到抑制体温调节中枢、扩张血管、加速散热、松弛肌肉、减少震颤、降低组织器官的代谢和耗氧量，防止产热过多，常用药物有哌替啶 100mg，异丙嗪 50mg，氯丙嗪 50mg。全量或者半量静脉滴注。

在使用中，应将患者安置于安静的病房，专人护理；要密切注意体温、脉搏、呼吸、血压的变化，注意评估患者的神志、瞳孔大小、对光反射、肢体运动和各种反射，以了解冬眠的深度，每隔 30min 评估一次；体温应以测量肛温为观察指标；注意该药物可引起血压下降,使用前应补足血容量,纠正休克,如患者的血压下降过快、呼吸低于 12/min,提示过度所致,应立即减慢冬眠药物的进入速度或停止;如血压降至 90mmHg 以下时,应加用升压药或采取其他升压措施;如患者有寒战或烦躁不安,提示冬眠药物量不足;如体温降至 38℃时应停止滴入冬眠药。

(2)对因治疗

①感染者应及时、足量、选择敏感的抗生素,必要时可加用肾上腺皮质激素;抗生素使用后应注意疗效的观察,2～3d 后疗效不佳,可考虑改用其他药物。

②甲亢危象者应迅速使用抗甲状腺药物。

③对高度怀疑的疾病,可做诊断性治疗(试验性治疗),诊断性治疗的用药要有目的、有步骤、按计划进行,做到"用药有指征,停药有依据",切忌盲目滥用。

④对原因不明的发热,应进一步观察检查。如恶性高热及精神安定药诱发的恶性综合征,治疗包括停用高热或致病的药物,静脉给予 1mg/kg 丹曲林,5min 一次,最大剂量为 101mg/kg;后者还可以使用多巴胺激动药(左旋多巴、溴隐亭等)。如果患者情况良好,热度不过高,可暂不做退热处理而给予支持疗法,以便仔细观察热型并进一步做其他检查,待明确诊断后积极进行病因治疗。

2. 护理措施

(1)病情观察

①注意患者的神志、体温、脉搏、呼吸、血压、末梢循环等生命体征的变化,特别应注意体温的变化,通常每 4 小时测一次体温,观察物理、药物降温的效果,应在 30min 后复测体温一次,并记录在护理病历上。

②诊断未明确前,不能过多使用退热药。注意患者的伴随症状的变化,如面色、神志、寒战、大汗等,及时提供给医师,以协助诊断、配合抢救。

③记录出入量,特别是大汗的患者,要留意尿量、尿色,建立静脉通路注意补足液体。

(2)对症护理

①体温在 39.5℃以上者,应给予物理降温,物理降温的患者要及时更换敷布、冰袋、经常擦浴降温。无高热或者有表征者不宜冷敷。可另针刺大椎、曲池、合谷、十宣等穴。

②皮肤护理降温过程中大汗的患者应及时更换衣服、被褥,保持皮肤的清洁、舒适。卧床的患者,要定时翻身,防止压疮。

③要注意高热患者的口腔卫生,给予口腔护理,每日 1～2次,保持口腔清洁、防止口腔感染及黏膜破溃。

④烦躁、惊厥的患者可根据医嘱使用镇静药并注意安全,必要时使用保护具、约束具,防止坠床发生或自伤。

⑤加强基础护理,患者卧床休息,病室保持安静、通风、温湿度适宜;保护心、脑、肾等重要器官的功能;呼吸困难者可给氧气吸入,必要时可气管切开,机械通气。

(3)心理护理:患者体温过高、体力消耗大,易产生焦虑的情绪,这对稳定病情、减少体力消耗不利。应安慰患者、采取有效的降温措施,稳定患者情绪、使体温下降或恢复正常。

【健康指导】

了解患者高热发生的原因,向患者及家属介绍预防的措施,指导患者及家属正确判断体温的升、降及降温的有效方法。高热期间应卧床休息,室内保持通风良好,使患者置身凉爽舒适的环境中,但不要直接吹风。多饮水,进食富含营养、清淡的半流质饮食;告诫患者不随意用退热药,以防掩盖疾病的真相或由于出汗过多,造成虚脱。

第四节　高血压危象

高血压危象(hypertensive crisis)是发生在原发性或继发性

高血压过程中的一种特殊临床危象,指在高血压病程中,由某些诱因,外周小动脉发生暂时的强烈收缩,血压急剧升高,舒张压可达 140mmHg 或更高,收缩压相应上升至 260mmHg 或更高,可伴有重要器官功能障碍和不可逆的损害。

【病因及发病机制】

1. 病因

(1)原发性高血压;缓进型或急进型高血压。

(2)多种肾性高血压,包括肾动脉狭窄、急性和慢性肾小球肾炎、慢性肾盂肾炎、肾脏结缔组织病变所致高血压。

(3)内分泌性高血压如嗜铬细胞瘤。

(4)妊娠高血压综合征。

(5)急性主动脉夹层动脉瘤和脑出血。

(6)头颅外伤。

2. 诱因　在上述高血压疾病基础上,若有下列因素存在,高血压患者极易发生高血压危象。

(1)高血压患者突然停用降压药物。

(2)经期和绝经期的内分泌功能紊乱。

(3)应用拟交感神经药物后发生节后交感神经末梢儿茶酚胺释放。

(4)寒冷刺激、精神创伤、外界不良刺激、情绪波动和过度疲劳等。

(5)应用单胺氧化酶抑制药治疗高血压,并同时食用干酪、扁豆、腌鱼、啤酒和红葡萄酒等一些富含酪氨酸的食物。

3. 发病机制　有关高血压危象发生的机制,目前大多数学者认为是由于高血压患者在诱发因素的作用下,血液循环中肾素、血管紧张素Ⅱ、去甲肾上腺素和精氨酸加压素等收缩血管活性物质突然急骤的升高,引起心脑肾等靶器官小动脉纤维素样坏死,尤其引起肾脏出、入球小动脉收缩或扩张。这种情况如果持续存在,除了血压急剧增高外,还可导致压力性多尿,继而发生循环血容量减少,血容量的减少又反射性引起血管紧张素Ⅱ、去甲基肾上腺素和精胺酸加压素生成和释放增加,使循环血中血管活性物质和血管毒性物质达到危险水平,从而加重小动脉收缩。引起小动脉内膜损伤和血小板聚集,导致血栓素等有害物质进一步释放,形成血小板血栓,引起组织缺血、缺氧,毛细血管通透性增加,并伴有微血管内凝血、点状出血及坏死性小动脉炎。以脑和肾脏损害最为明显,有动脉硬化的血管特别易引起痉挛,并加剧小动脉内膜增生,于是形成病理性恶性循环。此外,交感神经兴奋性亢进和血管加压性活性物质过量分泌,不仅引起肾小动脉收缩,而且也会引起全身周围小动脉痉挛,导致外周血管阻力骤然增高,则使血压进一步升高,此时发生高血压危象。

【病情评估】

1. 病史　资料收集包括仰卧、坐位及立位的血压测定,神经系统检查,心脏听诊及心脏大小和功能的估计,X线胸片、心电图,血液及尿液检查。既往有无高血压病史,有无寒冷、精神刺激及内分泌功能紊乱,是否服用抗高血压药物或其他药物,详细了解服药情况。此外,还应了解患者有无高血压病的家族史。

2. 临床表现　当冠状动脉缺血时,可发生严重的心绞痛甚至心肌梗死;脑血管痉挛时可有一过性脑缺血,出现半身感觉障碍、一侧肢体活动失灵,一侧面部、唇、舌麻木,失语、流口水、说话困难、视物不清、喝水呛咳等;肾动脉痉挛时出现少尿;肠系膜动脉痉挛时出现阵发性腹部绞痛等。脑小动脉痉挛时在持续而严重的痉挛后可出现被动性、强制性扩张,脑循环急性障碍,导致脑水肿和颅内压升高,即高血压脑病。此外,患者还可出现交感神经兴奋的症状,如剧烈的头痛、头晕、恶心呕吐、心悸、面色苍白、大量出汗,同时患者血压继续升高。

高血压危象患者的症状发作历时短暂,恢复迅速,但也容易复发,通常持续几分钟到几小时,最长可达几天。多数患者经及时有效的降压抢救后症状可缓解或消失。及时采取迅速有效的降压措施后,多数患者的症状可以缓解。

3. 辅助检查

(1)尿常规:是否有尿蛋白、红细胞或管型尿,以了解有无肾脏的损害。

(2)肾功能检查:当合并肾衰竭时,尿素氮、肌酐升高。

(3)香草基杏仁酸(VNA):对疑为嗜铬细胞瘤所致的高血压应进行尿 VMA 检查。

(4)脑脊液的检查:脑脊液压力常增高。

(5)X 线胸片:观察有无充血性心力衰竭、肺水肿征象。

(6)肾上腺 CT:怀疑为嗜铬细胞瘤者可行肾上腺 CT 检查。

(7)动态血压(ABPM)监测:应用动态血压监测可了解患者24h 血压变化,伴有明显靶器官损害者或严重高血压时昼夜血压节律可消失。

【救治及护理】

1. 救治要点

(1)药物选择:遵医嘱给予正确、有效、作用迅速的降压药物。选用的药物应既适用于高血压急症又适合慢性高血压的长期维持治疗,所选药物应对外周血管有扩张作用,并对心肌收缩、窦房结和房室结无明显抑制作用。硝普钠是快速降低血压的最有效药物,能直接作用于血管平滑肌、扩张动脉和静脉。其他还有二氮嗪、利舍平、肼苯达嗪、喷托铵、乌拉地尔等,必要时可联合用药,既可提高疗效、减少药量及不良反应,又能延长作用时间。

(2)降压速度:降压速度宜快,迅速将血压降至安全范围,否则预后较差。将血压降至 160/100mmHg 以上,常用药物有硝普钠和硝酸甘油。首选硝普钠,因其为强有力的血管扩张药,起效快,剂量易于调节,便于平稳降压。待血压降至安全的范围后,应放慢滴速,老年人尤其应注意。

(3)降压幅度:降压幅度应因人而异。如果肾功能正常,无脑血管或冠状动脉疾病史,亦非急性主动脉瘤或嗜铬细胞瘤伴急性血压增高的患者,血压可降至正常水平。否则因降压幅度过大,可能会导致心、脑、肾的功能进一步恶化。通常认为将血压控制在(160~180)/(100~110)mmHg较安全。

2. 护理措施

(1)病情观察:严密观察病情,监测血压、脉搏、呼吸、神志、瞳孔及心肾功能的变化和心电图等,注意尿量变化,若尿量少于30ml/h,应及时处理。对于持续抽搐或神志改变的患者应严格监视,取出义齿并安放牙垫,以防舌咬伤或误吸;头晕、意识障碍者,应加用床栏以防坠床。

(2)一般护理

①患者需绝对卧床休息,头抬高30°,使颅内压减低,以达到所需的体位性降压的作用。避免不必要的活动,抽搐者应防坠床。

②将患者置于安静、避光的环境,减少不必要的刺激。

③通常采用鼻导管吸氧,以减轻缺氧、呼吸困难的症状。已出现昏迷的患者应及时吸痰,保持呼吸道通畅。可置侧卧,将其下颌前拉,以利于呼吸。

④迅速建立静脉通路,以保证降压药物的顺利输入,达到迅速、安全、有效地降压。

(3)症状护理

①高血压脑病迅速静脉滴注甘露醇、山梨醇(250ml 应在30min 内滴完,以保证高渗性脱水作用)或快速利尿药(呋塞米等)注射,以减轻脑水肿,降低颅内压。

②制止抽搐躁动、抽搐、脑水肿惊厥者遵医嘱给予地西泮、巴比妥钠等肌内注射,或给予水合氯醛保留灌肠。

③合并左心衰竭时,可予强心、利尿药扩张血管治疗。

④保持大便通畅,必要时遵医嘱给予缓泻药。

(4)心理护理:焦虑、恐惧不利于血压稳定甚至加重病情,注意保持患者情绪稳定,增加心理支持,使其积极配合治疗,使血压控制在一定的范围内,防止并发症。

【健康指导】

1. 遵医嘱按时服降压药物,保持血压稳定在安全范围内,定期门诊复查。如为嗜铬细胞瘤所致的高血压危象,在患者身体能耐受的情况下,应劝导患者尽早手术治疗。

2. 指导患者坚持低盐、低脂、低胆固醇饮食,戒烟、戒酒,养成良好的生活习惯。

3. 根据病情合理地安排工作、休息,保持心情舒畅,避免寒冷、过度劳累等。

第五节　甲状腺功能危象

一、甲状腺功能亢进危象

甲状腺功能亢进危象(thyroid storm)简称甲亢危象,是内科危象重症之一,伴有一种或多种器官的功能衰竭,如不及时治疗、抢救护理,就会危及生命。主要表现有高热、心动过速或心律失常,左心衰竭、烦躁不安、昏迷,有时伴恶心、呕吐、腹泻、黄疸、精神改变等。各年龄段均可发生,但儿童少见。

【病因及病理生理】

1. 病因　多数甲亢危象的发生有一定的诱发因素,其中主要的是应激刺激,如急性感染、精神刺激、外伤、手术、急性心肌梗死、糖尿病酮症酸中毒等,^{131}I 放射治疗甲亢及手术挤压甲状腺也是常见诱发因素之一。

2. 诱因

(1)严重感染:是临床上最常见的危象诱因,约占全部诱因的40%,危象发生通常与感染的严重程度成正比,且多发生于感染的高峰阶段,其中以呼吸道感染最为常见,其次为胃肠道、胆道及泌尿道感染,少数为败血症、腹膜炎、皮肤感染等。原虫、真菌、立克次体等全身性感染亦可诱发。

（2）应激：精神过度紧张、精神创伤、药物反应、分娩以及妊娠毒血症、高温环境、过度疲劳、情绪激动等应激，可导致甲状腺素突然大量释放。

（3）精神刺激：对诱发本症有明显作用。甲亢患者受精神刺激时，交感神经及肾上腺兴奋性增强，机体对儿茶酚胺敏感性增加，很容易诱发危象的发生。

（4）停药不当：不适当停用甲亢药物致使甲状腺素大量释放，甲亢症状迅速加重。

（5）其他：手术前准备不充分及^{131}I治疗以及过度挤压甲状腺，使大量甲状腺素释放入血。

3. 病理生理

（1）血中游离甲状腺激素增加：感染、甲状腺以外其他部位的手术等应激，可使血中甲状腺激素结合蛋白浓度减少，与其结合的甲状腺激素解离，血中游离甲状腺激素增多，这可以解释部分甲亢危象患者的发病原因。

（2）大量甲状腺激素释放至血循环中：一部分甲亢患者服用大量甲状腺激素可产生危象；甲状腺手术、不适当停用碘剂以及放射性碘治疗后，患者血中的甲状腺激素升高，引起甲亢危象。这些均支持本病的发生是由于大量甲状腺激素骤然释放入血所致。

（3）机体对甲状腺激素反应的改变：由于某些因素的影响，使甲亢患者各系统的脏器及周围组织对过多的甲状腺激素适应能力降低，由于此种失代偿而引起危象。临床上见到危象时有多系统的功能衰竭，血中甲状腺激素可不升高，以及在一些患者死后尸检时所见无特殊病理改变等，均支持这种看法。

（4）甲状腺素在肝中清除降低：手术前后和其他的非甲状腺疾病的存在，进食热量的减少，均可引起 T_4 清除减少，有报道感染时常伴发 50% 以上的 T_4 清除减少，这些都能使血中的甲状腺素含量增加。

(5)肾上腺素能的活力增加:给实验动物或给甲亢患者做交感神经阻断手术,可使甲亢的症状得到改善,说明甲亢的许多表现是由于患者血中甲状腺激素增多,使儿茶酚胺的作用增强所致。甲亢危象所以产热过多是由于脂肪分解加重,甲状腺激素可直接或通过增加儿茶酚胺使脂肪分解。

【病情评估】

1. 病史　了解患者危象发生以前的服药情况(服药的名称、剂量、方法、时间等);甲状腺功能检查无助于诊断,目前主要靠临床表现,无特殊的实验室检查指标可作为确诊的依据;近期有无外科手术史;在进行甲状腺手术及放射性碘治疗前的准备情况。发病前是否有较强的精神刺激;有过度挤压甲状腺等。对伴有严重心动过速的患者应了解既往心脏情况。此外,还应了解患者发病前的一般状况及家族史。

2. 临床表现　甲亢危象的典型临床表现为高热(39℃以上)、大汗淋漓、心动过速(140~240/min)、频繁呕吐及腹泻、极度消耗、谵妄、昏迷,最后死于休克、心肺功能衰竭、黄疸及电解质紊乱。具体如下。

(1)体温:体温急剧上升,高热 39℃以上,大汗淋漓,皮肤潮红,继而汗闭,皮肤苍白和脱水。高热是甲亢危象与重症甲亢的重要鉴别点。

(2)电解质紊乱:最终患者有电解质紊乱,约半数患者有低血钾症,1/5 患者有低血钠症。

(3)中枢神经系统:精神变态,极度烦躁不安,谵妄,嗜睡,最后昏迷。

(4)心血管系统:心动过速,常达 160/min 以上,与体温升高程度不成比例。可出现心律失常,如期前收缩、室上性心动过速、心房颤动、心房扑动或房室传导阻滞等,也可能发生心力衰竭。最终血压下降,陷入休克。通常有甲亢性心脏病者较易发生危象,一旦发生甲亢危象会促使心脏功能恶化。

(5)胃肠道:食欲极差,恶心,频繁呕吐,腹痛、腹泻甚为突出,每日可达十余次。体重锐减。

(6)肝脏:肝脏大,肝功能异常,终至肝细胞功能衰竭,出现黄疸。黄疸的出现是预后不好的征兆。

3. 辅助检查 测体温、脉搏、呼吸、血压、体重,检查颈部甲状腺大小、质地、有无结节等。

(1)血清游离 TT 甲状腺激素测定(FT_3、FT_4):甲亢患者血清中这两项水平明显增高,可直接反映甲状腺功能状态。其敏感性明显高于总 T_3(TT_3)和总 T_4(TT_4)。

(2)血清总甲状腺素测定(TT_3、TT_4):应注意老年淡漠型甲亢患者或久病者血清 TT_3 可不升高。

(3)血象:由感染诱发的甲亢危象患者血中白细胞升高,有时可达 $5.0×10^9/L$,特别是中性粒细胞升高。

【救治及护理】

1. 救治要点

(1)昏迷患者首先要给予吸氧,保持呼吸道通畅。

(2)建立静脉通道,进行中心静脉压监测。甲亢危象患者的能量代谢增高,并由于发热、出汗、呕吐和腹泻消耗大量液体,因此需每天大量补液,纠正电解质紊乱,可根据中心静脉压监测及尿量来决定补液量,如患者能饮水,应鼓励患者自己饮水。

(3)遵医嘱抽取血液标本查血常规、血电解质、尿素氮、肌酐、血清谷丙转氨酶、血糖及 T_3 及 T_4 等。

(4)遵医嘱给予硫脲类药物、碘制剂用以抑制甲状腺素的合成与释放,从而降低血中甲状腺激素浓度。及早静脉推注或静脉滴注糖皮质激素,改善机体反应性,提高应激能力。对于精神极度紧张、烦躁不安、失眠者可遵医嘱给予镇静药。对于昏迷不能口服给药的患者,最好插鼻饲管,将药物磨碎后鼻饲给药。对于心动过速的患者应遵医嘱给予普萘洛尔等,但支气管哮喘或心功能不全的患者慎用。

2. 护理措施

(1)病情观察:严密观察病情变化,监测患者生命体征、心电图、神志、血氧饱和度等变化,发现异常情况及时通知医师,配合抢救。

(2)一般护理

①卧床休息:患者应绝对卧床休息,保持病房环境安静,减少环境中的不良刺激,如声音和光的刺激,限制访视者,减少交谈,向患者解释病情时语调应轻柔,温湿度适宜,室温控制在 18℃左右。对烦躁患者,可遵医嘱给予镇静药。

②建立静脉通道:在用复方碘溶液治疗时,剂量严格按医嘱执行。

③吸氧:给予鼻导管或面罩吸氧 6～8L/min 的流量,并保持导管通畅。准确测量体温、呼吸、脉搏及心率。

④饮食:给予高热量、高蛋白、高维生素、忌碘饮食、适量补充钙、磷等"三高一禁一适量"饮食。鼓励患者多饮水,每日饮水量不少于 2000ml。忌用咖啡、浓茶等兴奋性饮料;避免患者过饱以防心脏负担加重;昏迷患者给予鼻饲;极度消极、进食困难或厌食者遵医嘱予以静脉补充营养。

⑤生活护理:给患者定时翻身、拍背、吸痰,防止压疮、坠积性肺炎、吸入性肺炎,做好口腔、皮肤的护理,防止感染。昏迷者按昏迷常规护理。

(3)症状护理

①体液不足的护理:建立静脉通道,及时补液,以维持电解质平衡,保证充足的循环血量。每日补液量不少于 2000ml,补充葡萄糖、钾、钠和维生素等。及时采取降温措施,应用止泻药。严密观察 24h 出入量、尿量并记录,以指导补液量。观察皮肤黏膜脱水的改善情况。鼓励患者多饮水。

②体温过高的护理:置单人病室,保持病室空气流通,温度

20～22℃,相对湿度50％～70％。每日用紫外线消毒2次,每次30min,用消毒液擦地板每日2次。监测血常规,每日复查血常规1次,并根据结果补充白细胞或应用升高白细胞药物。密切观察病情,监测生命体征,每4小时1次,必要时随时测量并记录。按医嘱应用抗生素。给予乙醇擦浴,冰敷大动脉处,液体经冷藏后输注。按医嘱应用药物降温,但避免应用水杨酸盐降温。给予高热量、高蛋白、高维生素易消化流质或半流质饮食,鼓励多饮水。加强口腔护理,在晨起、睡前、饭后协助漱口或用生理盐水棉球擦拭,保持口腔清洁湿润。减少衣物,以利降温。加强皮肤护理,及时擦干汗液和更换汗湿的衣物,以防着凉。

③心输出量减少的护理:立即给予氧气吸入,必要时应用40％～60％乙醇湿化。观察心率、心律、脉搏、呼吸、血压及皮肤黏膜发绀和尿量情况,及时发现病情变化并及时处理。根据病情、心功能情况、脱水程度调整输液速度,每分钟不超过60滴。按医嘱应用抗甲状腺药及肾上腺皮质激素氢化可的松、洋地黄类、普萘洛尔,以缓解症状和抑制甲状腺素的合成和释放。去除诱因,特别是感染,应及时进行血培养。尽快控制心悸、心动过速、多汗等。必要时应用强心、利尿和血管扩张药。保持环境安静,卧床休息,限制活动,并给予镇静药。宜少食多餐,保持大便通畅。

④自理能力低下的护理:协助患者进餐、洗脸、漱口、擦身及如厕。经常巡视,防止发生危险,协助患者满足生活所需。

⑤个人应对无效的护理:以高度的同情心,关怀安慰患者,消除恐惧心理,使患者处在接受治疗的最佳心理、生理状态。讲解不良情绪易诱发、加重疾病,不利于康复。多与患者交谈,鼓励其说出内心的感受,并在语言及行动上表示关心和重视。

⑥药物的肝功能损害护理:应用护肝药,定期复查肝功能。观察皮肤黏膜黄染情况。给予低脂、低胆固醇清淡饮食。注意休息。

⑦孕产妇的护理:孕妇要注意胎心和子宫收缩情况,产妇要注意产后出血量,防止产后出血及感染。

⑧突眼的护理:经常用眼药水湿润眼睛,睡前可用抗生素眼膏。嘱患者佩戴有色眼镜,防止强光和灰尘的刺激。眼睑不能闭合者用无菌纱布或眼罩覆盖双眼。高枕卧位,遵医嘱使用利尿药,限制钠盐摄入可减轻眼部水肿。

(4)心理护理:护理人员在抢救过程中不可惊慌失措,保持沉着、冷静,动作要敏捷,操作准确无误,使患者产生安全感。对过度紧张者,可遵医嘱使用镇静药以稳定情绪。与患者保持良好沟通,尊重患者人格,确认患者的不适,接受患者对不适症状的行为反应。

【健康指导】

1. 积极治疗原发病甲亢,避免危象的发生。

2. 合理调整饮食,禁食含碘饮食,多饮水。

3. 避免各种诱发因素,严重躯体疾病,如心力衰竭、低血糖症、败血症、脑卒中、急腹症或严重创伤等。口服过量 TH 制剂。应激状态,如感染、手术、放射性碘治疗等。严重精神创伤。

4. 注意劳逸结合,避免过度劳累。

5. 按医嘱坚持按剂量、按疗程服药,不能擅自停药或减量。并定期复查血常规、肝功能及甲状腺功能指标。了解药物治疗的不良反应,如粒细胞减少、药疹、肝功能受损等。

6. 及时就诊,指导患者及家属当病情突然变化时要及时就诊,争取早就诊,早治疗。

二、甲状腺功能减退危象

甲状腺功能减退(甲减)危象(hypothyriod crisis)又称黏液性水肿昏迷,是由于甲状腺素长期缺乏,以机体功能逐渐反应低下直至昏迷为特征的慢性系统性功能紊乱。其诱发因素有寒冷、感染、手术、严重躯体疾病、中断 TH 替代治疗和使用麻醉、镇静药等,常在冬季寒冷时发病。

【病因及发病机制】

病因较复杂,以原发性者多见,其次为垂体性者,其他均属少见。如未能及时治疗,预后极差,死亡率达50%。

其发病机制为,体温调节功能丧失,致使体温过低且不能恢复正常,尸解后发现丘脑有黏液性水肿和沉淀物;二氧化碳潴留、大脑酶系统功能障碍、糖代谢障碍、低血钠或水中毒等。

【病情评估】

1. 临床表现

(1)多数患者有甲减病史,表现为面色苍白,眼睑和颊部水肿,表情淡漠,全身皮肤干燥、增厚、粗糙多脱屑,非凹陷性水肿,毛发脱落,手脚掌呈姜黄色,体重增加,少数患者指甲厚而脆裂。病情严重时,由于受寒冷、感染、手术、麻醉或镇静药应用不当等应激可诱发黏液性水肿昏迷或称甲减危象。表现为低体温($<$35℃),呼吸减慢,心动过缓,血压下降,四肢肌力松弛,反射减弱或消失,甚至发生昏迷,休克,心肾功能衰竭。当降至34℃以下时,以测量肛温为最准确,患者十分怕冷。

(2)神经精神系统:记忆力减退,智力低下,嗜睡,反应迟钝,多虑,头晕,头痛,耳鸣,耳聋,眼球震颤,共济失调,腱反射迟钝,跟腱反射松弛期时间延长,重者可出现痴呆,木僵,甚至昏睡,数日内即可深昏迷,呼吸微弱,无自主运动,肌张力松弛,腱反射消失,Babinski征阳性,约1/4的病例昏迷前可有癫痫样大发作。

(3)心血管系统:心动过缓,心输出量减少,血压低,心音低钝,心脏扩大,可并发冠心病,但通常不发生心绞痛与心力衰竭,有时可伴有心包积液和胸腔积液。重症者发生黏液性水肿性心肌病。

(4)消化系统:厌食、腹胀、便秘。重者可出现麻痹性肠梗阻。胆囊收缩减弱而胀大,半数患者有胃酸缺乏,导致恶性贫血与缺铁性贫血。

(5)运动系统:肌肉软弱无力、疼痛、强直,可伴有关节病变如慢性关节炎。

（6）内分泌系统：女性月经过多，久病闭经，不孕；男性阳痿，性欲减退，少数患者出现泌乳，继发性垂体增大。

（7）呆小病：表情呆滞，发音低哑，颜面苍白，眶周水肿，两眼距增宽，鼻梁扁塌，唇厚流涎，舌大外伸，四肢粗短、鸭步。

（8）幼年型甲减：身材矮小，智力低下，性发育延迟。

2. 辅助检查

（1）甲状腺功能检查：血清 TT_4、TT_3、FT_4、FT_3 低于正常值，血清 T_3、T_4 降低和（或）TSH 明显增高为最敏感和特异指标。

（2）血清 TSH 值

①原发性甲减症：TSH 明显升高同时伴游离 T_4 下降。亚临床型甲减症血清 TT_4、TT_3 值可正常，而血清 TSH 轻度升高，血清 TSH 水平在 TRH 兴奋剂试验后，反应比正常人高。

②垂体性甲减症：血清 TSH 水平低或正常或高于正常，对 TRH 兴奋试验无反应。应用 TSH 后，血清 TT_4 水平升高。

③下丘脑性甲减症：血清 TSH 水平低或正常，对 TRH 兴奋试验反应良好。

④周围性甲减（甲状腺激素抵抗综合征）：中枢性抵抗者 TSH 升高，周围组织抵抗者 TSH 低下，全身抵抗者 TSH 有不同表现。

（3）X 线检查：心脏扩大，心搏减慢，心包积液、颅骨平片示蝶鞍可增大。

（4）心电图检查：示低电压，Q-T 间期延长，ST-T 异常。可有窦性心动过缓、肢导低电压、T 波低平或倒置等改变。超声心动图示心肌增厚，心包积液。

（5）血脂、血酶等检查：血脂、肌酸磷酸激酶活性增高，葡萄糖耐量曲线低平。

【救治及护理】

1. 救治要点

（1）甲状腺制剂终身替代治疗：检测甲状腺功能，维持 TSH

在正常值范围。早期轻型病例以口服甲状腺片或左甲状腺素为主。

(2)对症治疗：中、晚期重型病例除口服甲状腺片或左甲状腺素外，需对症给予氧、输液、控制感染、控制心力衰竭等治疗。对于甲亢患者要防止治疗过度造成甲减。

2.护理措施

(1)一般护理

①环境：有条件的应将患者置于单人抢救室，减少环境中的不良刺激。严密观察病情，给予床边心电、呼吸、血压、血氧饱和度的监测，配备必要的抢救设备和用物。

②卧床休息：绝对卧床休息，减少机体耗氧量，注意保暖，若患者躁动，应采取保护性措施，预防坠床；患者抽搐发作，可用压舌板保护舌头，预防咬伤。

③建立静脉通道：按医嘱给予急救药物，纠正低血压、低血糖、低体温等症状，应用氢化可的松和血管活性药物。

④补充甲状腺激素：首选 L-T$_3$ 静脉注射，每次 $10\mu g$，每 4 小时 1 次，或 L-T$_4$ 静脉注射首次 $300\mu g$，以后 $50\mu g/d$，至患者症状改善，清醒后改为口服。

⑤吸氧：根据患者病情遵医嘱给予鼻导管或面罩吸氧，根据需要可行气管插管机械通气。

⑥饮食：宜高蛋白、高维生素、低钠、低脂饮食；进食富含粗纤维食物，促进胃肠蠕动；摄入足够的水分，保持大便通畅。

⑦生活护理：危重期协助患者做好生活护理，保持皮肤和口腔的卫生。注意保暖，但不必加温。如果皮肤干燥、粗糙，可局部涂抹乳液和润肤油以保护皮肤，避免使用肥皂。定时翻身拍背，防止压疮发生。与清醒患者保持良好沟通，了解患者思想活动，关怀安慰患者，消除恐惧心理，尊重患者人格，理解同情患者的痛苦。

(2)心理护理：细心观察患者，积极与患者交流，了解和掌握患者心理,因势利导,耐心回答患者提出的问题,针对个体情况进行耐心细致的卫生宣教,讲述甲减危象的诱发因素,提供详细的诊治资料,使患者对甲减危象有较全面的认识、积极配合治疗。

【健康指导】

1. 积极治疗原发病,避免危象发生。

2. 合理调整饮食,给予高维生素、高蛋白、低钠、低脂饮食,进食富含粗纤维的食物,促进胃肠蠕动。摄入足够的水分,以保持大便通畅。

3. 避免各种诱发因素,如寒冷、感染、手术,使用麻醉、镇静药等。

4. 指导患者坚持遵医嘱按剂量、按疗程服药,对永久性甲减者需终身服用。指导患者自我监测甲状腺素服用过量的症状,如多食、消瘦、体重减轻、脉搏>100/min、大汗、情绪激动等。指导需长期激素替代疗法者每 6～12 个月监测甲状腺功能一次。

5. 指导患者及家属当病情突然变化时及时就诊,争取早就诊,早治疗。

第六节　肾上腺皮质功能减退危象

肾上腺皮质功能减退症按病因可分为原发性和继发性,按病程可分为急性和慢性。肾上腺皮质功能减退危象指由于各种原因导致肾上腺皮质激素分泌不足或缺如而引起的一系列临床症状,可累及多个系统。主要表现为肾上腺皮质激素缺乏所致的症状,如脱水、血压下降、直立性低血压、虚脱、厌食、呕吐、精神萎靡、嗜睡,甚至昏迷。

【病因及发病机制】

1. 慢性肾上腺皮质功能减退症(Addison 病)　因感染、创伤和手术等应激情况,或停服激素而诱发肾上腺皮质功能急性减弱。

2. 长期应用超生理剂量的肾上腺皮质激素治疗　抑制下丘

脑-垂体-肾上腺轴功能,即使停药 1 年,其功能仍处于低下状态,尤其对应激的反应性差。长期接受皮质激素治疗的患者,遇到应激时,如不及时补充或增加激素剂量,也可发生急性肾上腺皮质功能减退。

3. 肾上腺手术后　因依赖下丘脑垂体的肾上腺皮质增生或肾上腺外疾病(如转移性乳腺癌),做肾上腺切除术;或者肾上腺腺瘤摘除术后,存留的肾上腺常萎缩,下丘脑-垂体-肾上腺轴的功能,由于腺瘤长期分泌大量皮质醇而受抑制,其功能的恢复,需时至少 9 个月或 1 年以上,如不补充激素或在应激状况下不相应增加激素剂量,也可引起急性肾上腺皮质功能减退。

4. 急性肾上腺出血　常见的为严重败血症,主要是脑膜炎双球菌败血症引起肾上腺出血,与 DIC 有关。其他细菌所致败血症、流行性出血热等也可并发肾上腺出血。

5. 先天性肾上腺皮质增生　至今已知有九种酶的缺陷,多数酶均为皮质醇合成所必需。

【临床表现】

肾上腺危象的临床表现包括肾上腺皮质激素缺乏所致的症状,以及促发或造成急性肾上腺皮质功能减退的疾病表现。慢性肾上腺皮质减退症发病隐匿,病情逐渐加重。原发性和继发性肾上腺皮质减退症具有共同的临床表现,如逐渐加重的全身不适、无精打采、乏力、倦怠、食欲减退、恶心、体重减轻、头晕和体位性低血压等。皮肤黏膜色素沉着是慢性原发性肾上腺皮质减退症特征性的表现。色素为棕褐色,有光泽不高出皮面,色素沉着分布是全身性的,但以暴露部位及易摩擦的部位更明显,如脸部、手部、掌纹、乳晕、甲床、足背、瘢痕和束腰带的部位;在色素沉着的皮肤常常间有白斑点。肾上腺皮质激素缺乏大多为混合性的,即糖皮质激素和潴钠激素皆缺乏。

1. 发热　多见,可有高热达 40℃ 以上,有时体温可低于正常。

2. 消化系统　厌食、恶心、呕吐等常为早期症状,如能及时识别,加以治疗,常很快好转。也可有腹痛、腹泻等症状。

3. 神经系统 软弱、萎靡、无欲、淡漠、嗜睡、极度衰弱状,也可表现为烦躁不安、谵妄、神志模糊,甚至昏迷。

4. 循环系统 心率加快,可达 160/min,四肢厥冷,循环衰竭、血压下降,陷入休克。由于本病存在糖皮质激素和潴钠激素两者均缺乏,因此比 Sheehan 危象更容易、更快速地出现周围循环衰竭。多数患者神志改变与血压下降同时出现;少数患者神志改变在前,随之血压下降。我们观察到神志和血压的改变最早出现在诱因发生后 4h,1/3 和 2/3 的患者分别在 24h、48h 内出现。

5. 脱水征象 常不同程度存在。

【救治及护理】

1. 救治要点

(1)补充糖皮质激素:急性皮质功能危象的治疗在轻度应激时每天增加氢化可的松 50mg 左右,不能口服者可以静脉滴注给药。重度急性肾上腺危象,多危及生命,必须及时抢救。立即静脉注射磷酸氢化可的松或琥珀酰氢化可的松 100mg,使血浆皮质醇浓度达到正常人在发生严重应激时的水平。以后每 6 小时静脉滴注 100mg,第 3 天逐渐减量,呕吐停止后,可以改为口服氢化可的松 50～60mg/d。

(2)补充盐皮质激素:基础治疗平时进高钠饮食,替代疗法可以服氢化可的松每天 20～30mg,或泼尼松 5～7.5mg,应清晨服总剂量的 2/3,下午服 1/3 如不能纠正乏力、疲倦和低钠血症,则可以加用小剂量盐皮质激素,如 9α-氟氢可的松每日 0.2mg 或每月肌内注射三甲醋酸去氧皮质酮 125mg。

(3)纠正脱水和电解质紊乱:在严重肾上腺危象时,脱水很少超过总体液的 10%,估计液体量的补充为正常体重的 6% 左右。补液量尚需根据个体的脱水程度、年龄和心脏情况而定。输液的成分,开始给 5% 葡萄糖氯化钠注射液 1000ml,以后酌情而定,可补钠 150～250mmol/L。液体输入的总量和速度均需掌握,不能过量和过速,以防诱发肺水肿。如治疗前有高钾血症,当脱水和休克纠正、尿量增多、补充糖皮质激素和葡萄糖后,通常都能降至正常,在输入第 3000ml 液体时,可酌情补钾 20~40mmol/L,以补充总体钾的不足。本病可有酸中毒,不需补充碱性药物,当血二氧化碳结合力低于 22Vol%(血碳酸氢<10mmol/L)时,可补充适量碳酸氢钠。

(4)预防和治疗低血糖:虽然本病只缺乏皮质醇而不同时伴有生长激素的降低,因此低血糖的发生不如 Sheehan 病危象那么多见,但亦应注意,治疗期间需供给足量的葡萄糖。如果患者在家中或基层医疗单位已处于终末期,缺少上述特效药物,可立即静脉注入 50%葡萄糖 60~100ml,有助于延长生命,争取抢救时间,使有可能采取特效的治疗措施。

(5)处理诱因:病因治疗如免疫抑制药,抗结核治疗等。合并感染时应选用有效、适量的抗生素,切口感染需扩创引流,在抢救期间应同时积极处理其他诱因。病情危险期应进行特级护理。肾上腺皮质功能减退者对吗啡、巴比妥类药物特别敏感,在危象特效治疗开始前,应禁用这类药物。

2. 护理措施

(1)一般护理

①有条件的患者应置于单人抢救室,密切观察病情,遵医嘱给予床边心电、呼吸、血压、血氧饱和度监测,配备必要的抢救设备和用物。

②绝对卧床休息。

③建立两条静脉通道,并保持静脉输液通畅,按医嘱给予急救药物,补充生理盐水、葡萄糖液和糖皮质激素,在用大剂量氢化可的松治疗的过程中,应注意观察患者有无面部及全身皮肤发红,以及有无激素所致的精神症状等出现。

④给予高糖类、高蛋白、高钠、低钾饮食。鼓励患者饮水并补充盐分,昏迷患者及脱水严重患者可置胃管进行胃肠道补液,并

按昏迷常规护理。

⑤给予吸氧,遵医嘱根据血氧采取不同的方式和流量。

⑥危重期协助患者做好生活护理,保持皮肤和口腔的卫生,避免感染。昏迷者定时翻身,行皮肤护理,预防压疮。

⑦与患者保持良好的沟通,了解患者的思想活动,消除恐惧心理,尊重患者的人格,理解同情患者的痛苦。

(2)心理护理:细心观察患者,积极与患者交流,因势利导、耐心回答患者提出的问题,针对个体情况进行耐心细致的卫生宣教,讲述肾上腺皮质功能减退危象的诱发因素,提供详细的诊治资料,使患者对肾上腺皮质功能减退危象有较全面的认识,积极配合治疗。

【健康指导】

1. 积极治疗肾上腺功能减退症,严密观察病情,避免危象的发生。

2. 合理调整饮食,注意避免进食含钾高的食物,以免加重高血钾,诱发心律失常。摄取足够的钠盐以补充失钠量。若有腹泻,应酌情增加食盐摄入量。

3. 向患者讲解替代治疗的重要性和必要性,指导患者坚持遵医嘱按剂量、按疗程服药:糖皮质激素宜在清晨时服全药量的 2/3,16h 服余下的 1/3,宜与食物或制酸药一起服用,避免单独或饭前服用,以免损伤胃黏膜。指导患者自我监测药物疗效和不良反应。指导需长期激素替代疗法者每 6～12 个月监测甲状腺功能一次。

4. 避免各种诱发因素,如寒冷、感染、手术、使用麻醉和镇静药等。

5. 指导患者及家属当病情突然变化时及时就诊,争取早就诊,早治疗。

第12章

常用救护技术

第一节 气道异物清除术

气道是人体呼吸气体的重要通道,由于吸入异物而阻塞会引起通气障碍、窒息甚至死亡。气道异物梗阻多见于幼小的儿童与老年人,一旦发生必须及时采取有效措施,否则将危及生命。

【病因及发病机制】

幼儿常因进食时玩耍、突然大笑或啼哭、咳嗽时发生,老年人则主要由于吞咽困难或排痰不畅造成。常见异物有食物、玩具、假牙、痰液等。

【病情评估】

1. **病史** 气道异物梗阻是极其凶险的急症,早期正确识别气道异物梗阻是成功抢救的关键。目击患者有吞服块状物品或食物等,常容易识别。如果病因不明确时,需要与心脏病、脑卒中、晕厥,以及其他原因导致的呼吸困难相鉴别。

2. **临床表现**

(1)特征性异物梗阻征象:成人与儿童(1~8岁)会以一手拇指和示指呈“V”字形紧紧捏住自己的颈部,呈现痛苦面容。

(2)呼吸道部分阻塞:意识清楚者,进食时,突然强力咳嗽,呼吸困难,或无法说话和咳嗽,出现痛苦表情和用手掐住自己的颈部,以示痛苦和求救,患者可有用力咳嗽、喘息、呼吸困难、声音嘶哑、吸气时有高调的喘鸣声、皮肤黏膜发绀。

(3)呼吸道完全阻塞:患者不能说话、不能咳嗽、不能呼吸,皮肤黏膜青紫,很快意识丧失,随即呼吸、心跳停止。

【救治】

1. **自救**　主要用于神志清楚的成人,分为咳嗽法、腹部手拳冲击法和上腹部倾压椅背法。

(1)咳嗽法:可用自己的一只手握拳,拳头的拇指侧置于腹部正中线脐上两横指或剑突下处,另一只手握住此拳,两手同时快速向内向上用力冲击。

(2)腹部手拳冲击法:患者一手握拳置于上腹部,相当于脐上远离剑突处,另一只手紧握该拳,借助力道快速向内向上压,4～6次快速连续冲击,直到异物排出。

(3)上腹部倾压椅背法:患者将上腹部迅速倾压于椅背、桌角、扶手铁杆和其他硬物上,然后做迅猛向前倾压的动作,重复动作,直至异物排出。

2. **互救**

(1)清醒患者取立位:救护者站于患者背后,用双手臂环绕患者的腰部,令其弯腰、低头、张口,救护者一只手握拳,将拇指侧放在患者腹部正中线脐上两横指和剑突下,另一只手抓住此拳,两手同时快速向内向上冲击患者的腹部。重复以上手法直到异物排出。

(2)意识不清患者取仰卧位:患者取仰卧位,检查患者口腔,清除口腔异物。救护者骑跨于患者的髋部(两大腿外侧),一只手置于另一只手上,将下面的手掌根部放在胸廓下脐上的腹部,腹部正中线脐上两横指和剑突下处,借助自己的身体重量,快速向下向前冲击患者的腹部,向上快速冲击腹部6～8次,重复冲击,直至异物排出。

3. **胸部冲击法**　适用于妊娠后期或显著肥胖的患者。

(1)清醒患者取立位:救护者站于患者背后,用双手臂从患者腋下穿过环绕其胸部,令其低头张口,救护者一只手握空拳,拳头的拇指侧置于胸骨中部,注意避开剑突和肋骨缘,另一只手握住此拳,两手同时快速向后冲击。

(2)意识不清患者取仰卧位:救护者双膝跪地于患者上半身的一侧,手的定位与胸外心脏按压相同,手指朝向胸骨上凹,进行胸部按压冲击。

4. 背部叩击和胸部冲击性挤压 适用于婴幼儿气道异物梗阻急救。

(1)背部叩击:救护者取坐位或蹲位,将患儿骑跨并俯卧于救护者的前臂上,头低于躯干,救护者手握住其下颌让头部轻度后仰使气道开放并固定头部,救护者前臂放在自身大腿上,并用同一只手托住婴儿的下颌角使头部轻度后仰,开放气道,用另一手的掌根部用力拍击患儿背部两肩胛骨之间,连续 5 次,如异物仍未排出,就转为胸部冲击性挤压。

(2)胸部手指冲击法:必要时可与以上方法交替使用,直到异物排出或患儿失去知觉。救护者用叩击患儿背部的手掌托住其枕部,两前臂固定患儿后快速将其翻转,仰卧于救护者前臂上,头略低于躯干,救护者前臂放在自身大腿上,另一只手的两指在患儿胸骨上两乳头连线下一横指处快速向下冲击性按压 5 次。检查患儿口腔,如异物排出,用小指将异物钩出,动作应轻柔,避免用手指盲取。

如果异物仍未排出,则重复交替使用背部叩击和胸部手指冲击法,直到异物排出或患儿失去知觉。

在抢救过程中密切关注患者的呼吸、心跳,一旦发现呼吸、心跳停止立即 CPR。

海姆立克(Heimlich)手法的并发症主要是胸腹内脏的破裂、挫伤,胃内容物反流致误吸等。

第二节　创伤止血、包扎、固定、搬运

一、止血

正常成年人全身血量占体重的 7％～8％。体重 60kg 的人，全身血量为 4200～4800ml。如果失血量≤10％，可有头晕、交感神经兴奋症状或无任何反应；如果失血量达 20％左右，则会出现失血性休克的症状，如血压下降、脉搏细速、肢端厥冷、意识模糊等；如果失血量≥30％，伤员将发生严重的失血性休克，如不及时抢救，短时间可危及伤员的生命或发生严重的并发症。因此，在保证呼吸道通畅的同时，应及时准确地进行止血。

1. 适应证　各种创伤一般都会出血。判断患者是否出血的同时还要判断出血部位、血管性质，以便选择正确有效的止血方法。

根据血管性质不同可将出血分为动脉出血、静脉出血和毛细血管出血。具体内容见表 12-1。

表 12-1　出血性质分类

血管类型	出血性状	颜色	出血点	危险性
动脉	快速大量涌出，呈喷射状	鲜红	易发现	可能危及生命
静脉	持续缓慢涌出状	暗红	较易发现	危险性小于动脉出血
毛细血管	从创面呈点状或片状渗出	鲜红	不易判明	危险性一般较小

2. 用物准备　无菌敷料、三角巾、绷带、纱布垫、止血带等；野外环境就地取材，如干净毛巾、衣服、鞋带等。

3. 操作方法

(1)指压止血法:是用手指、手掌或拳头压迫伤口近心端动脉经过骨骼表面的部位,阻断血液流通,达到临时止血的目的。该方法是中等或较大动脉出血最迅速的一种临时止血法,但效果有限,应及时根据实际情况准备材料换用其他止血方法。用手指或手掌、拳头甚至肘关节压迫伤口近心端的动脉,将动脉压向深部的骨骼上,阻断血液通过,迅速止血,一般只适用于头面颈部及四肢的动脉出血急救。人体出血常见部位的指压点及方法,见表12-2。

表 12-2　人体常见出血部位及指压部位

出血部位	指压部位
头顶部出血	压迫同侧耳屏前方颧弓根部的搏动点(颞浅动脉),将动脉压向颞骨
颜面部出血	压迫同侧下颌骨下缘、咬肌前缘的搏动点(面动脉),将动脉压向下颌骨
颈部、面深部、头皮部出血	压迫同侧气管外侧,胸锁乳突肌前缘中点之间强搏动点(颈总动脉),将动脉用力压向第5颈椎横突处。压迫过程中密切注意观察有无晕厥反应,疑有脊柱损伤的患者,保持颈部制动。压迫颈总动脉止血应慎重,绝对禁止同时压迫双侧
头后部出血	压迫同侧耳后乳突下稍往后的搏动点(枕动脉),将动脉压向乳突
肩部、腋部出血	压迫同侧锁骨上窝中部(锁骨下动脉),将动脉压向第1肋骨
上臂出血	外展上肢90°,在腋窝中点用拇指将腋动脉压向肱骨头
前臂出血	压迫同侧肱二头肌内侧沟中部的搏动点(肱动脉),将动脉压向肱骨

出血部位	指压部位
手部出血	压迫同侧手腕横纹稍上处的内、外侧搏动点（尺、桡动脉），将动脉压向尺、桡骨
大腿出血	压迫同侧腹股沟中点稍下部的搏动点（股动脉），将动脉压向耻骨
小腿出血	在腘窝中部压迫腘动脉
足部出血	压迫足背中部近脚腕处的搏动点（胫前动脉）和足跟内侧与内踝之间的搏动点（胫后动脉）

（2）局部加压包扎止血法：用消毒纱布垫敷盖伤口后，再用棉团、纱布卷、毛巾等折成垫子，放在出血部位的敷料外面，继而用绷带、三角巾等对伤口进行加压包扎，以达到止血目的。包扎时敷料要垫厚、压力要适当、包扎范围要大，同时抬高患肢以避免静脉回流受阻而增加出血。如果在创伤现场无以上材料，可用清洁的毛巾、衣物、围巾等覆盖伤口后，再用力加压包扎。

（3）堵塞止血法：用无菌敷料填入伤口内压紧，外加大块敷料加压包扎。此法应用范围较局限，适用于腋窝、肩部、大腿根部出血，用指压法或包扎法难以止血时使用。此外，还有鼻出血中前鼻孔、后鼻孔的填塞止血。

（4）屈曲肢体加垫止血法：多用于肘或膝关节以下的出血，在无骨关节损伤时可使用。在肘窝或腘窝部放置一绷带卷，继而强屈关节，并用绷带、三角巾扎紧。此法伤员痛苦较大，有可能压迫到神经、血管，且不便于搬动伤员，不宜首选，对疑有骨折或关节损伤的伤员，禁止使用。

（5）止血带止血法：一般适用于四肢大动脉出血，或采用加压包扎后不能有效控制的大出血。专用的制式止血带有橡皮止血带、卡式止血带、充气止血带等，充气止血带的效果较好。

①勒紧止血法：伤口用敷料或带状布料覆盖，在伤口的近心

端扎两圈,第一圈作为衬垫,第二圈压在第一圈上,勒紧止血。

②绞紧止血法:先将三角巾或是其他现场带状布料平整地绕伤口一圈,两端向前拉紧打活结,并在一头留出一小套,以小木棒、笔杆、筷子等做绞棒,插在带圈内,提起绞棒绞紧,再将木棒一头插入活结小套内,并拉紧小套固定。

③橡皮止血带止血法:在伤口近心端,加衬垫后上止血带。以左手的拇指、示指、中指持止血带的头端,将长的尾端绕肢体一圈后压住头端,再绕肢体一圈,继而用左手示指、中指夹住尾端后将止血带下拉过,由另一边拉出,形成一个活结。如需放松止血带,只需将尾端拉出即可。

④充气止血带止血法:适用于四肢较大动脉的止血。根据血压计原理设计,有压力表指示压力大小,压力均匀,效果较好同时对受压部位的组织损伤较小。除了在院外外伤止血患者应用较多以外,院内对于截肢术后的患者,也须在床旁配备充气止血带,用于应急残端突发的大出血。将袖带绑在伤口的近心端,充气止血。

⑤卡式止血带法:将涤纶松紧带绕肢体一圈,然后把插入式自动锁卡插进活动锁紧开关内,一只手按住活动锁紧开头,另一只手紧拉涤纶松紧带,直到不出血为止。

4. **注意事项** 止血带止血法是止血的应急措施,也是危险的措施,使用不当可造成神经或软组织损伤、肌肉坏死,甚至危及生命,应特别注意。

(1)部位准确:止血带应扎在伤口的近心端,并尽量靠近伤口。不强调"标准位置"的限制(以往认为上肢出血应扎在上臂的上 1/3 处,下肢应扎在大腿根部),也不受前臂和小腿的"成对骨骼"的限制。

(2)压力适当:止血带的标准压力为上肢 250~300mmHg,下肢 300~500mmHg,无压力表时以刚达到远端动脉搏动消失、出血停止、止血带最松状态为宜。

（3）衬垫要垫平：止血带不能直接扎在皮肤上，应先用衬垫垫好再扎止血带，以防勒伤皮肤。切忌用绳索或铁丝直接扎在皮肤上。

（4）控制时间：扎止血带的总时间一般不应超过 5h，冬天可适度延长。如果使用止血带总时间已超过 5h，而肢体确有挽救希望，应先做深筋膜切开引流，观察肢体血液循环。时间过长且远端肢体已有坏死征象者，应立即行截肢术。

（5）定时放松：应每隔 0.5h 放松一次，放松时可用指压法临时止血，每次松开 2～3min，再在稍高的平面上扎止血带，不可在同一平面上反复缚扎。

（6）标记明显：扎止血带的伤员要在手腕或胸前衣服上做明显标记，注明扎止血带时间，以便后续救护人员继续处理。

（7）做好松解准备：松解前要先补充血容量，做好纠正休克和止血用器材的准备。

二、包扎

包扎目的是保护伤口免受再污染，固定敷料、药品和骨折位置，压迫止血及减轻疼痛。包扎之前要覆盖创面，包扎部位要准确、松紧要适度，使肢体保持功能位，打结时要避开伤口和骨隆突处。常用的包扎物品有三角巾、绷带、四头带和多头带。

1. 适应证与禁忌证

（1）适应证：体表各部位的伤口除采用暴露疗法者，通常均需包扎。

（2）禁忌证：厌氧菌感染、犬咬伤需暴露的伤口。

2. 用物准备　无菌敷料，绷带、三角巾、四头带或多头带，胶带、别针或夹子等。

3. 操作方法

（1）三角巾包扎法：适用于现场急救。三角巾的用途较多，可作为悬吊带或折叠成带状包扎较小伤口，可展开或折成燕尾巾包扎躯干或四肢较大的伤口,也可将两块三角巾连接在一起包扎更大范围的创面。进行三角巾包扎前,应先在伤口上垫敷料,再行包扎。

①头面部包扎法:见表 12-3。

表 12-3　头面部包扎法

分类	方法
额部包扎法	将三角巾折成约 4 指宽的带状,将中段放在覆盖伤口的敷料上,继而环绕头部,打结位置以不影响睡眠和不压住伤口为宜
面具式包扎法	三角巾顶角打结套在颌下,罩住面部及头部,将底边两端拉紧至枕后交叉,再绕回前额打结。在眼、鼻、口部各剪一小口
风帽式包扎法	在顶角、底边中点各打一结,将顶角结放在额前,底边结置于枕后,继而将两底边拉紧并向外反折数道后,交叉包绕下颌部后绕至枕后,在预先做成的底边结上打结
头顶部包扎法	三角巾底边反折,正中放于伤员前额处,顶角经头顶垂于枕后,继而将两底角经耳上向后扎紧,在枕部交叉再经耳上绕到前额打结,最后将顶角向上反折嵌入底边内
眼部包扎法	包扎单眼时,将三角巾折成约 4 指宽的带状,将 2/3 向下斜放覆盖伤眼,下侧较长的一端从耳下绕至枕后,经健侧耳上至前额,压住上端,绕头一周至健侧颞部与上端打结。包扎双眼时可将上端反折向下,盖住另一伤眼,再经耳下至对侧耳上打结
耳部包扎法	将三角巾折成约 5 指宽的带状,包扎单耳时,从枕后斜向前上绕行,将伤耳包住,另一端经前额至健侧耳上,两端交叉于头的一侧打结。包扎双耳时,将带子的中部放于枕后,两端均斜向前上绕行,将两耳包住,在前额交叉,以相反方向环绕头部并打结

分类	方法
下颌部包扎法	将三角巾折成约 4 指宽的带状,留出顶角上的带子置于枕后,两端分别经耳下绕向前,一端托住下颌,至对侧耳前与另一端交叉后在耳前向上绕过头顶,另一端交叉后向下绕过下颌经耳后拉向头顶,继而两端和顶角的带一起打结,此方法亦可用于下颌骨骨折的临时固定

②肩部包扎法

单肩燕尾巾包扎法:将三角巾折成燕尾巾,将夹角朝上放于伤侧肩上,燕尾底边包绕上臂上部打结,两角(向后的一角大于向前的角并压住前角)分别经胸部和背部拉向对侧腋下打结。

双肩燕尾巾包扎法:将三角巾叠成两燕尾角等大的燕尾巾,夹角朝上对准颈部,燕尾披在双肩上两燕尾角分别经左、右肩拉到腋下与燕尾底角打结。

③胸背部包扎法

胸部三角巾包扎法:将三角巾顶角越过伤侧肩部,垂于背后,使三角巾底边中央位于伤部下方,底边反折约 2 横指,两底角拉至背后打结,再将顶角上的带子与底角结打至一起。

胸部燕尾巾包扎法:将三角巾折成燕尾巾,并在底边反折一道,横放于胸部,两角向上,分别放于两肩上并拉到颈后打结,再用顶角带子绕至对侧腋下打结。包扎背部的方法与胸部相同,只是位置相反,结打在胸前。

④腹部及臀部包扎法

腹部三角巾包扎法:将三角巾顶角朝下,底边横放于上腹部,两底角拉紧于腰部打结,顶角带子经会阴拉至后面,同两底角的余头打结。此法也可用于双臀包扎。

双臀蝴蝶巾包扎法:用两块三角巾连接成蝴蝶巾,将打结部放在腰骶部,底边的上端在腹部打结后,下端由大腿后方绕向前,与各自的底边打结。

⑤四肢包扎法:见表 12-4。

表 12-4　四肢包扎法

分类	方法
上肢三角巾包扎法	将三角巾一底角打结后套在伤侧手上,结的余头留长些备用,另一底角沿手臂后方拉至对侧肩上,顶角包裹伤肢后,顶角带子与自身打结,将包好的前臂屈到胸前,拉紧两底角打结
上肢悬吊包扎法	将三角巾底边的一端置于健侧肩部,屈曲伤侧肘 80°左右,将前臂放在三角巾上,继而将三角巾向上反折,使底边另一端到伤侧肩部,在颈后与另一端打结,将三角巾顶角折平打结或用安全别针固定,此为大悬臂带。也可将三角巾叠成带状,悬吊伤肢,两端于颈后打结,即为小悬臂带
膝(肘)部三角巾包扎法	将三角巾折成适当宽度(以能覆盖伤口大小为宜)的带状,将带的中段放于膝(肘)部,取带两端环绕肢体一周并分别压住上下两边,避免在伤口处打结
手(足)三角巾包扎法	将手(足)放在三角巾上,手指(或脚趾)对准顶角,将顶角折回盖在手背(或足背)上,折叠手(足)两侧的三角巾使之符合手(足)的外形,继而将两底角绕腕(踝)部打结
足与小腿三角巾包扎法	将足放在三角巾的一端,足趾朝向底边,提起顶角和较长的一底角包绕小腿后于膝下打结,再用短的底角包绕足部,于足踝处打结

(2)绷带包扎法:绷带是传统实用的包扎用物,绷带包扎是包扎技术的基础,用于制动、固定敷料和夹板、加压止血、促进组织液吸收或防止组织液流失、支撑下肢以促进静脉回流。常用绷带有棉布、纱布、弹力绷带及石膏绷带等类型,宽度和长度有多种规

格。缠绕绷带时,应一手拿绷带的头端并将其展平,另一手握住绷带卷,由伤员肢体远端向近端包扎,用力均匀。为防止绷带在肢体活动时逐渐松动滑脱,开始包扎时应先环绕 2 圈,并将绷带头折回一角在绕第二圈时将其压住,包扎完毕后应再在同一平面环绕 2~3 圈,继而将绷带末端剪开或撕成两股打结,或用胶布固定,它可随肢体部位不同变换包扎方法。见表 12-5。

表 12-5　绷带包扎法

分类	方法
环形包扎法	将绷带做环形缠绕。适用于包扎的开始与结束时和包扎粗细均匀部位如颈、腕、胸、腹等处的伤口
回返式包扎法	先将绷带以环形法缠绕数周,由助手在后面将绷带固定住,反折后绷带由后部经肢体顶端或截肢残端向前,也可由助手在前面将绷带固定住,再反折向后,如此反复包扎,每一来回均覆盖前一次的 1/3~1/2,直至包住整个伤处顶端,最后将绷带再环绕数周把反折处压住固定。适用于头顶部、指端、截肢残端
蛇形包扎法	先用绷带以环形法缠绕数周,继而以绷带宽度为间隔,斜行上缠,各周互不遮盖。适用于夹板固定,或需由一处迅速延伸至另一处时,或做简单固定时
"8"字形包扎法	在伤处上下,将绷带自下而上,再自上而下,重复做"8"字形旋转缠绕,每周遮盖上一周的 1/3~1/2。适用于直径不一致的部位或屈曲的关节部位,如肩、髋、膝等
螺旋形包扎法	先用环形缠绕数周,继而稍微倾斜螺旋向上缠绕,每周盖上一周的 1/3~1/2,适用于包扎直径基本相同的部位,如上臂、手指、躯干、大腿等
螺旋反折包扎法	每圈缠绕时均将绷带向下反折,并遮盖上一周的 1/3~1/2,反折部位应位于相同部位,使之成一直线。适用于直径大小不等的部位,如前臂、小腿等。注意不可在伤口上或骨隆突处反折

4. 注意事项

(1)包扎伤口前,先简单清创并盖上消毒纱布,继而再行包扎,不能用手触摸伤口,不能用水冲洗伤口(化学伤除外),不准轻易取出伤口内异物,不准把脱出的内脏还纳。操作时小心谨慎,以免加重疼痛或导致伤口出血或污染。

(2)患者的位置保持舒适,皮肤皱褶处与骨隆突处要用纱布或棉垫作衬垫,需要抬高肢体时,应该给予适当的托扶物,包扎的肢体必须保持于功能位置。

(3)包扎时松紧要适宜,选用宽度适宜的绷带和大小合适的三角巾,打结注意避开伤口、骨隆突处或易于受压的部位。过紧会影响局部血液循环,过松容易使敷料脱落或移动。松紧适宜,要能扪及远端动脉的搏动。

(4)包扎方向为自下而上、由左向右,从远心端向近心端包扎。包扎四肢时,应将指(趾)端外露。绷带固定时的结应放在肢体的外侧面,忌在伤口上、骨隆突处或易于受压的部位打结。

(5)不要用潮湿的绷带,因干后收缩可能造成过紧。防止滑脱,绷带包扎要求在活动肢体时不应滑脱。防止的方法是在开始缠绕时将绷带头压好,继而再缠绕。如需续加绷带,就将两端重叠。

(6)解除绷带时,先解开固定结或取下胶布,继而以两手互相传递松解。紧急时或绷带已被伤口分泌物浸透干涸时,可以用剪刀剪开。

三、固定

固定的作用是为了减少受伤部位的活动,避免骨折断端因摩擦而损伤血管及重要器官、神经,减轻疼痛,预防休克,避免神经、血管、骨骼及软组织的再次损伤,同时也便于伤员的搬运。固定还需另备纱布、绷带、三角巾或毛巾、衣服等。

1. 适应证与禁忌证

(1)适应证:所有的四肢骨折均应进行固定,脊椎损伤、骨盆骨折及四肢广泛软组织损伤在急救中也应相对固定。

(2)禁忌证:通常无绝对的禁忌证。

2. 用物准备　固定器材最理想的是夹板,类型有木质、金属、充气性塑料夹板或树脂做的可塑性夹板。紧急情况下应注意就地取材,因地制宜,选用竹板、树枝、木棒、镐把、枪托等代替。还可直接用伤员的健侧肢体或躯干进行临时固定。固定时还需另备纱布、绷带、三角巾或毛巾、衣物等。

3. 操作方法　根据患者骨折部位不同和现场用物不同,选择不同的固定方法。

(1)锁骨骨折固定:固定时,使患者两肩部尽量向后展。用敷料或毛巾垫在两腋下的前上方,将三角巾折叠成四横指宽的条带状,以横"8"字形缠绕两肩,使两肩尽量向后展,胸向前挺,拉紧三角巾的两头在背部交叉处打结固定。两肘关节屈曲,两手腕在胸前交叉,再用一条三角巾从上臂下端绕过胸廓,两端打结固定。一侧锁骨骨折,可用三角巾把患侧手臂悬兜在胸前,限制上肢活动即可。

(2)上臂骨折固定:使患者肘关节屈曲成直角,肩关节不可移动。

①夹板固定:用木夹板两块置于上臂内、外侧。如果只有一块夹板时,则放在上臂外侧,用条带将上下两端扎牢固定,肘关节屈曲 90°,前臂在前胸吊起。

②躯干固定:现场无夹板时,可用条带将上臂固定在躯干上,屈肘 90°,再用条带将前臂悬吊在胸前固定。

(3)前臂骨折固定:使患者肘关节屈曲成直角固定于前胸。

①夹板固定:用木夹板两块置于前臂的内、外侧(如只有一块夹板时则放在上臂外侧),用条带将上下两端扎牢固定,肘关节屈曲 90°,拇指向上,前臂悬吊于前胸。

②躯干固定:现场无夹板时,可用条带将上臂固定在躯干上,屈肘90°,再用条带将前臂悬吊在胸前固定,置于功能位。

(4)大腿骨折固定

①夹板固定:患者仰卧位,伤肢伸直。用两块夹板分别放于大腿内、外侧。外侧由腋窝到足跟,内侧由腹股沟到足跟。如果只有一块夹板则放到外侧,将健肢靠向伤肢,使两下肢并列,两脚对齐。关节及空隙部位加垫,用5～7根条带将骨折上下两端先固定,继而分别在腋下、腰部及膝、踝关节等处扎牢固定。再用条带做"8"字形包扎固定脚掌与小腿,使之垂直。同时脱去伤肢的鞋袜,以便随时观察伤肢末端血液循环。

②健肢固定:无夹板时,可用条带将两下肢固定在一起,两膝和两踝之间加垫软性物品。

(5)小腿骨折固定

①夹板固定:用两块由大腿中段到脚跟长的木板加垫后,放在小腿的内侧和外侧,如果只有一块木板时,则放在外侧,关节处加垫软物后,用5根条带分段扎牢固定。先固定小腿骨折的上下两端,然后依次固定大腿中部、膝关节、踝关节并使小腿与脚掌呈垂直位,用"8"字形固定。

②健肢固定:方法与大腿骨折固定法相同。

(6)肋骨骨折固定:因肋骨长而细,很容易折断,可采用宽带固定法进行固定。先在胸部骨折处加垫软物,在患者呼气状态下用宽绷带围绕胸部固定胸壁,紧紧包扎。

(7)脊柱骨折固定:不可随意搬移患者,立即将患者俯卧于硬板上,应依照伤后的姿势做固定,尽量保持脊柱的水平位。在腰背部加垫软枕,减轻局部组织的受压程度,使脊柱略向上突,必要时用几根条带将患者固定在木板上,避免移位。

4. 注意事项

(1)固定中避免不必要的搬动。对于各部位的骨折,其周围软组织、血管、神经可能有不同程度的损伤,或有体内器官的损伤,应先行止血、包扎,继而再固定骨折部位;如果有休克,应先行抗休克处理。

(2)就地取材要记牢。在野外时,可以灵活选择材料当作夹板,如竹板、树枝,甚至是报纸、书本、雨伞都可以。还可以直接用伤员的健侧肢体或躯干进行临时固定。

(3)上下关节固定牢。夹板固定时,其长度与宽度要与骨折的肢体相适应,长度必须超过骨折上、下两个关节;固定时除骨折部位上、下两端外,还要固定上、下两个关节。

(4)骨折部位要加垫。夹板不可与皮肤直接接触,其间应用棉垫或其他软织物衬垫,尤其是夹板两端、骨隆突处以及悬空部位应加厚衬垫,防止局部组织受压或固定不稳。

(5)固定松紧要适度,牢固可靠,以免影响血液循环。肢体骨折固定时,一定要将指/趾端露出,以便随时观察末梢血液循环情况,如发现指端苍白、发冷、麻木、疼痛、水肿或青紫时,说明血液循环不良,应立即松开检查并重新固定。

(6)功能位置要放好。固定的目的是防止骨折断端移位,而不是复位。对于伤员,看到受伤部位畸形,也不可随便矫正拉直。注意预防并发症。

(7)开放性骨折处理。处理开放性骨折时,注意不可把暴露的骨折端送回伤口,以免发生感染。

(8)临时固定。骨折临时固定,是为了限制伤肢的活动。在处理开放性骨折时,此处的骨折断端在未经清创时不可直接还纳伤口内,以免造成感染。

四、搬运

伤员经过现场初步急救处理后,要及时转送到医院或安全地带,搬运伤员的方法是创伤急救的重要技术之一。其基本原则是及时、安全、迅速地将伤员搬至安全地带,防止再次损伤。搬运伤员的方法应根据当地、当时的器材和人力而选定。担架是搬运伤病员的专用工具,紧急情况下多为徒手搬运,或用临时制作的替代工具,但不可因为寻找搬运工具而贻误搬运时机。

1. 适应证与禁忌证

(1)适应证:适用于转移活动受限的伤病员。

(2)禁忌证:通常无禁忌证。

2. 用物准备　担架包括板式担架、铲式担架、帆布担架、吊装担架、四轮担架、自制担架等,无担架时徒手。

3. 操作方法

(1)担架搬运法:是最常用的搬运方法,适用于病情重和运送远途的伤病员。担架的种类很多,根据不同的环境条件和伤情选择不同的担架。担架搬运通常由 2～4 人合成一组,将患者移上担架,患者头部在后,脚在前,抬担架的人脚步、行动要一致,前面的人左脚先,后面的人右脚先,平稳前进。向低处抬时(下楼),前面的人要抬高,后面的人要放低,使患者保持在水平状态,上台阶时则相反,走在担架后面的人要随时注意观察伤病员的病情变化。

(2)徒手搬运法

①单人搬运法:见表 12-6。

表 12-6　单人搬运法

分类	方法
拖行法	适用现场危险、身体重的伤病员。非紧急情况勿用此法。一般伤员:让伤病员双臂交叉放于胸前,继而蹲在其背后,双手穿过伤者腋下,抓住他的手腕及前臂,用力向后拖行
抱持法	适用于体重较轻伤病员。是短距离搬运的最佳方法,脊柱、大腿骨折禁用此法。救护者蹲在伤病员的一侧,面向伤病员,一只手臂从伤病员的腋下绕到背后,另一只手臂放在伤病员的大腿下,抱起

（续 表）

分类	方法
扶持法	适用于较轻、清醒、无骨折，能步行伤病员。救护者站在伤者一侧，使伤病员一侧上肢绕过自己的颈部；用手抓住伤病员的手，另一只手绕到伤病员背后，搀扶行走
背负法	适用清醒、体重轻的伤病员（尤其溺水者）。胸部损伤，四肢、脊柱骨折禁用此法。救护者背向伤病员蹲下，嘱伤病员用双臂从救护者肩上伸到胸前，两手握紧；或双手绕过伤病员大腿，并抓紧自己腰带，慢慢站起，保持背挺直。如果伤病员卧地不能站立，救护员可躺在伤病员一侧，一手紧握伤病员手，一手抱其腿，慢慢站起
侧身匍匐法	根据伤病员的受伤部位，确定采用左或右侧匍匐法。搬运时，使伤病员的伤口处向上，将伤病员腰部置于搬运者的大腿上，并使伤病员的躯干紧靠于搬运者胸前，使伤病员的头部和上肢不与地面接触，搬运者携伤病员匍匐前进

②双人搬运法：见表 12-7。

表 12-7　双人搬运法

分类	方法
双人扶行法	适于清醒、上肢无损伤的一般伤病员（如双足受伤者）。两名救护员站在伤病员两旁。伤病员手臂绕过救护员肩膀，救护人员紧握其手腕；步伐一致行走
拉车式搬运法	一名搬运者站在伤病员的头部，以两手插到其腋前，将伤病员抱在怀里，另一个抬起伤病员的腿部，跨在伤病员两腿之间，两人同方向步调一致抬起前行
轿式搬运法	适用清醒、能合作的一般伤病员。两名救护员在伤病员背后两旁面对面，各自用右手握住自己的左腕，再用左手握住对方的右腕，继而蹲下让伤病员两手搭在救护员肩膀，继而坐在相互握紧的手座上。尽量将身体贴近伤病员，保持背部挺直，慢慢站起，一起起步、外脚先行

(续 表)

分类	方法
平抬或平抱搬运法	两人并排将伤病员平抱,或者一前一后、一左一右将伤病员抬起。注意:此方法不适用于脊柱损伤者
用靠椅抬走法	适合一般清醒伤病员。方法一:伤病员坐在椅上,一人在后抬靠椅背部,另一人在前抬椅脚。方法二:伤病员坐在椅上,两侧抬起
椅托式搬运法	适用清醒但体弱无力的一般伤病员。一人以右膝、另一人以左膝跪地,各以一手伸入伤病员大腿近腘窝处,互握对方手腕;各伸另一手在伤病员背后交叉,同时抓住伤病员腰部。尽量将身体贴近伤者,保持背部挺直,慢慢站起,一齐起步、外脚先行

③三人或多人搬运法:三人可并排将伤病员抱起,齐步一致向前;3~4 名救护者单膝跪在伤病员未受伤的一侧,分别托头颈、肩背、腰臀、下肢,同步抬起前进。严禁脊柱扭转或弯曲,保持身体平直;六人可面对面站立,将伤病员平抱进行搬运。适用于脊柱骨折的伤者。

(3)特殊伤病员搬运法:见表 12-8。

表 12-8 特殊伤病员搬运法

分类	方法
颅脑损伤伤病员	有脑内容物膨出先保护后包扎。伤病员取半卧位或健侧卧位,以保持呼吸道通畅;头部两侧用衣卷固定,防止摇动并迅速送医院
昏迷伤病员	使伤病员仰卧或俯卧于担架上,头偏向一侧

（续　表）

分类	方法
身体带有刺入物伤病员	先包扎好伤口,妥善固定好刺入物,搬运。用绷带等用物将刺入物固定。搬运途中避免震动、挤压、碰撞,刺入物外露部分较长时,应有专人负责保护刺入物,严禁震动。刺入物一旦拔除应立即用填塞止血法进行填塞,注意无菌操作
颌面伤伤病员	伤病员取健侧卧位或俯卧位,便于口腔内血液和分泌液向外流出,保持呼吸道的通畅。如果伴颈椎损伤时,应按颈椎损伤处理
脊柱、脊髓损伤伤病员	严防颈部与躯干前屈或扭转,应使脊柱保持伸直。对于颈椎损伤的伤病员,需 4 人一起搬运,1 人专管头部的牵引固定,保持头部与躯干成一直线,其余 3 人蹲在伤病员的同一侧,两人托躯干,1 人托下肢,同时起立,将伤病员放在硬质担架上。伤病员的头部两侧用沙袋固定住。腰部垫一软枕,保持脊椎的生理弯曲。对于胸、腰椎损伤的伤病员,由 3 人于伤病员一侧搬运,同颈椎伤伤病员的搬运
腹部内脏脱出伤病员	将伤病员双腿屈曲,腹肌放松。已脱出的内脏严禁回纳腹腔。先用其他合适的替代物扣住内脏或取伤病员的腰带做成略大于脱出物的环,围住脱出的内脏,再用腹部三角巾包扎法包扎。对脱出的内脏在包裹时不能让容器压住内脏的边缘。包扎后取仰卧位,屈曲下肢,并注意腹部保温,防止肠管过度胀气,再行搬运
骨盆损伤伤病员	用三角巾或大块布料环形包扎骨盆。三人平托法抬放在硬质担架上搬运。伤病员仰卧,髋、膝关节半屈、膝下加垫(衣卷),两大腿略向外展
开放性气胸伤病员	首先封闭开放性气胸为闭合性气胸后再搬运,伤病员取半坐位,以座椅式双人搬运法或单人抱扶搬运法为宜

4. 注意事项

(1)避免脊髓损伤:移动患者时,应检查患者的头、颈、胸、腹和四肢是否有损伤,如果有脊柱损伤,应先做急救处理,避免脊髓损伤或加重损伤。先放置颈托或临时颈托,或用沙袋固定颈部两侧,由专人牵引患者头部、肩、胸、腰部加软垫,严防颈部和躯干前屈或扭转,保持脊柱伸直位,选用硬板担架搬运患者。

(2)搬用过程中动作要轻巧、敏捷、步调一致,避免震动,以减少伤病员的痛苦。

(3)根据不同的伤情和环境采取不同的搬运方法。

①颌面伤患者:应采取健侧卧位或俯卧位,便于口腔内血液和分泌液向外流,保持呼吸道通畅,以防止窒息。如果伴有颈椎损伤时,应按颈椎损伤处理。

②颅脑损伤患者:颅脑损伤(包括脑膨出)搬运时患者应向健侧卧位或稳定侧卧位,以保持呼吸道通畅,头部两侧应用衣卷固定,防止摇动并迅速送往医院。

③脊柱损伤患者:严禁背运和屈曲位搬运,有条件时应选用脊柱板固定搬运。

④腹部内脏脱出患者:切忌将脱出的内脏送回腹腔,以免造成感染。可用一清洁碗扣住内脏,再用三角巾包扎固定,患者取仰卧位,双腿屈曲,腹肌放松,防止内脏继续脱出,并注意保暖。

⑤身体带有异物患者:应避免挤压、碰撞,严禁震动,需简单临时固定异物后再搬运患者,以防止异物刺入和脱出。

⑥骨盆骨折患者:先紧急处理,用三角巾将骨盆做环形包扎,双膝略弯曲,其下加垫,转运时让患者仰卧于门板或硬质担架上,膝微屈。

⑦昏迷患者:昏迷或有呕吐窒息危险的患者,应使患者侧卧或俯卧于担架上,头偏向一侧,保证呼吸道通畅的前提下搬运转送。对抛离座位的危重、昏迷患者,应原地放置颈托,包扎伤口,再由数人按脊柱损伤的原则搬运患者。

⑧休克患者:保持患者身体水平或头部稍低,切忌头高足低位。最好在当地实施抗休克治疗,待休克好转后再转运患者。如休克状态下必须转运,应在抗休克的同时进行转运。

(4)搬用过程中,应注意观察伤病员的伤势与病情变化。

第三节 人工气道技术

人工气道是指通过各种辅助设备和特殊技术在生理气道与空气或其他气源之间建立的气体通道,以保证气道通畅,维持有效通气。常见建立人工气道的技术有气管插管术、气管切开术、环甲膜切开术等。

一、气管插管术

气管内插管术是解除呼吸道梗阻、保证呼吸道通畅、抽吸下呼吸道分泌物和进行辅助呼吸的有效途径,是指将特制的气管导管经口腔或鼻腔通过声门直接插入气管内的技术。其目的是保持呼吸道通畅,便于清除呼吸道分泌物并防止呕吐物误吸,减少解剖无效腔和气道阻力,保证供氧和有效通气量,可行气道内给药,为机械通气和控制呼吸提供条件。根据插管途径可分为经口腔插管和经鼻腔插管。根据插管时是否使用喉镜显露声门,分为明视插管和盲探插管。本节主要介绍临床急救中最常用的经口明视插管术。

1. 适应证与禁忌证

(1)适应证

①上呼吸道损伤、狭窄、阻塞,气道食管瘘等影响正常通气。

②呼吸、心搏骤停需紧急建立人工气道,行心肺脑复苏者。

③不能自行咳出呼吸道分泌物,需行气管内吸引。

④各种原因引起的痉挛而导致窒息如喉痉挛者。

⑤其他,如婴幼儿气管切开前需行气管插管定位。

⑥因诊断和治疗需要,在短时间内要反复插入支气管镜。

⑦呼吸功能不全或呼吸困难综合征、呼吸功能衰竭需有创机械通气给氧的患者。

⑧外科手术和麻醉,如需长时间麻醉的手术、低温麻醉及控制性低血压手术等。

(2)禁忌证:气管插管术无绝对的禁忌证。但患者有下列情况时,应谨慎考虑操作。

①严重凝血功能障碍。

②鼻息肉、鼻咽部血管瘤、主动脉瘤压迫气管。

③面部骨折、颈椎骨折或脱位不能经口气管插管。

④喉头急性炎症、喉头严重水肿或黏膜下血肿、急性喉炎、会厌炎。

⑤下呼吸道分泌物潴留所致呼吸困难,难以通过插管缓解者。

2. 操作方法

(1)用物准备:备气管插管包或插管盘,内有喉镜、气管导管(一般成年男性经口插管用 F36～40 号,成年女性用 F32～36 号,鼻腔插管应相应小 2～3 号,且不带套囊)、导管管芯、血管钳、开口器等。根据患者情况选择相应的喉镜、导管。此外准备牙垫、10ml 注射器、插管弯钳、局麻药、喷雾器、胶布、听诊器、吸氧设备(呼吸机)、消毒凡士林纱布、吸引器、吸痰管等。在气管导管前端涂上润滑油备用。

(2)患者准备:患者标准体位,取仰卧位,头后仰但勿过度,使口、咽、气管基本处于一条轴线。有高度呕吐危险的患者,插管时可取半坐位或头高脚低位。患者修正体位,如喉头暴露不好,可在肩背部垫一小枕,或助手协助使患者头尽量后仰。对呼吸困难或呼吸骤停患者,插管前使用简易呼吸器给予纯氧进行充分通气,并监护血氧饱和度、心电图和血压,充分吸痰。

(3)操作步骤

①开口置入喉镜:体位摆放好后,操作者左手持喉镜,从右嘴角斜行置入。镜片抵咽喉部后转至正中位,将舌体推向左侧,此时可见暴露声门的第一个标志腭垂,继而顺舌背将喉镜片稍作深入至舌根,稍稍上提喉镜,即可看到暴露声门的第二个标志会厌的边缘。

②暴露视野:看到会厌边缘后,如用弯形喉镜片,可稍作深入,使喉镜片前端置入会厌与舌根交界处,上提喉镜,可看到声门;用直喉镜片时,需将喉镜片前端插至会厌下方,上提喉镜,直接提起会厌,暴露声门,充分吸引视野处分泌物。

③插入导管:右手持气管导管,对准声门,在吸气末,顺势轻柔地插入导管过声门 1cm 左右,迅速拔除管芯,导管继续旋转深入气管,导管插入气管内的深度成人为 4～6cm,小儿 2～3cm。

④确认:导管在气管内轻压胸廓,导管口感觉有气流逸出;连接简易呼吸器人工通气,胸廓有起伏,同时听诊两肺呼吸音对称,听诊上腹部无气过水声。有条件可检测二氧化碳浓度量化波形图确认气管插管位置是否正确。确认后安置牙垫,退出喉镜。

⑤固定:将导管和牙垫用长胶布固定,并与患者面部固定,连接呼吸器进行呼吸支持。整理用物,记录。

3. 注意事项

(1)对呼吸困难或呼吸停止者,插管前应先行人工呼吸、吸纯氧;插管时,尽量使喉部充分暴露,视野清楚,动作轻柔、准确,以免造成黏膜损伤;动作迅速,勿使缺氧时间过长而致心搏骤停。

(2)插管前检查插管前用具是否齐全适用,根据患者年龄、性别、身材、插管途径选择合适的导管。

(3)暴露声门的过程中注意以左手腕为支撑点,不能以上门齿作为支撑点。

(4)提高插管准确率,以减少胃扩张引起的误吸,30～45s 内插管未成功应先给予纯氧气吸入后再重复插管步骤。

(5)注意气囊的充气和放气。气囊内充气不超过 3～5ml,若充气过度或时间过长,则气管壁黏膜可因受压发生缺血性损伤,导管留置期时间每 2～3 小时放气 1 次。

(6)导管插入深度适宜。太浅易脱出,太深易插入右主支气管,造成单侧肺通气,影响通气效果。置管的深度,自门齿起计算,男性 22～24cm,女性 20～22cm。气管导管顶端距气管隆嵴大约 2cm。小儿可参照公式:插管深度(cm)＝年龄/2＋12。妥善固定导管,记录导管置入长度。

(7)插管后如发生呛咳,可静脉注射肌松药,并继以控制呼吸。如果为导管触及隆突而引起,则将气管导管退出致气管的中段部位。

(8)插管留置时间不宜过长,超过 72h 病情仍不见改善者,应考虑行气管切开术。

4. 护理措施

(1)一般护理

①环境适宜:病室空气新鲜,定时通风,保持室温 22～24℃,相对湿度 60%。

②合适体位:根据病情取合适体位,需翻身或改变体位时,应同时转动头颅和上身,避免活动导致套管刺激气道或套管脱出引发呼吸困难。对于烦躁、谵妄、昏迷等意识不清或障碍的患者应使用保护性约束,松紧适宜,并做好局部皮肤的观察。

③固定导管:妥善固定气管导管,做好标记;定期检查气管插管的深度,每班记录一次。避免导管随呼吸运动上下滑动而滑出,同时还应防止牙垫的脱落。

④保持气道湿润:遵医嘱予以气道给药、雾化吸入以及持续湿化,气道湿化液应 24h 更换一次。

⑤导管是否通畅:有无扭曲。吸痰时注意无菌操作,并且每次吸痰时间不应大于 15s。必要时,先予吸纯氧后再吸引,以免加重缺氧。

⑥局部清洁:固定气管插管的胶布或者衬带如被污染,应立

即更换。

⑦做好口腔护理:每天 1～3 次。在进行口腔护理前必须测量插管的深度以及检测气囊压力。

⑧使用呼吸机者按呼吸机护理常规护理。

⑨拔管后护理:应注意观察患者对拔管的反应,保持呼吸道通畅。重症患者拔管后 1h 复查动脉血气变化。

(2)心理护理:关心、体贴患者,给予精神安慰,消除恐惧心理。预防患者因烦躁将插管意外拔出,必要时行保护性约束。

二、气管切开术

气管切开术是指切开颈段气管前壁、置入气管切开导管以使患者可以通过新建立的通道进行呼吸的一种手术。它可以维持气管通畅,减少气道阻力和呼吸道解剖无效腔,保证有效通气量。气管切开术分常规气管切开术、经皮气管切开术。气管切开术较费时,因此不宜在紧急状况下使用。

1. 适应证与禁忌证

(1)适应证

①气道保护性机制受损:任何原因引起的咳嗽反射抑制、排痰困难导致反复误吸或下呼吸道分泌物潴留,都有必要建立人工气道,以防止误吸和分泌物潴留。

②各种原因造成的上呼吸道阻塞导致呼吸困难:喉任何原因阻塞(如喉部炎症、肿瘤、外伤、异物或瘢痕性狭窄等)引起的Ⅲ度喉阻塞、呼吸困难明显,而病因又不能很快解除者,应及时行气管切开术;双侧声带外展麻痹、喉及声门下瘢痕狭窄;气管外伤伴软组织肿胀或骨折。

③预防性气道切开:对于某些头颈部(口腔、鼻咽、喉或颈部)大手术进行全麻,防止血液流入下呼吸道,保持术后呼吸道通畅,须做预防性气管切开术;颈部外伤,为了减少感染,促进伤口愈合;破伤风容易发生喉痉挛,气管切开以防止窒息。

④需长期进行人工通气者。

⑤某些行气管内麻醉手术而不能经口鼻插管者,呼吸道异物不能经喉取出者等。

(2)禁忌证

①气管切开部位曾行手术(如甲状腺切除术等)。

②严重出血性疾病。

③小儿。

④气管切开部位存在炎症。

⑤颈部恶性肿瘤。

⑥解剖标志难以辨别、下呼吸道占位而致的呼吸道梗阻者。

⑦甲状腺增生肥大。

2. 操作方法

(1)常规气管切开术:准备一次性气管切开套装,包括手术刀片、穿刺套管针、注射器、导丝、扩张器、特制的尖端带孔的气管扩张钳及气管套管。床边应备有氧气、吸引器、气管切开器械、急救药品,以及另一副同号气管套管。

①患者准备:患者通常取仰卧位,肩背部垫高,头后仰保持正中位,使下颌、喉结、胸骨切迹在同一直线上,气管向前突出,使气管上提并与皮肤接近,充分显露。如呼吸困难严重不能平卧时,可采用半卧位,头颈部保持中位线;儿童可由助手协助固定头部。气管切开前先吸纯氧并监测血氧饱和度、心电图和血压;充分吸痰。

②操作步骤:体位摆放。消毒、铺巾、局部麻醉:下颌骨下缘至上胸部皮肤用碘伏常规消毒,戴无菌手套,铺洞巾;颈部皮肤常规消毒,戴手套,铺洞巾。用局麻药物于气管切开处行颈前皮下浸润麻醉,昏迷者可免。显露气管、定位用左手拇指和示指固定喉部,自环状软骨下缘至胸骨上凹处上 1~1.5cm 处,沿颈前正中线切开皮肤和皮下组织(切口长度 4~5cm),用止血钳自白线处分离两侧胸骨舌骨肌及胸骨甲状肌,并用拉钩将分离的肌肉牵向

两侧,显露气管前壁及甲状腺峡部,注意止血。用刀尖挑开第 2、3 或 3、4 气管环,用止血钳撑开气管切口,吸出气管内分泌物及血液。气管套管置入口径恰当、带有管芯的气管套管,快速拔除导芯。用手固定气管套管,避免患者用力咳嗽使套管脱出。气管套管插入后,将系带固定于颈后部,松紧以放入一指为宜。为防脱出,可在切口上端缝合 1～2 针加以固定。最后,用一块剪口纱布垫入伤口和套管之间,再用一块单层的无菌湿纱布盖在套管口外。整理用物,记录。

(2)经皮气管切开术:经皮气管切开术具有简便、快捷、安全、微创等优点,已部分取代常规气管切开术。

①用物准备:一次性经皮气管切开套装,包括手术刀片、洞巾、穿刺套管针、注射器、导丝、扩张器、特制的尖端带孔的气管扩张钳及气管套管。此外还有局麻药物、消毒药物、注射器等。检查经皮气管切开包中的器械性能是否良好。

②患者准备:同常规气管切开术。

③操作步骤:第一,确定插管部位,皮肤消毒、铺巾,麻醉。第二,在选定插管部位做一 1.5～2cm 的横行或纵行直切口,皮下组织可用小指或气管扩张钳钝性分离,再次确认选定的插入位置是否位于颈部正中线上。第三,用注射器接穿刺套管针并抽吸生理盐水,沿中线穿刺回抽见气泡,确认进入气管内。拔出针芯,送入穿刺套管。沿穿刺套管送入导丝,导丝进入约 10cm,抽出穿刺套管。导丝进入气管后常会引起患者一定程度的反射性咳嗽。第四,气管前壁扩张,先用扩张器沿导丝扩开气管前组织及气管前壁,再用气管扩张钳顺导丝分别扩张气管前组织及气管前壁,拔出扩张钳。气管前壁扩张后气体可从皮肤切口溢出。第五,置入气管套管,沿导丝将气管套管送入气管,拔出管芯和导丝吸引管插入气管套管,吸净气管套管及气管内的分泌物及血性液体,确保呼吸道畅通,证实气管通畅后,注射器注入少量气体使套囊充盈。以缚带将气管套管的两外缘牢固地缚于颈部,以防脱出。缚

带松紧要适度。第六,固定气管套管,连接氧气装备,包扎伤口。处理用物,记录。

3. 注意事项

(1)术前:勿过量使用镇静药,以免加重呼吸抑制。床边备好氧气、吸引器、急救药品、气管切开包等,以及另一同号气管套管备用。

(2)术中:气管切开部位不得高于第2气管环或低于第5气管环,否则日后可引起环状软骨炎及喉狭窄等后遗症。在切开气管时应注意同时切开气管及气管前筋膜,二者的切口应一致,不便分离,以免引起纵隔气肿。气管套管要固定松紧合适,太松套管易脱出,太紧影响局部血液循环。切开气管时切忌用力过猛,以防穿透气管后壁进入食管,造成气管食管瘘。在分离过程中,切口两侧拉钩的力量应均匀,并经常用手指触摸环状软骨和气管环,以便手术始终沿气管前中线进行,防止损伤颈部两侧大血管及甲状腺,以免引起较大出血。

(3)术后

①气管切开患者的给氧,不可将氧气导管直接插入内套管内,而需用"丁"字形管或氧罩。

②防脱管窒息,管路一旦脱出,应立即将患者置于气管切开术的体位,用事先备妥的止血钳等器械在良好的照明下分开气管切口,将套管重新置入。

③保持气管套管通畅,手术初观察切口出血情况,随时清除套管内、气管内及口腔内分泌物。

④维持下呼吸道通畅,湿化空气,室内应保持适当的温度和湿度,病室内湿度保持在60%,以防止分泌物干结堵管,以减少下呼吸道感染的机会。用1~2层生理盐水纱布覆盖套管口,湿化防尘。定时通过气管套管滴入少许无菌生理盐水、α-糜蛋白酶溶液等,以稀释痰液,便于咳出。

⑤防止切口感染,每班至少更换消毒剪口纱布和切口消毒一

次。经常检查切口周围皮肤有无感染或湿疹。

4. 护理措施

(1)一般护理

①密切观察生命体征,防止皮下气肿、纵隔气肿、气胸、出血(包括切口及气管内)、气管食管瘘、切口感染等并发症的发生。出现异常情况,应及时同医师取得联系,并积极配合医师给予合适的处理。

②凡紧急行气管切开的患者,床头须备有吸痰器、给氧装置、血管钳、照明灯、气管切开包等,以备气管套管阻塞或脱出时急用。

③妥善固定气管套管,术后应经常调节固定带的松紧度,以在固定带与皮肤之间能伸进一指为宜,套管太松容易滑脱,太紧影响血液循环。

④保持呼吸道湿润,定时向气管内滴入少量的生理盐水(可加入适量抗生素或化痰液),每 2 小时 1 次,每次 2～3 滴。管口覆以呋喃西林或生理盐水纱布,以增加吸入气体的湿度。

⑤定时吸痰,保持呼吸道通畅,吸痰时间不超过 15s,手法要轻柔。吸痰前后应增加氧浓度,以提高氧饱和度,以防吸痰过程中机体严重缺氧。应严格无菌操作,防止交叉感染。吸引器的压力不宜超过 200mmHg,过大易引起肺泡萎缩,加重缺氧。

⑥给气管切开患者吸氧时,不可将氧气导管直接插入内套管内,而须用"丁"字形管或氧罩。

(2)套管护理:对应用低容量高压力气囊充气者,应 3～4h 放气 1 次,时间为 10～15min。以防气管黏膜压迫时间过长而导致局部黏膜糜烂、溃疡和坏死。

(3)拔管护理:病情好转后可试行拔管。对配有导管外气囊者,先将气囊放气,继而试堵内套管管口,逐步由堵 1/3、1/2 至全堵。堵管栓子要牢固,防止吸入气管。堵管期间要密切观察的呼吸,如出现呼吸困难,应及时去除堵管栓子。如全堵 24～48h 后患者呼吸平稳、发音正常,即可拔管。拔管后,消毒伤口周围皮肤,用蝶形胶布拉拢对合伤口(不必缝合),继而再盖以无菌纱布,2～3d 后创口即可愈合。

三、环甲膜穿刺术

环甲膜位于甲状软骨和环状软骨之间,前仅有柔软的甲状腺并无坚硬遮挡组织,后通气管,它仅为一层薄膜,周围无重要器官,因此利于穿刺。环甲膜穿刺技术是通过环甲膜穿刺紧急开放气道或通过气道注射治疗药物的一项诊疗措施。临床上遇有呼吸道梗阻、严重呼吸困难的患者时,环甲膜是穿刺或切开最安全、最方便的部位,且环甲膜穿刺简便、快捷、有效,易被接受急救培训的人掌握,主要用于院外急救时快速建立人工气道。

1. 适应证与禁忌证

(1)适应证

①需气管内给药的患者。

②上呼吸道梗阻,尤其是声门区阻塞导致严重呼吸困难甚至窒息而需立即开放气道但又无法立即建立常规人工气道者。

③注射表面麻醉药,为喉、气管内的其他操作(纤维支气管镜检查)做准备。

④常规气管切开术可能加重病情者(如呼吸困难伴不稳定颈椎骨折或脱位的患者)。

(2)禁忌证:通常无绝对禁忌证。但如果遇到以下情况时,要谨慎选用环甲膜穿刺术。

①患有喉部急性疾病、声门下有炎症或新生物。

②已明确呼吸道阻塞发生在环甲膜水平以下。

③气管内插管时间过长。

④凝血功能明显障碍。

⑤3 岁以下的小儿。

2. 操作方法

(1)用物准备:环甲膜穿刺针或粗针头、注射器、T 形管、吸氧装置、消毒液。

(2)患者准备:取仰卧位或斜坡卧位,头部保持正中,颈部充分后仰,通常无须局麻。

(3)操作步骤:体位摆放。常规消毒环甲膜前的皮肤(急危情况下可直接穿刺)。用左手摸清甲状软骨下缘与环状软骨上缘间的环甲膜。右手将通气针头在环甲膜上垂直下刺,通过皮肤、筋膜及环甲膜,有落空感时即挤压双侧胸部,发现有气体自针头逸出或用注射器时很易抽出气体时,即以 T 形管的上臂一端与针头连接,并通过 T 形管的下臂接氧气瓶而输氧。也可以左手固定穿刺针头,以右手示指间歇地堵塞 T 形管上臂的另一端开口处而行人工呼吸。根据患者的需要调节人工呼吸的频率。如果经针头导入支气管留置给药管,则在针头退出后,用纱布包裹并固定。处理用物,记录。

3. 注意事项

(1)以无菌干棉球压迫穿刺点片刻,同时针头拔出以前应防止喉部上下运动,否则容易损伤喉部的黏膜。

(2)环甲膜穿刺针头与 T 形管接口连接时,必须连接紧密确保不漏气。

(3)如果穿刺点皮肤出血,干棉球压迫的时间可适当延长。穿刺部位若有较为明显的出血时应注意止血,以免血液反流入气管内。

(4)如遇血凝块或分泌物阻塞穿刺针头,可用注射器注入空气,或用少许生理盐水冲洗,以保证其通畅。

(5)环甲膜穿刺术,穿刺针留置时间不宜过久(通常不超过24h)。因此,待患者情况稳定后,应改行气管切开或立即消除病因。

(6)环甲膜穿刺不能偏离气管中线,以免碰到大血管,造成出血。

(7)穿刺时进针不宜过深,避免损伤喉后壁黏膜,特别是在使用代用的针头时要注意不要刺入食管。

4.护理措施

(1)术前向患者说明施行环甲膜穿刺术的目的,消除不必要的顾虑。

(2)注射药物前,必须回抽空气,确定针尖在喉腔内才能注射药物;注射药物时,嘱患者勿吞咽及咳嗽,注射速度要快,注射完毕后迅速拔出注射器及针头。

(3)术后如患者咳出血性的分泌物,嘱患者勿紧张,通常在1~2d内即消失。

(4)术后可经穿刺针接氧气管给患者吸氧,缓解患者缺氧和呼吸困难。

(5)环甲膜穿刺通气用的针头及 T 形管应作为急救常规装备而消毒备用,接口紧密不漏气。

(6)注入的药物应以等渗盐水配制,pH 要适宜,以减少对气管黏膜的刺激。

(7)关心、体贴患者,给予心理安慰。

四、环甲膜切开术

环甲膜切开术在临床上主要用于病情危急,需立即抢救的患者,等患者呼吸困难缓解后,再做常规气管切开术。环甲膜切开术简便、快捷、有效。

1.适应证与禁忌证

(1)适应证

①疑有颈椎骨折或老年性颈椎退行性病变需做气管切开者。

②昏迷或脑外伤后咳嗽反射消失而导致呼吸道分泌物堵塞。

③牙关紧闭经反复鼻插管失败的患者。

④因异物、颌面和喉外伤、会厌软骨炎、喉痉挛或肿瘤引起完全或不完全气道梗阻。

⑤心脏直视手术需做胸骨正中切开为避免因正规气管切开而引起交叉感染者。

（2）禁忌证

①喉肿瘤。

②声门下狭窄。

③进展性血肿。

④凝血功能障碍。

⑤13 岁以下儿童在病情允许的情况下尽量选用正规气管切开。

2. 操作方法

（1）用物准备：无菌小刀、止血钳、橡胶管，有条件可备气管切开全套用品。

（2）患者准备：取仰卧位，肩背部垫高，头部后仰，保持正中位，充分显露颈部。

（3）操作步骤

①体位摆放。

②消毒、戴无菌手套、铺巾（紧急情况下，可从简）。

③定位，左手示指摸清位于甲状软骨下缘和环状软骨上缘的环甲间隙，中指和拇指固定甲状软骨翼板。

④显露环甲膜，左手示指引导下右手于环甲间隙中间做 2～4cm 长的横切口，切开皮肤和皮下组织，显露环甲膜。

⑤切开环甲膜 1～1.5cm，用刀柄或止血钳插入环甲膜切口内横行撑开切口，顺势将气管导管或橡胶管插入气管，建立人工气道。

⑥止血，固定气管导管。

⑦处理用物，记录。

3. 注意事项

（1）进刀时，进入声门下腔即可，不可用力过猛以免损伤环甲关节后方的喉返神经及血管。

（2）切忌损伤环状软骨，以免造成喉狭窄、发音困难等严重的喉功能障碍。

（3）切口的部位应尽量接近环状软骨的上缘，以免损伤环甲动脉吻合支。

（4）环甲膜切开术属于应急手术，可能会引起喉水肿、声带损伤及声门狭窄等严重后遗症，而且橡胶管容易引起肉芽肿，因此最好在48h内排除梗阻原因或改行气管切开术。呼吸困难缓解，危急情况好转后，仍应做常规气管切开术。

4. 护理措施

（1）密切观察患者生命体征及呼吸情况的变化。

（2）注意切口出血情况，少量出血，可用压迫止血法；出血量大时，应及时同医师取得联系，针对出血原因，协助医师予以相应处理。

（3）环甲膜切开术只是一种应急手术，如果气管套管放置时间过久，可能会引起声门下水肿、环状软骨坏死，造成喉狭窄的严重并发症；而且橡皮管容易引起肉芽肿，因此最好在术后48h内排除梗阻原因或改行常规气管切开术，并缝合环甲膜切口。

（4）其他护理措施同常规气管切开术护理。

第四节　动、静脉穿刺置管术

一、动脉穿刺置管术

动脉穿刺置管术是一种经皮穿刺动脉并留置导管于动脉（如桡动脉、肱动脉、股动脉）腔内，经此通路进行治疗或监测的方法。

1. 适应证与禁忌证

（1）适应证

①需动脉采血检验，如血气分析、血氨及乳酸盐浓度监测等。

②对重危及大手术后患者进行有创血压监测。

③重度休克须经动脉注射高渗葡萄糖及输血等，以提高冠状动脉灌注量及增加有效血容量。

④施行某些治疗，如恶性肿瘤须经动脉注射化疗药物行区域性化疗（介入治疗）。

⑤施行某些特殊检查,如选择性动脉造影及左心室造影等。

(2)禁忌证

①若该动脉是某肢体或部位的血液供应来源,不得在此处长时间的动脉内置管。

②进行桡动脉穿刺时艾伦(Allen)试验阳性。

③穿刺局部感染。

④出血倾向或溶栓治疗期间。

以桡动脉为例,先将患者手臂抬高,检查者双手拇指分别摸到尺、桡动脉搏动后,嘱患者连续做三次握拳和放松动作,接着压迫阻断尺、桡动脉至远端皮肤发白,放低手臂,解除对尺动脉的压迫,观察远端皮肤转红时间。0～7s 表示血液循环良好,<5～7s 属正常,8～15s 属可疑,>15s 则表示供血不足。>15s 称为 Allen 试验阳性。

2. 操作方法

(1)物品准备

①输液盘、无菌注射器及针头、肝素注射液。

②无菌动脉穿刺插管包弯盘 1 个、洞巾 1 块、纱布 4 块、2 ml 注射器 1 支、动脉穿刺套针 1 根。

③无菌三通开关及相关导管、无菌手套、1%普鲁卡因(或 2%利多卡因)溶液、动脉压监测仪等。

(2)操作方法

①确定穿刺部位,常规用股动脉、肱动脉、桡动脉等,以左手桡动脉为首选。充分显露穿刺部位并做适当固定。常规消毒局部皮肤,术者戴无菌手套,铺洞巾。

②于动脉搏动最明显处,以左手中、示指固定被选择穿刺动脉,两指间距 0.5～1cm 处进针。

③右手持注射器或动脉穿刺套针。凡用穿刺套管针者,应先以 1%普鲁卡因或 2%利多卡因在穿刺部位行局部浸润麻醉。将穿刺针与皮肤呈 15°～30°朝向近心端斜刺,将针稳稳地刺向动脉

搏动点,如针尖部有搏动感,则表示已触及动脉,再快速推进少许,即可刺入动脉。如为采集血样,此时鲜红动脉血回流,待注射器内动脉血回流至所需要量即可拔针,以无菌纱布压迫穿刺点至少 5min,以防出血。如果为动脉插管,则应退出针芯少许,如见动脉血喷出,应立即将外套管继续推进少许,使之深入动脉腔内以免脱出。继而根据需要退出针芯并迅速接上动脉监测仪或动脉加压输血装置等,用薄膜固定。如拔出针芯后无回血,可将外套管缓慢后退,直至有动脉血喷出。如无动脉血喷出,则可将外套管退至皮下插入针芯,重新穿刺。

④操作完毕后,迅速拔针,用无菌纱布压迫针眼至少 5min,以防出血。

3. **注意事项**

(1)严格无菌操作,局部严格消毒,以防感染。

(2)严格掌握适应证,动脉穿刺及注射术仅于必要时使用。穿刺点应选择动脉搏动最明显处。

(3)置管时间原则上不超过 4d,预防导管相关血流感染。

(4)留置导管用肝素液持续冲洗,保证导管畅通,避免局部血栓形成和远端栓塞。

(5)拔针后局部用纱布或棉签压迫止血,仍出血不止者,则需加压包扎至完全止血,以防形成血肿。

(6)股动脉穿刺点应选择在股横纹下方约 2cm 处,股动脉搏动正下方。穿刺点过高可能使穿刺针越过腹股沟韧带,使术后止血困难。穿刺点过低,则因股动脉进入收肌管位置较深,穿刺不易成功,且有动脉分支,另有股静脉走行于股动脉下方,容易造成动静脉瘘。

4. **护理措施**

(1)观察病情:按时观察生命体征,局部应观察肢体的颜色、温度、感觉及有无肿胀疼痛。注意伤口有无红、肿、热、痛等炎症反应。

（2）保持管道通畅：注意各管道连接正确、衔接紧密，防止漏液，封管要严密。如果有回血应及时用等渗生理盐水或 5～12.5 U/ml 肝素盐水稀释液 2～3ml 注入导管，每 1～2 小时冲洗 1 次。每次冲洗前均应先回抽，检查是否通畅、有无血块，如回抽受阻切不可用力推，应调整位置后将血块抽出，再推注盐水。操作过程中严防气泡进入动脉内；写明标识，做好交班，切不可经动脉输液。

（3）严格无菌操作：患者术后机体免疫力低下易引起感染，应注意严格无菌操作，局部严格消毒，以防感染。从三通处抽血标本应以聚维酮碘消毒接头后方可抽血标本；保持留置管口周围皮肤清洁、干燥，注意有无红肿、渗液、出血等情况。

（4）防止血栓：当导管内已发生凝血时，应用注射器抽出凝血块，切忌将凝血块推入血管而发生动脉栓塞。

（5）肢体护理：加强置管肢体的护理，帮助患者按摩肢体肌肉，活动关节，以促进血液循环，防止血栓形成。

（6）妥善固定：穿刺成功后，将针柄及延长管固定于皮肤上，插管侧肢体用夹板固定、制动。

（7）留置时间：留置时间越长，感染概率越高，通常不超过 3d。拔管时应严格无菌操作，先抽出回血，观察留置管通畅后，推注肝素生理盐水 1～2ml，彻底消毒后，先用纱布紧贴于针眼处，将消毒好的小橡皮塞按压于穿刺点上方，快速拔出留置针，以长胶布固定，加压 15～30min。

二、深静脉穿刺置管术

深静脉穿刺置管是临床常见的一种重要的有创诊疗措施，是一种以特制的穿刺管经皮肤穿刺并留置于深静脉（如锁骨下静脉、颈内静脉、股静脉）腔内。经此通路进行补液、治疗或监测的方法。通常选用的深静脉有颈内静脉、锁骨下静脉及股静脉。

1. 适应证与禁忌证

（1）适应证：①监测中心静脉压；②静脉输液、给药、输血、快速扩容;③静脉营养;④血浆置换、血液透析及血液滤过等血液净化患者。

(2)禁忌证:无绝对禁忌证,但在下列情况时应谨慎使用:①肝素过敏;②穿刺局部疑有感染或已有感染;③严重出血性疾病、溶栓或应用大剂量肝素抗凝时;④心脏及大血管内有附壁血栓;⑤上腔静脉综合征。

2. 操作方法

(1)物品准备:注射盘,深静脉穿刺包,静脉导管套件(含穿刺套管针、扩张管、导丝、静脉导管),抗凝药(枸橼酸钠或肝素生理盐水),5ml 注射器及针头,利多卡因或 1% 普鲁卡因,消毒液(氯己定、碘伏、碘和 70% 乙醇溶液)。

(2)患者准备:患者准备分为患者体位与穿刺点定位。其中患者体位是根据穿刺部位准备体位。

①锁骨下静脉:通常首选右锁骨下静脉,以防损伤胸导管。可经锁骨下及锁骨上两种进路穿刺。锁骨下进路:取锁骨中、内 1/3 交界处,锁骨下方约 1cm 为穿刺点,针尖向内向同侧胸锁关节后上缘进针,如未刺入静脉,可退针至皮下,改针尖指向甲状软骨下缘进针,也可取锁骨中点,锁骨下方 1cm 处,针尖指向胸骨上切迹进针。针身与胸壁成 15°~30°,一般刺入 2~4cm 可入静脉。如进针过深易引起气胸。锁骨上进路:取胸锁乳突肌锁骨头外侧缘,锁骨上方约 1cm 处为穿刺点,针身与矢状面及锁骨各成 45°,在冠状面呈水平或向前略偏成 15°,指向胸锁关节进针,一般进针 1.5~2cm 可进入静脉。此路指向锁骨下静脉与颈内静脉交界处,可避免胸膜损伤或刺破锁骨下动脉。

②颈内静脉:首选右颈内静脉穿刺,患者去枕仰卧,最好将头低 15°~30°,以保持静脉充盈并减少空气栓塞的危险性,并将头转向操作者对侧。依照穿刺点与胸锁乳突肌的关系分三种进路。中路:由胸锁乳突肌的锁骨头、胸骨头和锁骨组成的三角形称胸锁乳突肌三角,在其顶端处(距锁骨上缘 2~3 横指)进针,针身与

皮面(冠状面)成 30°,与中线平行针尖指向同侧乳头(或指向骶尾),一般刺入 2～3cm 即入颈内静脉。前路:在胸锁乳突肌前缘中点(距中线约 3cm),术者用左手示、中指向内推开颈总动脉后进针,针身与皮面成 30°～50°,针尖指向锁骨中、内 1/3 交界处或同侧乳头。后路:在胸锁乳突肌外缘中、下 1/3 交界处进针,针身水平位,在胸锁乳突肌深部向胸骨柄上窝方向穿刺。针尖勿向内侧过深刺入,以防损伤颈总动脉。

③股静脉:患者取仰卧位,穿刺侧的大腿放平,稍外旋外展30°。穿刺点位于腹股沟韧带下 2～3cm、股动脉搏动点内侧 1cm,针尖指向剑突,与皮肤呈 45°,一般进针 3～5cm 即可抽到回血。成人通常需避免选择股静脉作为中心静脉通路,因其增加了血管内导管相关血流感染和深静脉血栓的风险。

3. **注意事项**

(1)穿刺时应注意判断穿刺针进入的是动脉还是静脉,避免反复穿刺,以免形成血肿。

(2)短期留置导管者每 2 天更换一次纱布,或一周更换一次透明敷料。敷料潮湿、松弛或有明显污染时应及时更换。

(3)患者有发热时,应根据临床表现判断是否有导管相关血流感染,在排除其他部位的感染证据或发热为非感染性因素所致后,再考虑拔管并做细菌培养。

(4)对于长期置管的患者如果在严格无菌操作情况下,仍多次发生导管相关感染,可预防性使用抗生素溶液封管。

(5)深静脉穿刺置管常见的并发症有出血与血肿、感染、血管损伤、血气胸、血栓与栓塞,导管放置期间应严密观察,一旦发现可疑征象,及时通知医师处理。

4. **护理措施**

(1)导管妥善固定:用缝线固定导管,防止导管受压或扭曲,每次更换敷贴时应注意避免导管脱出,昏迷躁动患者适当约束双手。

（2）防止发生感染：采用置管输液者每日必须更换输液装置，每次注药、输液应严格注意无菌操作，每2～3天消毒导管入口处并更换敷贴和肝素帽，保持局部干燥。对于长期置管的患者，如果在严格无菌操作情况下，仍多次发生导管相关血流感染，可预防性使用抗生素溶液封管。如发现有不明原因的发热反应，应根据临床表现判断是否有导管相关血流感染，在排除其他部位的感染证据或发热为非感染性因素所致后，再考虑拔管并做细菌培养。

（3）穿刺局部的观察和护理：定期观察有无渗血及导管是否通畅，如局部有渗血及时更换敷贴。当输液治疗完毕时抽取5ml肝素稀释液（125 U/ml）注入导管内，利用肝素抗凝作用预防留置导管内血液凝固而堵管。固定导管末端，并交代患者和家属注意保护输液部位等注意事项。短期留置导管者每2天更换1次纱布，或1周更换1次透明敷料。

（4）注意患者一般情况和主诉：置管后要观察患者全身情况和治疗效果，深静脉穿刺置管常见出血与血肿、感染、血管损伤等并发症，导管放置期间应严密观察，一旦发现可疑征象，应立即通知医师处理。

（5）输液瓶监控：由于颈内静脉或锁骨下静脉穿刺置管入上腔静脉，故常为负压，输液时注意输液瓶绝对不能输空，更换接头时应先弯折或夹住导管防止回血或进入空气。

（6）拔管时的护理：拔管时应先消毒穿刺置管处，按外科方法拆除缝线后，用无菌纱布覆盖导管入口处拔管，拔除导管后再按压至少5min，以防出血，并询问患者有无不适。

参 考 文 献

[1] 赵丽洁,但琼.急危重症护理[M].武汉:华中科技大学出版社,2018

[2] 丁兆红,迟玉春.急危重症护理[M].北京:科学出版社,2017

[3] 彭蔚,王利群.急危重症护理学[M].武汉:华中科技大学出版社,2017

[4] 胡雪慧.临床常见急危重症急救预案与护理工作应急预案[M].西安:
     第四军医大学出版社,2017

[5] 张荣,李钟峰.急危重症护理[M].北京:中国医药科技出版社,2015

[6] 余金文,周理云.急危重症护理学[M].北京:科学出版社,2013

[7] 关红,冯小君.急危重症护理学[M].北京:人民军医出版社,2012

[8] 张波,桂莉.急危重症护理学[M].3 版.北京:人民卫生出版社,2012